外科疾病诊断与全科医学

王永会　王文璐　管延文　李金泉　刘玉能　邱教昌◎主编

天津出版传媒集团
天津科学技术出版社

图书在版编目（CIP）数据

外科疾病诊断与全科医学 / 王永会等主编. -- 天津：天津科学技术出版社，2024. 3

ISBN 978-7-5742-1838-3

Ⅰ. ①外… Ⅱ. ①王… Ⅲ. ①外科－疾病－诊疗②家庭医学 Ⅳ. ①R6②R499

中国国家版本馆CIP数据核字(2024)第055004号

外科疾病诊断与全科医学

WAIKE JIBING ZHENDUAN YU QUANKE YIXUE

责任编辑：梁　旭

责任印制：兰　毅

出　　版：天津出版传媒集团 / 天津科学技术出版社

地　　址：天津市西康路 35 号

邮　　编：300051

电　　话：(022) 23332377

网　　址：www.tjkjcbs.com.cn

发　　行：新华书店经销

印　　刷：山东道克图文快印有限公司

开本 787×1092　1/16　印张 13　字数 280 000

2024 年 3 月第 1 版第 1 次印刷

定价：79.00 元

编委会

主　编　王永会（临沂市人民医院）

王文璐（东营市东营区辛店街道社区卫生服务中心）

管延文（诸城市瓦店卫生院）

李金泉（昌乐县人民医院红河分院）

刘玉能（济南市儿童医院）

邱教昌（滕州市柴胡店镇卫生院）

目　　录

第一章　颅脑外科疾病

第一节　开放性颅脑损伤

一、分类

1.非穿通伤

常有局部软组织或伴颅骨损伤，但硬脑膜尚完整，创伤局部与对冲部位可能有脑挫裂伤，或形成血肿。此类多为轻、中型伤，少数可为重型。常见的有两类。

(1)浅切线伤：单纯头皮创伤或沟槽状损伤所致头皮和颅骨开放伤，硬脑膜完整无损，局部脑组织可因飞射物动能的冲击而致脑挫裂伤甚至颅内继发性血肿。

(2)反跳伤：低速投射物击中头部所致头皮和颅骨开放伤，弹头或弹片自颅骨上反弹跳出，并未穿入颅内，硬脑膜多无损伤，局部颅骨可有折裂或下陷。

2.穿通伤

指头皮、颅骨和硬脑膜均被穿破的开放性颅脑创伤。颅内多有碎骨片或枪弹存留，伤区脑组织有不同程度的破坏，并发弹道血肿的机会多，属重型伤，通常将穿通伤又分为盲管伤、贯通伤、沟槽伤。

(1)盲管伤：伤道只有入口而无出口，为动能略小的飞射物所致，头皮伤口恰似致伤物的大小和形态，颅骨呈孔洞形骨折，在颅内入口附近常有碎骨片与异物，脑内形成深浅不一的伤道，损伤的程度与飞射物的形态、大小及速度有关。金属异物多位于伤道的远端，局部脑挫裂伤较严重。伤道穿过的部位有无重要脑组织结构直接影响伤员预后。如金属异物撞击颅腔内面骨壁上发生反弹，可造成复杂的折射性伤道，进而造成多处脑损伤。

(2)贯通伤：亦称贯穿伤。多为高速枪伤所致，是颅脑火器伤中最为严重的一种，有入口和出口，入口小，出口大。可分别在两侧半球，或是同侧贯穿多个脑叶，甚至纵贯幕上下，常伴有脑室损伤或静脉窦损伤。伤道内常有碎骨片残留，金属异物多已穿出颅外，伤道周围脑挫裂伤严重，出口端较入口端严重。若伤及生命中枢，伤员多在短时间内死亡。

(3)沟槽伤：亦称深切线伤，射入口与射出口相近，头皮、颅骨、硬脑膜和脑组织均呈沟槽状损伤，常有碎骨片刺入脑内，局部较易引起脑内血肿，但多数无金属异物存留。

二、临床表现

火器性颅脑开放伤的临床表现依据具体受伤机制而不尽相同，高速度飞射物造成的损伤明显高于低速度者。

1.生命体征紊乱

重型颅脑伤员，伤后多数立即出现呼吸、脉搏、血压的变化。伤及脑干部位重要生命中枢者，可早期发生呼吸紧迫，缓慢或间歇性呼吸，脉搏转为徐缓或细远，脉律不整与血压下降等中枢性衰竭征象。呼吸深而慢，脉搏慢而有力，血压升高的进行性变化是颅内压增高、脑受压和脑疝的危象，常指示颅内血肿。开放伤引起外出血，大量脑脊液流失，可引起休克和衰竭。出现休克时应注意查明有无胸、腹创伤及大的骨折等严重合并伤。

2.意识障碍

几乎都出现意识障碍，少数低速弹片伤或远距枪弹伤可无原发性意识障碍。意识障碍的发生及程度与飞射物的性质、动能、击中部位等关系密切。伤后意识水平是判断火器性颅脑损伤轻重的最重要指标，是手术指征和预后评估的主要依据。但颅脑穿通伤有时局部有较重的脑损伤，可不出现昏迷。应强调连续观察神志变化过程，如伤员在伤后出现中间清醒期或好转期，或受伤当时无昏迷随后转入昏迷，或意识障碍呈进行性加重，都反映伤员存在急性脑受压征象。休克和药物可以掩盖伤者的意识情况，须注意鉴别。

3.颅内压增高

火器性颅脑开放伤伴有颅内压增高时，多可见糜烂碎裂脑组织、血凝块和脑脊液等自创伤口溢出，又因伤口偏小随即被上述成分堵塞。如飞射物造成的伤口较大，脑组织将从伤口膨出。引起颅内压增高的因素在早期主要为颅内血肿和脑水肿，在晚期则多为颅内继发性感染、脑脓肿或脑脊液循环受阻。脑穿通伤伴发颅内血肿最多，其中尤以出口端伤道内血肿和(或)硬膜下血肿为多见。

4.神经功能缺损症状

即原发性脑损伤表现。飞射物损伤不同位置的脑实质所引起的神经功能缺损，以失语、瘫痪及视野缺损多见，偶有感觉障碍、癫痫发作及脑神经麻痹症状。蛛网膜下腔出血可引起脑膜刺激征。下丘脑损伤可引起中枢性高热。但由于伤员处于意识障碍状态，故上述表现常被掩盖。

5.颅内感染症状

颅内感染严格讲不成为火器性颅脑开放伤的急性期表现，但穿通伤的初期处理不彻底或过迟，易引起颅内感染。主要表现为高热、颈强直、脑膜刺激征。

三、检查

对颅脑火器伤患者进行有目的有重点的查体非常有必要，尽可能考虑周全，尤其是被霰弹枪、爆炸所致的火器伤时，注意防漏诊。

1.伤口检查

这在颅脑火器伤是一项特别重要的检查。出入口的部位、数目、形态、出血、污染情况均属重要，出入口的连线有助于判断穿通伤是否横过重要结构。多数伤员的伤口暴露，但有时射入口非常隐蔽，必须剪去长发认真检查方可显露。穿通伤者要仔细识别入口及出口，通常入口较小，出口明显大。有时射出口位置较为特殊，隐藏在鼻、口腔，乃至颈部软组织内，容易误诊为盲管伤。如发现糜烂脑组织外溢或有脑脊液流出，表明硬脑膜已开放穿透。如发现脑脊液不断外流，表明脑室已经穿通。当伤员躁动、咳嗽及用力时，有血块挤出于伤口，则暗示伤员颅内出现血肿。滞存于伤道内的毛发、骨片等异物在检查时不要盲目触碰，尤其是在靠近静脉窦附近伤口，进行探查则为禁忌。需在手术室完善术前准备后，方可进行探查伤道情况。晚期阶段的伤员，如已有脑组织感染，突出于创口，局部常有脓性分泌物、坏死脑组织和血块溶解的残渣，不宜直接探查伤口，应通过影像学检查了解伤口周围及颅内情况，避免炎症或脓肿扩散。

2.神经系统检查

要求是简捷、侧重、突出重点。包括：①意识状态、有无颅内压增高症状、神经系统是否出现功能缺损；②有无脑疝迹象；③清醒伤员迅速检查语言、视力、视野、感觉、运动及脑神经损伤情况，意识障碍者需侧重眼部体征，肢体活动情况，准确记录GCS评分，定时观察、分析、比较。

单侧瞳孔散大固定多为本侧半球广泛损伤或眼眶直接受损；双侧腱反射亢进、病理反射阳性、颈项强直往往表示广泛蛛网膜下腔出血；脑神经的损伤则提示颅底有相应损伤。

3.辅助检查

(1)颅骨X线平片：对颅脑火器伤应争取在清除表面砂质等污染后常规拍摄正侧位颅片。不仅可以明确是盲管伤还是贯通伤，颅内是否留有异物，并了解确切位置，对指导清创手术有重要作用。

(2)颅脑CT扫描：CT扫描对颅骨碎片、弹片、创道、颅内积气、颅内血肿、弥漫性脑水肿和脑室扩大等情况的诊断，既准确又迅速，对于伤员处理有非常重要的作用。

(3)磁共振检查(MRI)：对于晚期脑损伤情况、颅内感染、脑脓肿等有特殊意义，但有金属异物存留时不宜采用。

(4)脑血管造影：对于诊断伤后血管性并发症如外伤性动脉瘤、脑血管栓塞及动静脉瘘有决定性诊断意义。

四、颅脑火器伤的处理

(一)颅脑火器伤处理原则

合理的现场急救和迅速安全后送是救治颅脑火器伤的基本保证，进行有效清创，修复术及相应的非手术综合治疗是提高颅脑火器伤救治水平的必要环节。

1.急救

(1)先将伤员转移到安全地带，防治再次受伤。

(2)保持呼吸道通畅：简单的方法是把下颌向前推拉，侧卧，吸除呼吸道分泌物和呕吐物，也可插管过度换气。

(3)包扎止血：立即采用无菌敷料包扎创口，减少出血和污染；头皮活动出血可采取局部压迫止血；伤口内部出血不可盲目填塞或加压包扎，应适当抬高头部，利用止血纱布、明胶或敷料贴附出血处轻压片刻再进行包扎，防止在搬运过程中再次出血；对昏迷者宜采取侧俯卧位，避免血液或分泌物误吸至气道。

(4)抢救休克：对于发生休克的火器伤伤员应仔细分析休克原因，如为失血性休克，要特别注意有无其他部位合并伤，并立即展开输血措施。如为严重脑挫裂伤、脑干损伤或丘脑下部损伤所致中枢性休克，则预后极差，应就地急救，当伤情稳定或好转后方能考虑转运。

2.后送

后送在战时火器伤尤为重要，这与平时的枪弹伤不同，短时大量伤员出现，故必须采取合理部署，迅速分类，填写伤票，记录伤情，酌情逐级后送。后送原则需根据伤情及战况而定，当战争情况限制时，可根据条件给予必要处理，稳定病情。常采用的 Heaton 伤情分级法进行分级：Ⅰ级，清醒，没到中度神经功能障碍，如轻瘫或偏盲；Ⅱ级，昏睡，严重神经功能障碍，如偏瘫；Ⅲ级，濒死或深昏迷、双侧瞳孔散大、眼球固定、呼吸困难、呼吸浅慢不规则。Ⅰ级和Ⅱ级伤员应及时后送，救治希望较大。对于Ⅲ级伤员不宜急于后送，应就地积极抢救。待伤情稳定后再后送。

3.颅脑火器伤分期处置

由于伤员在伤后不同时期来院治疗，故需按照伤后不同分期，分别处理。

(1)早期处理(伤后 72h 以内)：早期彻底清创应于 24h 以内完成，但由于近代有效抗生素的发展，对于转送较迟，垂危或其他合并伤需要紧急处理时，脑部的清创可以推迟至 72h。一般认为伤后 3～8h 最易形成创道血肿，故最好在此期或更早期清创。对合并胸腹、四肢其他危及生命的损伤时，应根据主次关系依次进行手术，必要时可采取两组手术同时进行来争取时间。如患者全身情况较差，生命体征不稳定时，应先积极行支持治疗，待患者情况稳定后再实施彻底清创。

(2)延期处理(伤后 3～6d)：伤后创口未经处理或处理不彻底，此时常有感染情，况，创面有脓性分泌物，或创口已经闭合或缝合，局部炎症反应，水肿，隆起，应切开伤口使引流通畅。局部分泌物及时行细菌培养及药敏试验。及时进行 CT 平扫了解颅内伤道、异物及血肿情况，指导下一步处理。如创口感染不明显，无急性炎性表现，也可实施清创术，清除糜烂组织及异物，争取修复硬脑膜，全层缝合头皮或部分缝合，也可二期缝合。

(3)晚期处理(伤后 7d 以上)：伤口多有明显感染，此时不宜彻底进行手术，只须扩大伤口增加引流，排出局部或伤道内浅部的炎性坏死组织、血凝块、脓液。同时加强全身抗菌治疗及支持疗法，待炎症局限，伤口进入慢性炎症阶段，再进一步处理。如创口较小，感染较为表浅，也可在具有强力抗生素应用条件下实施清创，也可达到一期愈合。

(二)清创术

(1)清创术应尽早进行。对合并有颅内血肿、脑受压、致命性外出血、脑室伤和大量脑脊液漏的危重伤员，应进行紧急清创救治。

(2)穿通性颅脑开放伤伤员应快速、越级后送至专科处理单元实施清创处置。

(3)关于清创术的要求：对头皮颅骨创口实施彻底清创，对脑组织伤道只清除伤道内已碎裂坏死的脑组织，不切除伤道周围挫伤失活组织。清除伤道内的积血和血块。

(4)关于伤道内异物：应彻底清除伤道内的毛发、皮肤软组织碎屑、泥沙、衣物碎片等异物。碎骨片应在清除伤道内异物时尽量摘除，而伤道周围脑组织内或深部的细小的碎骨片不要强求摘除。伤道内金属弹丸等异物在不增加脑损伤的情况下尽量取出。细小的金属异物不必强行取出。

(5)早期清创术后应争取缝合或修补硬脑膜及头皮各层组织。

(6)麻醉、术前准备、一般清创原则基本上与平时开放性颅脑损伤的处理相同，在战时，为了减轻术后观察和护理任务，宜多采用局麻或只有短暂的全身麻醉。

五、颅脑火器伤的预后

穿透伤的病死率在第一次世界大战初期为49.3%～60.7%，后期约为30%，第二次世界大战时降至15%。近年的病死率仍在10%以上。主要死亡原因为：①脑部重要区域损伤；②并发颅内血肿；③合并伤与休克；④颅内感染等。近20年来，我国创伤弹道学研究发展很快，对各种投射物的致伤效应、致伤机制、损伤特点、颅脑火器伤的直接损伤、邻近损伤、远隔部位损伤(远达效应)及其对全身影响的认识逐渐深入。采用创伤弹道学理论来指导火器伤的治疗，取得了良好的效果。颅脑火器伤的病死率目前已降至9.4%～9.6%。

第二节　缺血性脑血管疾病

颈内动脉起始部、大脑中动脉和椎基底动脉系统为好发部位，其主要原因为动脉粥样硬化，高血压、糖尿病起着关键作用。

一、临床表现和分型

阻塞性脑血管疾病主要有三种类型：

1.短暂性脑缺血发作(TIA)

指局限性神经功能缺失，持续时间≤24小时，约70%的患者≤10分钟。

2.可逆性缺血性神经功能障碍(RIND)

局限性神经功能缺失持续时间≥24小时，但不超过1周。

3.完全性脑卒中(CS)

又称脑血管意外(CVA)，持久性(不可逆性)神经功能缺失，由于相应脑部或脑干供血不足所致。

颈内动脉是阻塞性脑血管疾病最好发的部位，当眼动脉的分支视网膜中心动脉供血不足时，可出现同侧短暂的单眼失明；大脑中动脉缺血则出现对侧运动或感觉障碍，累及优势半球时可出现语言缺失。椎动脉系统缺血表现为眩晕、耳鸣、听力障碍及步态不稳等。

临床上颈内动脉完全性卒中可根据血管狭窄或闭塞水平不同而分为轻、中、重型，其处理方法也不同，如颈内动脉、大脑中动脉和末梢分支三种部位的缺血有不同的治疗方案。

二、诊断

(1)上述典型临床表现。

(2)CT 或 MRI 在急性发作后早期可提示缺血改变。MRI 更有优势。磁共振弥散加权成像(DMI)能够在超早期(2 小时)发现脑缺血灶。

(3)DSA 可显示脑动脉狭窄、闭塞部位和程度和侧支循环功能。

(4)TCD 可初步判断可能的狭窄或闭塞部位。

三、缺血性脑血管疾病的治疗

缺血性脑血管病的治疗包括病因治疗、对症治疗,分为内科治疗、介入治疗及外科治疗。颈内动脉狭窄被认为是脑缺血疾病的重要原因,采用内膜剥脱还是选择支架治疗一直以来有较多争论,目前研究表明采用内膜剥脱仍然是首选治疗方式。

1.内科处理

TIA 的治疗主要是以病因治疗及预防。有报道认为 TIA 发作后一个月内发生卒中的机会是 4%~8%;在第一年内发生的机会是 12%~13%;以后 5 年则高达 24%~29%。TIA 发生率在椎基底动脉供血区明显低于颈内动脉供血区,且后循环预后一般较前循环好。临床治疗以控制高血压、降低血黏度、改善高凝状态、控制血糖,如冠心病、心律失常、心功能不全和瓣膜病患者还应治疗心脏疾患。

脑栓塞治疗中有效的预防很重要。房颤患者可采用抗心律失常药物或电复律。如果复律失败,应采取预防性抗凝治疗。抗凝疗法目的是预防形成新的血栓,杜绝栓子来源或防止栓塞部的继发性血栓扩散,促使血栓溶解。由于个体对抗凝药物敏感性和耐受性有很大差异,治疗中要定期监测凝血功能,并随时调整剂量。在严格掌握适应证并进行严格监测的条件下,适宜的抗凝治疗能显著改善脑栓塞患者的长期预后。血管扩张剂如罂粟碱或亚硝酸异戊酯对于部分发病后 2~3 小时心源性脑栓塞患者有一定疗效。气栓处理主张应采取头低位、左侧卧位;减压病应立即尽快给予高压氧治疗,可减少气栓,增加脑细胞供氧。当有癫痫发作,抗癫痫治疗同时停止应用神经兴奋性药物,适当脱水治疗并严密观察。脂肪栓的处理可用扩容剂、血管扩张剂、5%碳酸氢钠注射液 250mL 静脉滴注,每日 2 次。足量的抗生素抗感染治疗是感染性栓塞主要治疗手段。

脑梗死属于急症,本病的病死率约为 10%,致残率可达 50%以上。存活者的复发率高达 40%,脑梗死复发可严重削弱患者的日常生活和社会功能,而且可明显增加死亡率。脑梗死溶栓治疗适宜时间窗为发病 4.5 小时,尽可能静脉溶栓治疗,发病 6~8 小时内仍可进行适当的急性期血管内干预。脑梗死治疗强调个体化和整体化治疗,与神经外科、康复治疗努力实现一体化治疗,以最大程度提高治疗效果和改善预后。

(1)一般治疗

①基础治疗:卧床,避免和处理引起颅内压增高的因素,如头颈部过度扭曲、激动、用力、发

热、癫痫、呼吸道不通畅、咳嗽、便秘等，注意血压控制、血糖水平的调节。高颅压症状明显，可使用甘露醇静脉滴注，必要时也可用甘油果糖或呋塞米等。

②控制血压：脑梗死急性期患者合并有高血压病时目前一般不建议降压治疗，血压降低会减少脑灌注，加重梗死区或者半暗带的缺血，使病情加重。有高血压病史者 24 小时病情稳定后再系统降压药物治疗；对于平均动脉压超过 130mmHg 或者收缩压超过 180mmHg，使用降压药物，并首选口服降压药。

③控制血糖：空腹血糖应＜7mmol/L（126mg/dL），糖尿病血糖控制的靶目标为＜6.5mmol/L，必要时可通过控制饮食、口服降糖药物或使用胰岛素控制高血糖。在急性期血糖超过 11.1mmol/L 时可给予胰岛素治疗，治疗高血糖同时应注意避免低血糖，血糖低于 2.8mmol/L时可给予 10%～20%葡萄糖口服或注射治疗。

(2)抗血小板聚集及抗凝药物治疗：急性期（脑梗死发病 6 小时后至 2 周内，进展性卒中稍长）的抗血小板聚集推荐意见如下：①对于不符合溶栓且无禁忌证的缺血性脑卒中患者应在发病后尽早给予口服阿司匹林 150～300mg/d。急性期后改为预防剂量 50～150mg/d；②溶栓治疗者，阿司匹林等抗血小板药物应在溶栓 24 小时后开始使用；③对不能耐受阿司匹林者，可考虑选用氯吡格雷等抗血小板治疗。抗血小板药物的选择以单药治疗为主，氯吡格雷（75mg/d）、阿司匹林（50～300mg/d）都可以作为首选药物。对于有急性冠状动脉疾病（例如不稳定型心绞痛，无 Q 波心肌梗死）或近期有支架成形术的患者，推荐联合应用氯吡格雷和阿司匹林。

抗凝治疗，主要包括肝素、低分子肝素和华法林。其应用指征及注意事项如下：①无抗凝禁忌证的动脉夹层患者发生缺血性脑卒中或者 TIA 后，首先选择静脉肝素，维持活化部分凝血活酶时间 50～70 秒或低分子肝素治疗；随后改为口服华法林抗凝治疗（INR 2.0～3.0），通常使用 3～6 月；随访 6 月如果仍然存在动脉夹层，需要更换为抗血小板药物长期治疗；②溶栓后还需抗凝治疗的患者，应在 24 小时后使用抗凝剂；③少数特殊患者（如主动脉弓粥样硬化斑块、基底动脉梭形动脉瘤、卵圆孔未闭伴深静脉血栓形成或房间隔瘤等）的抗凝治疗，可在谨慎评估风险、效益比后慎重选择；④对大多数急性缺血性脑卒中患者，做好不进行早期抗凝治疗。

(3)降低血浆纤维蛋白原治疗：很多研究显示脑梗死急性期血浆纤维蛋白原和血液黏滞度增高，蛇毒酶制剂可显著降低血浆纤维蛋白原，并有轻度溶栓和抑制血栓作用。对不适合溶栓并经过严格筛选的脑梗死患者，特别是高纤维蛋白血症者可选用降纤酶、巴曲酶、安克洛酶等治疗。

(4)其他药物：目前常用神经营养药物：神经节苷脂、依达拉奉、丁基苯酞等。对一般缺血性脑卒中患者，不推荐扩容及扩血管治疗，脑卒中后早期血液稀释疗法有降低肺栓塞和下肢深静脉血栓形成的趋势，但对近期或远期病死率及功能均无显著影响。1 次痫性发作不建议长期使用抗癫痫药物，脑卒中后 2～3 个月再发的癫痫应常规抗癫痫治疗。

(5)康复治疗：应尽早康复治疗，有研究结果提示脑梗死发病后 6 个月内是神经功能恢复的“黄金时期”，对语言功能的有效康复甚至可长达数年。

2.血管内治疗

血管内介入治疗主要包括急性期的动脉内溶栓、狭窄动脉内膜旋切术和狭窄动脉支架置入，机械碎栓、机械取栓、血管内血栓抽吸等。溶栓治疗是目前最重要的恢复血流措施，重组组织型纤溶酶原激活剂(rt-PA)和尿激酶(UK)是我国目前使用的主要溶栓药，目前认为溶栓治疗时间窗为4.5小时内或6小时内。溶栓治疗有静脉溶栓及动脉溶栓两种方法。动脉溶栓使溶栓药物直接到达血栓局部，理论上血管再通率应高于静脉溶栓，且出血风险降低，目前尚无证据表明动脉溶栓效果优于静脉溶栓、机械碎栓、机械取栓、血管内血栓抽吸等治疗，目前国内外虽有文献报道，但由于对设备及技术要求高，术中及术后颅内出血风险增加，其效果有待临床进一步证明。

(1)静脉溶栓

①适应证：年龄18～80岁；发病4.5小时以内(rt-PA)或6小时内(尿激酶)；脑功能损害的体征持续存在超过1小时，且比较严重；排除颅内出血，且无早期大面积脑梗死影像学改变。

②禁忌证：近期有过出血性疾病或手术及有出血倾向者：脑出血、蛛网膜下隙出血；近3周内有胃肠或泌尿系统出血；近2周内进行过大的外科手术；凝血机制异常，血小板严重减少者；严重心、肝、肾功能不全；严重糖尿病及高血压病；妊娠患者。

③静脉溶栓方法：a.对缺血性脑卒中发病3小时内和3～4.5小时的患者，尽快静脉给予rt-PA(0.9mg/kg)溶栓治疗，其中10%在1分钟内静脉推注，其余持续滴注1小时。b.发病6小时内的缺血性脑卒中患者，如不能使用rt-PA可考虑静脉给予尿激酶，应根据适应证严格选择患者。使用方法：尿激酶100万～150万U，溶于生理盐水100～200mL，持续静脉滴注30分钟。

(2)血管扩张术：球囊血管成形术和支架置入术最初用来治疗颅内动脉粥样硬化性脑血管狭窄，预防急性卒中。Phatouros等应用球囊扩张术和支架置入术，使动脉粥样硬化性卒中患者闭塞的血管得到再通。目前应用的主要有Wingspan、Neuroform、Enterprise、Leo以及Solitaire等自膨式支架。自膨式支架具有良好的顺应性，血管痉挛的发生率较低，但它只适用于直径超过2mm的血管。血管痉挛是术中及术后最常见并发症。支架置入后需要抗血小板聚集治疗，存在出血的风险；支架置入术可能引起迟发性的支架内狭窄。但由于术后恢复快，创伤较小，多数患者仍然选择，临床应用较多。

可回收支架是用于治疗急性缺血性卒中的最新装置。这种支架在急性缺血性卒中患者治疗的过程中，可起到再通闭塞管腔的作用，随后可被回收，不作为永久性置入。在回收的过程中，可以同时作为血栓切除装置。缺点是增加血管壁内皮损伤、血管痉挛的风险。

3.外科手术治疗

(1)颈内动脉内膜切除术(CEA)：20世纪50年代，Fisher等在研究颅外颈动脉疾病与脑梗死之间关系时证实了颅外颈动脉疾病是引起短暂性脑缺血发作(TIA)及脑卒中的重要原因，并指出动脉粥样硬化多发生于颈动脉分叉部位，而分叉远端的颈内动脉分支和颅内血管则较少受累。手术切除受累的血管内膜既解除了颈动脉的狭窄，可迅速有效改善脑供血及预防脑卒中。Stully等于1953年首先开始尝试进行颈动脉内膜切除术(CEA)以来，CEA已成为脑血管手术中最常实施的方法之一。CEA手术对有症状或无症状颈动脉严重狭窄者均有明显疗效，可减少脑卒中发生和 TIA 进行性加重，已经产生脑梗死灶（多为腔隙性梗死）的可阻止梗死灶进一步扩大。

①CEA 适应证：a.反复单侧颈动脉系统 TIA，颈动脉狭窄超过 70%。如双侧动脉均有狭窄，有症状的一侧先手术；双侧均有症状时，狭窄较严重侧先手术，三周后再作对侧手术；如双侧狭窄相似，选择前交通充盈侧先手术。如颈动脉近端、远端均有病灶，应选近端先手术。b.TIA 表现短暂单眼盲（黑矇）发作或不完全性脑卒中，CT 无大的梗死或出血性梗死及占位征象，增强 CT 无血-脑脊液屏障破坏表现，尽管颈动脉狭窄程度未达到上述标准，也应手术。c.颈动脉狭窄合并椎基底动脉供血不足症状，后循环主要由前循环供血者。d.无症状颈动脉狭窄者应根据狭窄程度、侧支循环、溃疡斑部位、是否出现梗死灶决定。e.轻型进行性脑卒中内科治疗无效者，并有"②"的 CT 条件。

②CEA 禁忌证：a.中-重型完全性脑卒中。b.有严重冠心病或其他器质性病变者。c.颈动脉狭窄范围超过乳颚线（乳突尖与下颚角连线）达颅底，颅外手术不可到达。d.颈动脉完全阻塞，并且血管造影显示没有侧支逆流到达岩骨段 ICA。

③围术期危险因素（Mayo Clinic 标准）评估：根据患者的神经功能状态、全身情况和血管造影发现，患者出现神经功能障碍的风险最大，其次是全身情况，最后是血管造影结果。

④颈动脉内膜切除方法：采用胸锁乳突肌前缘切口，显露颈总动脉、颈外动脉和颈内动脉近端，阻断颈部血管前，静脉注入肝素（1mg/kg）抗凝。在手术显微镜下，沿颈总动脉和颈内动脉前壁切开血管，用剥离子分离形成硬化斑块的血管内膜，动作轻柔仔细，防止穿破颈动脉壁，斑块切除完成后，头部血管端进行血管外膜固定 1～2 针，防止夹层、血栓形成阻塞血管。血管切口用血管缝合线（如：Prolene 6-0 Ethicon 缝线）连续缝合，当缝合完最后一针打结时，要放开颈内动脉放血冲洗处残留的斑块碎屑和空气。缝合完成后先放开颈外动脉，再放开颈总动脉，最后放开颈内动脉。局部止血后，术中 B 超检查血管内腔情况，若有管腔狭窄、内膜漂浮等现象，立即拆开缝线进行处理。术后用抗凝剂不是必须，用氯吡格雷或阿司匹林抗血小板聚集，治疗半年。

术后血压的控制非常重要。狭窄的颈内动脉恢复畅通，血流量显著增加，颅内血流量及血流压力相应增加，同时由于颈动脉窦刺激，血压在术后波动较大，造成颅内出血风险较大。因此，术后应严格控制血压，使血压下降至原来收缩压 2/3，必要时辅以镇静治疗。

⑤颈动脉临时转流管使用指征和方法：患者经全身麻醉后，术中电生理监测及经颅多普勒超声（TCD）使用。显露颈部血管后，首先试验性阻断术侧颈内动脉，如 M_1 段血流明显下降，电生理监测波幅明显减低，则认为存在侧支循环代偿不良，需用颈动脉临时转流管。将颈动脉临时转流管的两端分别插入颈总动脉近端切口和颈内动脉远端切口内，通过止血带并充盈转流管两端球囊，排气后即可开放转流管并继续手术。颈动脉缝合至最后 3～4 针时，抽空转流管两端的球囊，取出转流管，再次阻断血管并完成血管缝合。

⑥术中监测：术中脑电图、体感诱发电位、TCD 使用可提高手术的安全性。术中评价和监测脑血流状态，对保证术侧脑血流灌注充足是十分必要的。脑电图或体感诱发电位监测术区

电活动变化，以间接了解术侧脑血流是否充足。TCD 持续监测术侧大脑中动脉血流速度；直接测定术侧颈内动脉远端反流压，以确定颈内动脉颅内段的代偿状况。

(2)去骨瓣减压手术：发生在颈内动脉末端或大脑中动脉主干的大面积脑栓塞，以及小脑梗死可发生严重的脑水肿，继发脑疝，应积极进行脱水、降颅压治疗，同时尽快进行去骨瓣减压术。

许多动物实验证实，大脑中动脉被阻断的时间越长，梗死区越大，水肿范围也越广，造成的神经功能障碍越严重。中动脉夹闭 1～2 小时可引轻微神经功能障碍；夹闭 4 小时出现小梗死区，中度神经功能障碍；夹闭 6～24 小时出现大面积脑梗死，偏瘫及昏迷。2 小时后恢复血供，可出现进行性脑水肿；6～24 小时后恢复血供，则出现梗死区出血。因此，实施血管重建手术可恢复脑缺血区血流循环，但进行性的水肿和出血常导致手术失败，手术的时机、手术方式应慎重选择。

用手术建立低流量侧支循环(采用间接血流重建＋直接血流重建)，STA-MCA 吻合，引起梗死区出血的概率较低。目前对于大面积脑梗死的治疗，可颞肌贴敷、去骨瓣减压，同时选择性应用 STA-MCA 吻合。如果患者已经脑疝形成，颅内压非常高，过长时间暴露脑组织会加重脑的缺血损害。为了使颞肌与脑皮层有较好血管重建，硬脑膜提倡放射状切开，且不主张用人工脑膜。对于脑梗死患者是否适合血管吻合手术，目前尚有较多争论。

第三节 脑出血

脑出血(ICH)是指源于脑实质内或脑室内血管的非创伤性自发出血，ICH 占所有卒中的 10%～15%。原发性 ICH 占整个 ICH 的 85%，通常是在长期高血压或淀粉样脑血管病(CAA)作用下发生病理改变的小血管或小动脉自发破裂造成的。继发性 ICH 则与动脉瘤、血管畸形、肿瘤、凝血异常等有关。ICH 临床特点是突然发作的神经功能异常和颅内压增高表现如呕吐和意识水平下降。脑出血后引起机体和脑组织局部一系列病理性反应，其中最重要的是血肿本身、血肿再扩大及其周围继发性损害致脑缺血、脑水肿和神经损伤。

一、流行病学

全球每年约 1530 万人发生卒中，其中有 200 万～300 万为 ICH，占所有新发卒中的 10%～15%。美国每年有 6 万新发脑出血患者，中国每年是 40 万，年发病率为 24.6/10 万，占所有卒中的 17%～54%，高于西方发达国家，其致残率与死亡率居所有脑血管疾病的第一位。由于超过 2/3 的 ICH 都发生在老年人群，因此随着人口老龄化，ICH 发病率也随之升高。随着经济的发展，尽管医疗卫生条件有所改善，但 ICH 的死亡率和致残率并未降低。

多数患者，特别是原发性脑出血的许多患者存在易发生脑出血的危险因素，这些危险因素也对有明确病因的患者有促发出血作用。因此，了解危险因素，尤其是可控制的危险因素对脑出血再发的预防非常重要。近年一些研究报道了脑出血与脑梗死危险因素的比较。在卒中的各危险因素中，糖尿病、心房颤动、冠状动脉粥样硬化性心脏病在脑梗死患者中的比例明显较高，而高血压更常见于脑出血患者。不同部位的出血，其危险因素也不相同。脑叶出血通常认为与非高血压因素关系密切，而深部脑出血被认为与高血压密切相关。与非高血压者相比，高血压患者的脑出血风险显著增加。最近的一项 meta 分析显示，自诉高血压病史或血压高于160/90mmHg(1mmHg＝0.133kPa)的患者，脑出血的风险增加 9.18 倍。脑出血可控制的危险因素主要包括高血压、吸烟、饮酒、糖尿病、血脂水平、其他如药物使用史等，高血压仍是目前预防脑出血发生和复发最重要的可干预因素。华法林、高剂量的阿司匹林与 ICH 的危险性增高有关，ICH 发生率随着年龄、抗凝强度增加而增高。

二、分子生物学

近年来，关于 ICH 基因的研究越来越多。有学者测定磷酸二酯酶 4D 基因中 3 个单核苷酸多态(rs966221、rs456009 和 rs2910829)，结果发现只有 SNP83(rs966221)与卒中相关。等位基因 C 是风险等位基因，与动脉粥样硬化性卒中有关。Park 等发现白介素-4 单核苷酸多态及其单倍体与 ICH 有相关性。携带 APOEε2 和 ε4 基因的患者发生脑叶出血的风险增加，Biff 等研究发现携带 APOEε2 等位基因的脑叶出血患者出血体积与不携带该基因的患者相比明显增大，且前者死亡率增加，功能预后更差。

同时研究发现，ICH 中可观察到基质金属蛋白酶的(MMPs)上调，而 MMPs 主要负责细胞外基质的重塑、趋化性和前体分子的蛋白裂解。MMPs 损害作用主要是通过细胞分离和整合素信号丢失激发细胞凋亡反应。Alvarez-Sabin 等研究急性 ICH 中 MMPs 和它们的天然抑制剂 TIMPs 的关系，证明 MMP9 与血肿周围水肿呈正相关，而 TIMPs 与周围水肿呈负相关。

三、病因病理

(一)病因及分型

长期以来，脑出血的研究相对于脑梗死较为滞后。近年来国际上已给予极大重视，发表的脑出血研究报道显著增加。对脑出血采用国际公认的标准进行分型，有助于脑出血临床观察性研究和临床试验纳入标准的规范化，有利于各研究结果之间的比较和交流，同时也有助于临床更好地针对不同亚型选择适宜诊治的措施及制定防治策略，从而改善脑出血的预后和预防再发。近年来学者们提出了原发性脑出血与继发性脑出血之分，是因近年诊断方法敏感度提高、流行特点变化和新危险因素的发现而提出的分类，目前得到较多认可。

1.原发性脑出血

指无明确病因直接引起的脑出血，是起源于小血管自发破裂的脑内出血。主要指由长期高血压或淀粉样血管病引起的小血管(或穿支动脉)自发破裂导致的脑出血，占所有脑出血的78%～88%。原发性脑出血患者约 50%以上由高血压、约 30%由脑淀粉样血管病引起，其余为原因不明。脑淀粉样血管病是老年人散发性脑叶出血的常见病因。与继发性脑出血的病因直接导致出血不同，高血压和脑淀粉样血管病是对小血管壁长期影响导致其逐渐发生病理改变而发生的出血。目前根据高血压病史、出血部位和影像学（磁共振梯度回波或磁敏感加权成像显示的微出血和铁沉积等）表现可以区别高血压或脑淀粉样血管病相关的脑出血。波士顿标准是当前使用最多的脑淀粉样血管病相关脑出血的诊断标准。

2.继发性脑出血

指由血管病变、血液成分异常或其他原因直接引起的脑内出血，占全部脑出血的 20%左右。常见病因包括血管畸形、动脉瘤、凝血功能障碍、抗凝或抗血小板药物使用、血液病、拟交感神经药物使用、烟雾病、原发性或转移性肿瘤、静脉窦血栓形成、血管炎、妊娠及其他明确病因导致的脑出血。查明继发性脑出血的病因对于更好地治疗和预防再发有极其重要的临床意义。因此，对临床怀疑存在潜在血管病变的患者，应该进一步行磁共振血管成像（MRA）、CT 血管成像（CTA）或数字减影血管造影（DSA）检查。随着诊断方法敏感度的提高，继发性脑出血的病因检出率将不断提高。

3.其他病因分型

SMASH-U 分型是 Meretoja 等 2012 年新提出的脑出血病因分型方法。即 SMASH-U 分类法。将脑出血病因分为：①血管结构病变，包括动脉瘤、动静脉畸形、海绵状血管瘤等；②药物使用，发病前 3d 内使用过华法林（且国际标准化比值＞2.0）或全剂量肝素，或非缺血性卒中（如深静脉血栓及肺栓塞等其他疾病）的系统性溶栓；③淀粉样血管病，脑叶、皮质或皮质-皮质下出血，年龄≥55 岁，且排除其他病因；④系统性或其他疾病，全身性或其他明确病因引起的脑出血，不包括抗凝、高血压或淀粉样血管病；⑤高血压，深部或幕下脑出血，且此次发病前具有高血压病史；⑥不明原因型脑出血。

（二）发病机制

（1）高血压脑出血多发生于主干动脉发出的穿支动脉分布区。在长期高血压的影响下，这些穿支动脉会发生透明脂质样变性、小动脉硬化、粟粒状微动脉瘤形成等一系列改变。

①脑小动脉的透明脂质样变性是高血压脑出血患者的最常见的病理基础，持续高血压会造成小动脉通透性增加，血浆外渗，导致透明样变性，纤维蛋白样坏死，从而破坏血管壁结构导致脑出血。

②另外脑小动脉硬化通常发生于分支动脉末端，其病理特征为血管内膜下成纤维细胞增生，并伴有充满脂质的巨噬细胞沉积，富含胶原的中膜平滑肌细胞被替代，使血管顺应性下降和管腔狭窄，容易发生血管闭塞（如腔隙性梗死）或脑出血。

③在长期高血压刺激下，小血管的内弹力层断裂，在脑小动脉硬化和透明样变性的基础上，血管的张力改变在局部薄弱处形成微小动脉瘤。不过，最近一些学者对这种微动脉瘤的存在提出了质疑，认为这些结构大多是复杂的血管团、外膜下出血或血肿损伤内膜后引起的血管外凝血块。

（2）脑淀粉样血管病是脑出血的一个重要危险因素。脑淀粉样血管病是指 β-淀粉样蛋白积累于病变血管壁的中膜和外膜，导致血液渗过血管壁。CAA 所引起的脑出血多为皮质-皮质下出血，尤其是颞叶和枕叶的出血。其损伤机制包括：①血管平滑肌的减少；②管壁变厚，管腔狭窄；③内皮细胞功能受损；④血管壁顺应性下降，弹性降低。一旦血压突然升高，或头部轻微受伤即会出现血管破裂引起脑出血或蛛网膜下腔出血。

（三）病理生理

1.病理

ICH后可见大片出血，红细胞多完整，约3h后，血液开始凝固，常有多形核白细胞浸润，毛细血管充血及管壁肿胀，并可破裂形成点状出血灶。血肿边缘的脑组织受血肿压迫，局部灌注压下降，神经细胞消失或呈现局部缺血改变，严重者出现软化坏死。出血后24～36h，血肿周围出现大量多核白细胞浸润。随着时间的延长，血肿发生液化，红细胞破溃，释放出含铁血黄素，同时出现胶质细胞增生，尤其是小胶质及部分来自血管外膜的细胞形成格子细胞，红细胞破碎成分连同血肿周围液化坏死的脑组织，一并被小胶质细胞和血管外膜来源的细胞吞噬，血肿逐渐吸收。患者在恢复期时坏死的脑组织、血肿等被吞噬细胞清除，由胶原纤维、胶质纤维、胶质细胞等代替其形成瘢痕。

2.损伤机制

ICH的损伤机制主要包括：①原发性脑损害，是指ICH后血凝块对脑组织造成物理损伤，在发病的最初几天血肿扩大使颅内压增加，压迫大脑相关区域导致脑血流障碍（脑缺血），最终可形成脑疝。②继发性脑损害，主要是指大脑原发性损伤激发级联反应，主要是血肿的生理反应及释放的凝血成分。ICH后0～4h，神经损伤主要与血肿造成的物理损伤有关，4h后主要是血肿释放的物质引起。

（1）出血继续扩大：传统的看法认为ICH是血管破裂后一次性出血，通常在发病后20～30min即形成血肿停止出血。有学者将Cr标记的红细胞注入患者体内，5h后尸检时未见标记的红细胞进入血肿，提示出血已止，但是发病后病情不断恶化以及CT在临床应用后，许多学者报道了出血继续扩大。通过204例HICCH患者的CT影像分析及两次CT差≥12.5mL为标准。认为发病3h内血肿继续扩大者占36%。6h后仍占17%，但24h后降至0，其原因多与出血后血压过高，频繁呕吐，呼吸道梗阻，过度脱水等有关，CT显示血肿深在，形态不规则多见。此外，既往有酗酒，肝功能障碍者也易发生再出血。至于血肿扩大是由于持续出血，再出血抑或多源性出血，目前尚不清楚。不过它改变了对病后早期神经系统症状体征单纯由于反应性水肿所致的传统看法，同时也表明了早期手术干预的必要性。

（2）血肿对脑组织的毒性作用：ICH除占位效应外，还因其毒性作用而致脑组织损伤。众所周知，脑水肿是脑损伤重要的标志之一。血块形成时，凝血酶原被激活转变为凝血酶，而后者具有较强的神经毒性作用，是导致脑水肿的主要原因。临床上当脑出血患者伴有凝血障碍或曾接受过抗凝治疗者其血肿周围水肿较轻微。目前已知凝血酶对神经组织的毒性作用包括：①在C6胶质瘤细胞培养液中加入凝血酶，24h后标志脑细胞损伤的乳酸脱氢酶增加；②将凝血酶注入动物脑出血模型内，30min后脑电波呈癫痫样发作，提示对脑细胞有直接毒性作用；③实验中可抑制动物的脊髓运动神经元，诱发其退变、死亡；④当培养液中凝血酶≥500mmol/L时可致星形细胞和海马神经元死亡。上述研究表明，凝血酶所致的细胞死亡属于凋亡,而细胞凋亡与细胞内钙离子浓度持续升高有关。综上所述,目前,在ICH后凝血酶对脑组织的毒性作用日益受关注,及时清除出血将有助于减轻上述不良反应。

(3)血肿的占位效应:ICH除出血部位外,出血量的多少同样是决定预后的重要因素。解除血肿对脑组织的压迫无疑可以降低增高的颅内压,防止危及生命的脑疝发生,提高脑灌注压以及清除血块分解产物,减轻毒性作用及脑水肿。动物实验及临床运用SPECT及PET观测结果表明,脑出血后血肿周边存在着血流下降,程度与血肿大小密切相关,小量出血多使局部血流短时下降,大量出血则可致同侧半球长时间缺血。在鼠小量脑出血实验中,血肿周围每百克脑组织血流可降至25mL/min,但10min后恢复,并不出现脑梗死,当猴CBF>23mL时,即使时间较长也无脑梗死,但当CBF<10~12mL时,2~3h后即产生脑梗死。此外,不同部位的出血,影响血流下降程度和范围也不同,丘脑出血引起的双侧半球血流下降较之壳核更为明显,且持续时间长,表明出血部位越靠近中线,脑血流改变也越明显。研究还表明,脑出血周边出现不完全性缺血,同样可以诱发神经细胞凋亡,在此过程中,存在着DNA可修复的时间窗,如能尽早进行有效干预,可望改善其预后。

四、临床表现

(一)高血压脑出血的临床特点

多发生于中老年人,男性多于女性,春冬两季发病率较高,多有高血压病史。在使血压骤然升高的因素下(如情绪激动、剧烈活动、饮酒过度、排便用力等情况)诱发疾病。发病后病情常于数十分钟或数小时达高峰。表现为失语、偏瘫,重者意识不清,50%以上患者伴有头痛、呕吐。

1.壳核出血

壳核出血为高血压脑出血的最好发部位,其典型临床表现为对侧“三偏”(偏瘫、偏身感觉障碍、偏盲),出血少可仅有嗜睡和偏瘫,患者说话含糊或失语。

2.丘脑出血

一般出现对侧半身感觉障碍。当内囊出血时也出现偏瘫症状。如果向脑干上方扩展,则出现垂直凝视不能,眼睑下垂,瞳孔缩小,瞳孔大小不等。当脑脊液循环受阻,可出现脑积水。

3.小脑出血

多数患者起病稍缓,出血早期意识清楚,患者诉枕部头痛、眩晕复视、频繁呕吐而无瘫痪。由于对脑干的直接压迫,少数患者可能先出现昏迷而不是先出现偏瘫,病情进展迅速,短时间内呼吸停止。

4.脑叶出血

症状与血肿所在的4个脑叶不同而有所不同。

(1)额叶:可出现对侧偏瘫。偏瘫多发生于上肢,下肢和面部较轻微。

(2)顶叶:对侧半身感觉障碍,较轻的偏瘫。

(3)枕叶:同侧眼痛和对侧同向偏盲,有些可扩展至上1/4象限。

(4)颞叶:在优势半球者,出现语言不流利和听力障碍,理解力差,但重复性相对较好。

5.脑干出血

①脑桥出血,约占脑出血的10%。轻症者或早期检查时可发现单侧脑桥损害的体征,如出血侧的面和展神经麻痹及对侧肢体弛缓性偏瘫。重症脑桥出血多很快波及对侧,患者迅速进入昏迷、四肢瘫痪,大多呈弛缓性,少数呈去大脑强直,双侧病理征阳性,双侧瞳孔极度缩小呈“针尖样”。持续高热,明显呼吸障碍等,病情迅速恶化,多数在24～48h死亡。②中脑出血,少见。③延髓出血,更为少见。

6.脑室出血

继发性脑室出血多数由壳核、丘脑出血破入脑室。小脑、脑桥出血也可破入第四脑室。原发脑室出血,约半数患者出血量较少,表现为头痛、呕吐、颈强、意识清楚或一过性意识障碍,预后较好。出血量大者,出现昏迷、瞳孔极度缩小,两眼分离性斜视或眼球浮动,四肢软瘫,有阵发性强直性痉挛或去大脑强直,病情危重,预后极差。

(二)淀粉样脑血管病相关脑出血的临床特点

CAA相关脑出血占老年脑出血的10%～20%,为老年人自发性、非外伤性、非高血压性脑出血的常见原因之一。随着年龄增长,CAA相关脑出血发病率和严重程度均增加。CAA相关脑出血患者一般在安静时起病,发病与情绪激动及活动无明显相关性。CAA相关脑出血的部位以脑叶多见,常见部位为额叶和顶叶,颞叶和枕叶次之;随着病程进展,双侧多个脑叶均可受累。脑出血多呈反复性、多灶性、叶性分布;白质深部结构如胼胝体、基底核、小脑受累亦罕见。血肿形态不规则,周围水肿。脑出血可呈双侧,多灶性和反复发作;可见白质软化、局灶性脑室扩大、白质疏松等非特异性改变。其临床主要表现为有精神症状、进行性智能减退、合并多发性、自发性复发性浅表脑叶出血。

五、辅助检查

1.CT

CT是诊断脑出血的首要措施,可以显示血肿的部位、大小、有无破溃入脑室及脑组织周围水肿情况等,诊断明确,确诊率较高。根据CT表现上的出血部位,分为丘脑、小脑、脑干、枕叶、额叶、颞顶叶、基底核区。其中基底核区分为三型:壳核外侧型、壳核内侧型、混合型,其中壳核外侧型的血肿位于内外囊之间,包括苍白球、壳核和外囊,血肿常从尾状核头部破溃进入脑室,多为肾形。壳核内侧型包括内囊前肢、膝部和尾状核头部的血肿。混合型是指内囊内外都存在血肿,易破溃入脑室,截断内囊,血肿面积大,预后较差。

CT检查可以显示血肿的部位、大小、有无破溃入脑室及脑组织周围水肿情况等,诊断明确,可以指导病情的判断、治疗方法的选择、疾病预后的评估等,以便及时采取有效预防及处理措施,防止并发症及死亡的发生。但是临床医生在疾病治疗过程中应加强鉴别诊断,不可过于依赖CT结果,注意影像学上的异病同像和迟发性脑出血的发生,防止误诊。

2.MRI

血肿的 MRI 影像多变，并受多种因素影响，除血红蛋白状态外，其他因素包括：磁场强度、脉冲序列的选择、红细胞状态、血液凝固的时间、血块大小及氧合作用等。MRI 影像的优点是可以观察出血的溶解过程，清晰地了解出血的生理学改变，是理解出血在 MRI 影像中变化的基础。简单地说，急性出血时由于其含有氧合血红蛋白及脱氧血红蛋白，在 T_1 加权像表现为等信号至轻度低信号，而在 T_2 加权像表现为灰至黑色（低信号）区；亚急性期出血（3d 至 3 周）时由于正铁血红蛋白形成，在 T_1 及 T_2 加权像均显示为高信号区。随着正铁血红蛋白被巨噬细胞吞噬转化为含铁血黄素，T_2 加权像可见到在出血周围形成一低信号环。以上出血过程的变化，在高磁场强磁共振仪显像时表现尤为明显。

3.其他

对于继发性脑出血，除了行 CTA 以及 DSA 检查，明确有无颅内动脉瘤、血管畸形及烟雾病等疾病外，还应行全身检查以排除其他引起脑出血疾病的存在。

六、诊断及鉴别诊断

（一）诊断

（1）高血压脑出血的诊断目前尚无统一的标准：过去诊断高血压脑出血，大部分靠经验，并结合患者的病史特点、体检及头部 CT 等做出诊断。一般认为年龄在 50 岁以上，多有高血压病史，在白天活动过程中或兴奋激动时突然发病；头痛、呕吐、昏迷和偏瘫等脑局灶体征；脑脊液呈血性即可确诊；影像学检查有阳性发现可考虑高血压脑出血。然而部分高血压患者合并动脉瘤、血管畸形等其他脑血管疾病；又如海绵状血管瘤出血，只能在超早期或晚期行强化 MRI 才能诊断。故常使临床上出现误诊、误治的情况。四川大学华西医院神经内、外科血管组初步确定了如下诊断标准，可供参考：①典型的脑出血部位，特别是基底核区血肿；②明确的高血压病史；③CT 血管成像（CTA）、MR 血管成像（MRA）或 DSA 检查排除其他脑血管病；④超早期或晚期强化 MRI 排除海绵状血管瘤或其他肿瘤卒中。其中对病因的排除诊断相当重要，对疾病确诊和制订治疗方案起着极其重要的作用。

（2）国际上尚未就 CAA 脑出血的诊断达成共识迄今为止，病理检查结果证实脑血管淀粉样物质的存在仍是 CAA 脑出血临床诊断的基础。但在临床上，CAA 与其他原因（如外伤、出血性梗死、肿瘤卒中，高血压性脑出血、血管畸形等）引起的脑出血仍然难以鉴别，需借助其他方法。

波士顿 CAA 研究组制订了详细的 CAA 脑出血诊断标准：①尸检确诊的 CAA。完整尸检证实为脑叶、皮质或皮质下出血和严重的 CAA 血管性病变，无其他诊断的病变。②有病理学支持的很可能的 CAA。临床资料和病变组织（血肿清除或皮质活检标本）显示脑叶、皮质或皮质-皮质下出血，标本存在一定程度的 CAA，无其他诊断的病变。③很可能的 CAA。临床资料和 MRI 显示局限于脑叶、皮质或皮质-皮质下区域的出血（也可为小脑出血），年龄＞55 岁，无出血的其他原因。④可能的 CAA。临床资料和 MRI 或 CT 显示脑叶、皮质和皮质下单个出血灶，年龄>55岁，无出血的其他原因。

根据临床表现，老年人发生多发性、复发性脑叶出血时，尽管患者当时血压升高，但排除其他原因引起的脑出血后，就要考虑CAA相关脑出血的可能。单发的CAA相关脑出血更常见于老年患者。

（二）鉴别诊断

主要与继发性脑出血相鉴别，如血管畸形、动脉瘤、凝血功能障碍、抗凝或抗血小板药物使用、血液病、烟雾病、原发性或转移性肿瘤、静脉窦血栓形成、血管炎、拟交感神经药物使用、妊娠及其他明确病因导致的脑出血。对于单纯脑室出血、出血形态不规则、出血位于非基底核区、存在蛛网膜下腔出血等患者，除了行CTA及DSA检查，明确有无颅内动脉瘤、血管畸形及烟雾病等疾病外，还应行全身检查以排除其他引起脑出血的疾病存在。

七、治疗

（一）内科治疗

一般原则为安静卧床、脱水降颅压、调整血压、防治继续出血、加强护理防治并发症，以挽救生命，降低致死、残疾率。

1.一般处理

应绝对卧床休息，严密观察体温、脉搏、呼吸和血压等生命体征，注意瞳孔变化和意识改变；保持水、电解质平衡，加强营养和对症支持治疗，过度烦躁不安的患者可适量用镇静药。重视消化道出血的预防和治疗。加强口腔护理，及时吸痰，保持呼吸道通畅；留置导尿时应做膀胱冲洗；昏迷患者可酌情用抗生素预防感染；预防深静脉血栓和肺栓塞发生。病危患者的监测和治疗在神经重症监护病房或专门的卒中单元进行。

2.控制高血压

高血压是脑出血最重要的危险因素之一。75%的脑出血患者发病后收缩压高于140mmHg，并且脑出血后血压升高与不良预后相关。研究发现脑出血早期，尤其是48h内过高的收缩压可引起血肿扩大，加重脑损伤。2%版美国ICH治疗指南意见修改后建议：对于收缩压介于150～220mmHg的ICH患者，立即将血压降至140mmHg比较安全（Ⅱa级，B类证据）。

3.降低颅内压

脑出血后脑水肿约在48h达到高峰，维持3～5d后逐渐消退，可持续2～3周或更长。血肿合并脑水肿可使颅内压增高，积极控制脑水肿、降低颅内压是脑出血急性期治疗的重要环节。常用药物：①甘露醇，通常125～250mL，每6～8小时1次，疗程7～10d。与呋塞米合用，可增加疗效。使用期间需要监测肾功能，并调整水、电解质平衡，尤其是钾的补充。②甘油果糖，甘油果糖脱水作用较甘露醇缓和，具有反跳较轻，对水、电解质影响小，对肾负担轻及明显的利尿等特点，临床上应用于少量脑出血、脑水肿轻的患者或脑出血伴有肾功能不全的患者。③激素，尚有争议，对高血压脑出血患者，激素治疗无明显益处，而且会出现更多的并发症（感染、消化道出血，血糖升高），应用宜慎重。

4.超早期止血治疗

近年来，人们开始重视对脑出血的研究。目前临床研究的热点之一是超早期止血治疗。止血药的应用可有效控制血肿扩大，理想的止血药应具备以下条件：①能增强凝血功能正常患者的止血功能；②在内皮细胞破裂或血管损害的局部起作用；③具有抗纤溶作用；④起效快；⑤无全身性不良反应。候选药物包括氨基己酸、氨甲苯酸、抑肽酶和重组活化Ⅶ因子等。氨基己酸和氨甲苯酸具有抗纤溶作用，但不能激活凝血、凝血酶的产生和血液的凝固，因此仅起到稳定血凝块的作用。抑肽酶是纤溶酶抑制药，但可通过抑制激肽释放酶间接地抑制Ⅻ因子的形成，能减少外科手术引起的失血。近年来凝血因子的应用受到了人们的广泛重视，活化Ⅶ因子是止血的天然起始因子，主要在损伤的血管和内皮细胞局部起作用，起效快，在治疗血友病中发现，其引起高凝状态和血栓形成的风险较小，能增强凝血机制正常者的止血功能，是脑出血超早期止血治疗的理想药物。

5.血糖管理

不论是否合并糖尿病的脑出血患者，入院时高血糖均提示更高的病死率和更差的临床预后。目前高血压患者血糖控制的最佳方案以及血糖控制目标仍未明确。2010 年美国心脏协会/美国中风协会《自发性 ICH 诊疗指南》建议 ICH 患者静脉应用胰岛素，将血糖控制在4.4～6.1mmol/L 可改善 ICH 患者血肿周围区域的脑血流动力学、氧合作用及神经化学方面的变化，但应避免低血糖的发生。

6.血脂管理

流行病学研究证明胆固醇水平和 ICH 发生负相关。在一项日本人群的研究中，低密度脂蛋白胆固醇（LDL-C）水平与 ICH 的死亡风险的增加明显相关，高 LDL-C 水平患者 ICH 风险增加。

7.低温治疗

亚低温对脑出血的保护和治疗机制主要在以下几个方面：①抑制代谢率，维持脑血流量；②保护血-脑屏障，减轻脑水肿及降低颅内压；③减少钙离子内流，阻断钙对神经元的毒性作用；④减少脑细胞结构蛋白的破坏，促进脑细胞结构和功能的修复；⑤促进细胞间信号传递的恢复，刺激再生；⑥抑制脑损伤后内源性有害因子的生成、释放和摄取。亚低温一直被人认为是减轻脑水肿降低颅内压有效的措施，国内外亚低温治疗时间窗。开始时间越早越好，最好在 12h 内开始实施；持续时间应在颅内高压降至正常后再维持 24h，如无颅内高压，亚低温持续 24h 即可复温。病情危重者可相应延长治疗时间，但一般不应超过 1 周，因为长时间低温将降低机体抵抗力，导致继发性感染等并发症。但亚低温治疗不良反应较大，其治疗存在较多争议，相关研究仍需要进一步深入。

8.卒中单元和神经重症监护病房

卒中单元能够有效地降低 ICH 患者的死亡率，改善预后，提高生活质量，尤其在 ICH 急性期的治疗方面优势明显。近来研究表明，在专门的神经重症监护病房治疗可改善患者的预后。ICH 最初的管理应关注心肺功能的稳定和治疗颅内并发症。也应关注患者液体量和血糖，将肺炎的风险最小化，控制发热、提供肠内营养，预防血栓栓塞。

（二）外科治疗

脑出血后可出现一系列病理生理学改变，血肿的占位效应造成颅内压升高和脑水肿危及生命，同时血肿使神经元受压、血肿本身释放的有害物质等因素导致脑组织损伤，造成一系列神经功能缺失。早期手术治疗高血压脑出血不仅能清除血肿，减轻脑水肿，防止血肿进一步扩大引起脑损伤，还可防止血肿本身释放各种毒性物质导致脑组织损伤，有利于抢救患者生命和减轻后遗症。显微外科技术使术者在良好照明及放大条件下准确识别局部神经、血管解剖，精细地清除脑内血肿，并保护周围重要结构，减少对周围脑组织及血管损伤，促进脑神经功能最大限度的恢复。现代神经外科要求神经外科手术精确化、微创化、并达到完美的治疗效果，因此应根据患者不同出血类型、不同出血量采取个体化手术方式和入路，避免手术方法入路单一，致残率高的局面。选择适宜的手术入路，能够最大限度地保护脑组织，使患者尽快度过水肿高峰期、降低死亡率、降低病残率、减少并发症、缩短住院时间、降低住院费用、减轻患者及其家属的负担。

1.手术适应证和禁忌证

在高血压脑出血的手术疗效尚未明朗的背景下，目前世界上各国医疗组织没有足够证据可以提出一个全面详尽的高血压脑出血手术适应证指南，手术与否被迫逐案决定。美国心脏协会（AHA）的 ICH 治疗指南也只对极少数的情况做了指导：对于直径＞3cm 的小脑出血，并且神经功能进行性加重或存在脑干受压和（或）脑室梗阻引起脑积水的患者，应尽早进行外科手术清除血肿，Ⅰ级推荐，B 级证据。除此之外，目前最为公认临床经验是，出血量小、意识清醒、神经功能障碍轻者不需手术；深昏迷、双瞳孔散大、呼吸不规则的病例手术亦无太大帮助。各国医师还从临床上总结了很多被广泛承认的手术适应证要点。有一些学者提出相似的开颅外科手术适应证：①出血较为表浅，血肿量介于 20～80mL；②神经系统症状持续加重；③患者年龄相对较轻（≤75 岁）；④出血导致中线结构移位和颅内压明显升高；⑤幕下血肿＞10mL，直径＞3cm 或引起脑积水的患者。我国王忠诚等总结手术经验的要点：①出血量。通常幕上出血量＞30mL，小脑出血量＞10mL，即为有手术指征。②出血部位。浅部出血要优先考虑手术，如皮质下、壳核及小脑出血，急性脑干出血者其手术疗效多不理想。③病情的演变。出血后病情进展迅猛，短时间内即陷入深昏迷或脑疝者多不考虑手术。④意识障碍。一般情况下，对意识清醒的患者多不需手术，如果发病时意识障碍较轻，其后逐渐加深，以及入院时中度意识障碍者，应积极行手术治疗。⑤其他。年龄不应作为考虑因素。发病后血压过高，≥200/120mmHg，眼底出血，病前有心、肺、肾等严重疾病者，手术风险大，需慎重考虑手术。⑥手术前需征得家属同意，理解手术效果。近年来，随着微创手术的发展，手术适应证已不断扩展，手术患者的年龄范围也逐渐放宽。国内学者总结微创手术适应证：①脑叶出血≥30mL；②基底核出血≥30mL；③丘脑出血≥10mL；④小脑出血≥10mL；⑤脑室出血，引起阻塞性脑积水、铸型性脑室积血者；⑥颅内出血量虽未达到手术指征的容量，但出现严重神经功能障碍者。禁忌证为:①意识障碍轻,神经功能缺损小,出血量小于 20mL 而无须手术可缓解的患者;②已处于深昏迷、呼吸骤停、双瞳散大的濒死状态患者;③脑干功能衰竭;④凝血功能障碍、有严重出血倾向者。

2.手术时机

诸多研究证明,ICH 手术时机是影响预后的独立危险因素。目前,相关研究也正处于探索阶段。初步试验显示,超早期和早期手术表现出明显的优势。AHA 指南:Ⅰ级推荐,A 级证据。ICH 首选 CT、MRI 等影像学检查,应尽早迅速诊断并给予治疗。基础研究表明,脑出血一般在 30min 形成血肿,6～7h 血肿周围脑组织由于凝血酶、血清蛋白的毒性作用等出现水肿。脑组织坏死随时间的增长而加重,很多学者将发病 7h 内定义为超早期手术,主张对高血压脑出血行超早期手术治疗。总结其优点为:①手术治疗解除血肿占位效应,减轻血肿本身毒性作用等引起脑水肿和脑缺氧,阻断恶性循环,使脑组织继发性损害降至最小限度;②避免或尽快解除因血肿和继发损害导致的神经功能不可逆损害;③尽早减少血液分解物对脑组织的损害;④可以预防脑水肿及脑疝,对血肿量大的患者,清除血肿可以阻止脑疝的发生。多位国外学者通过影像学分析或试验发现,发病后 6h 继续出血的较少,故支持起病 6～14h 的手术时机。国外小样本试验也证实,超早期手术对再出血有加速作用,建议使用重组活化凝血因子Ⅶ解决再出血的问题。国内四川大学华西医院研究组,进行了多次大样本非随机临床试验后指出,超早期手术治疗 ICH 可有效降低近期病死率,提高远期恢复良好率。同时研究组总结了降低和应对 ICH 再出血的临床经验:①适当使用镇静药物;②合理控制血压;③避免超早期使用甘露醇;④对有慢性肝病、长期饮酒、凝血功能障碍及服用抗凝药的患者,要注意保肝及改善凝血功能;⑤适量应用止血药;⑥对血肿形态不规则的及有卒中病史的患者更应密切观察其病情变化,复查 CT,必要时行手术治疗。因此,美国 AHA 指南Ⅲ级推荐,B 级证据:超早期开颅手术可能会增加再出血风险;12h 内清除血肿,特别是微创手术已得到较多证据支持。Ⅲ级推荐,A 级证据:延期开颅手术清除血肿几乎无益。

3.手术方法

血肿清除手术的方式,主要有大骨瓣开颅血肿清除术、小骨窗开颅微创血肿清除术、CT 引导血肿抽吸术、立体定向(CT,MR)颅内血肿清除术、神经内镜下脑内血肿清除术、神经导航辅助微创手术、侧脑室穿刺引流术等。

总的原则:手术术式的选择必须适合病情的发展,既要考虑出血部位、出血量、病情演变及意识障碍程度,也要考虑其能有效清除血肿、止血彻底、降低颅内压,在满足以上要求下,尽量减少损伤,达到微创治疗的目的。

(1)大骨瓣开颅血肿清除术:骨瓣开颅血肿清除术是外科治疗脑出血最常用的传统手术方法,其优点是血肿清除彻底、直视下止血可靠,并可视病情去骨瓣减压,降低颅内压,适用于出血量较大、有或无脑疝形成及 CT 示中线移位＞1cm 患者。但是手术时间长,脑组织容易受到牵拉,电凝过程中损伤周围脑组织,而且创伤大,有更多的术后并发症(肺部感染较常见)及较差的手术效果。在显微外科技术条件下,可从外侧裂进入或皮质造口清除血肿,手术过程牵拉脑组织少,可减小脑组织损害。

(2)小骨窗开颅微创血肿清除术:小骨窗开颅显微手术的创面小,具有微创、直切口、手术时间短、住院时间缩短、较快恢复的优点,同时具备快速电凝控制出血血管的优点,有效避免了再次出血。以壳核血肿为例,在耳郭前上方做与外侧裂投影线平行的斜切口。铣开骨窗直径为 2～3cm,可经侧裂或切开皮质直达基底核区血肿腔。完全或大部清除血肿后,找到出血责任血管予以电凝,以防术后再次出血。该术式适用于无须去骨瓣减压者。

(3)CT 导向穿刺血肿抽吸术:在 CT 定位下,将引流管置于血肿中心,在抽吸清除血肿的同时,可注入尿激酶溶解血块。该术式在局部麻下进行,创伤小,操作简便,患者负担轻,可迅速吸出部分血肿,降低颅内压,术后可通过 CT 复查了解血肿残留情况或有无出血,适应于有严重内科疾病不能耐受全身麻醉手术的患者。该手术的缺点是无法迅速彻底清除血肿,不能有效降低颅内压,而且由于盲目吸引造成血管损伤,及局部注入尿激酶等可出现难以控制的再出血。Tang 等对手术进行改进后建议:6h 以内发病的,第一次手术清除血肿不宜＞20%,6h 以后发病的,清除血肿的范围大约可以维持在 20%～50%(血肿体积＜50mL,圆形或类圆形,密度均匀,没有进行性增加,未破入脑室),抽吸的压力不宜＞9.3×10^4Pa。目前对于尿激酶的使用建议持谨慎态度。

(4)神经内镜锁孔手术:运用内镜手术治疗高血压脑出血缩小了开颅范围,减轻了组织损伤和脑暴露,又能在可视下较彻底地清除血肿和止血,只要定位准确,神经内镜手术的效果依然可达到开颅的手术效果,不需要过分牵拉脑组织就可以找到出血点及责任血管。同时脑室出血是神经内镜治疗的最佳适应证之一,脑室为神经内镜手术操作提供了必需的空间。但不必勉强清除紧贴在脑组织壁上的血肿,用力牵拉可能会导致再出血及更为广泛的损伤。该术式也有一些缺点:①术中遇到较大较多出血时,神经内镜下止血困难。②操作空间局限,视野狭小;神经内镜下解剖与实际解剖结构不能等同,内镜只能显示平面图像,缺少立体感,手术深度难以感触,即使经验丰富的神经外科医师初始操作亦将异常困难。③辅助器材多且不易保持无菌条件,易导致术后感染。④神经内镜手术专业性强,需要术者具有扎实的显微外科基础和长期正规的技能训练才能掌握。神经内镜技术与导航、超声系统、三维 MRI 相结合的应用可以更好地开展手术。目前而言,内镜手术只有在有条件的医院才能使用,操作器械也有待进一步改善。

(5)神经导航辅助微创手术:神经导航技术定位准确,无须头架,操作简便,安全性高且有利于排出血肿,早期解除脑组织受压,同时精确定位可最大限度地减轻医源性损伤,降低病残率,改善患者神经功能提高生存质量。目前术中实时更新导航系统的数据对于神经外科手术是很适合的,超声、MRI、CT 提供的即时影像信息可以及时更新导航系统的数据,提高应用的准确度。术中超声显像的缺点是分辨力和影像质量较差,成像模式不适合导航系统的数据更新,但同时也具有及时发现术中的脑移位、低耗时、低成本的优点。术中 MRI 相对于术中 CT 分辨力较高,但后者具有移动性好、费用较低等优点,术中 CT 可以及时发现术中出血。神经导航系统由于费用昂贵、使用不方便等因素,使其使用受到极大的限制。相信随着经济的发展，其使用会逐渐得到普及。

(6)侧脑室穿刺外引流术：该术式在脑出血中的应用往往是作为有效的辅助手术治疗方案。其优点是：手术方法简单易行，耗时短，脑组织再损伤极小，可在局部麻醉下进行，尤其适合急诊手术，可迅速降低颅内压。近年来，随着技术的不断完善，此术式已成为治疗脑室出血或出血破入脑室的主要手段，尤其是针对出血形成脑室铸型的患者。经额角或枕角穿刺引流加纤溶药物注入结合腰大池置管持续引流或间断腰穿释放脑脊液法，更是一种安全简便、疗效显著的治疗方法。

4.康复治疗

卒中康复是通过治疗由卒中引起的能力丧失，寻找促进最大限度地恢复重建的一个过程。脑出血急性期康复治疗的有效性是任何药物所不能代替的。脑出血的康复治疗应包括肢体康复、语言康复、心理康复等。各指南均推荐对病情稳定的脑出血患者的康复治疗应早期进行，康复介入的时间越早，神经功能恢复越好。早期康复是指患者发病后，只要神志清楚、生命体征稳定、神经系统症状 48h 内不再进展即可开始康复训练，即在不影响患者抢救措施的情况下，康复几乎与药物治疗同步进行。如康复治疗中肢体摆放、体位变换和肢体被动活动对血压无明显影响，病后应马上开始。早期配合高压氧的运动训练能改善各器官功能，有效预防和治疗并发症，有利于康复的早期介入。

八、并发症

1.肺部感染

脑出血患者病情危重，多伴有不同程度的意识障碍，而肺部感染是脑出血患者常见而严重的并发症，它不仅会加重患者的病情，也是脑出血患者合并多器官功能衰竭的首要诱因和死亡的主要原因之一，因此做好脑出血患者肺部感染的防治，可减少脑出血患者死亡率，降低其致残率、提高治愈率。由于患者多为中老年人，大多存在基础疾病，常出现意识障碍、吞咽困难等增加误吸的可能性，导致吸入性肺炎；卧床时间相对延长则易引发坠积性肺炎；脑部功能受损，神经体液调节功能紊乱，易产生神经源性肺水肿、肺淤血，使得病原菌易于在肺部繁殖而致感染，这些因素的共同作用，使肺部感染发生的机会大大增加。

肺部感染的预防应针对易致感染的原因进行。除加强口腔、呼吸道护理外，营养支持、基础疾病及并发症的治疗、脑功能的恢复至关重要。对于肺部感染治疗通常行采集痰标本检查，根据致病菌的检查结果及药敏试验，明确病原菌，正确地使用抗生素。在未能获得明确的病原菌前，应根据患者的身体状态、基础病变的轻重经验性选择广谱抗生素以覆盖多种致病菌。

2.应激性溃疡

重度 ICH 时，常规应用抑酸药和质子泵抑制药可减少消化道出血的发生率。上消化道出血多见于脑干出血患者，其防治重点是保护胃黏膜，中和胃酸，积极治疗脑出血。及早给予肠内营养，使用止血药，或用冰水 100～200mL 加去甲肾上腺素 4～8mg 胃管注入。上述止血措施无效时，应及早行内镜检查，试行镜下止血或外科手术治疗。

3.脑出血急性期的癫痫发作

癫痫是脑出血常见的并发症,首次发作应治疗1个月;脑出血早期经有效抗癫痫治疗不再发作者,不必长期应用抗癫痫药;频繁抽搐或时间较久者,应按癫痫长期服药,并寻找引起癫痫的病灶,必要时进行手术治疗。顶叶出血者早期抽搐发生率高,应预防性应用抗癫痫药物治疗。多数患者只需一种药物,可选择苯妥英钠、卡马西平或丙戊酸钠等,必要时可联合用药。

4.高血糖

脑出血常伴血糖升高,目前认为与以下因素有关,如发病前已有糖尿病或糖耐量异常、发病后机体对胰岛素的反应性和敏感性下降、应激反应。过高的血糖加重脑水肿、造成颅内压增高、脑细胞损害。

5.神经源性肺水肿

神经源性肺水肿是急性中枢神经系统损伤后,突发性颅内压升高引起的一类肺水肿,可发展至充血性肺不张、呼吸衰竭及成人呼吸窘迫综合征,起病急、进展快、病死率高。对于潜在发生神经源性肺水肿的患者,应及早给予高浓度吸氧。近年推荐使用的硝苯地平10～20mg舌下含化可迅速降低患者周围和肺动脉压力,对神经源性肺水肿有良好效果。多巴酚丁胺可提高心肌收缩力,同时也能加快心脏血流,是治疗神经源性肺水肿的首选药物。

6.常见并发症还包括

多器官功能障碍、深静脉血栓形成、电解质紊乱、褥疮等,对并发症积极的预防和治疗对改善预后同样有重要意义。

九、预后

脑血管病在全世界范围内都是致死、致残的主要原因之一,其中又以ICH死亡率最高。该类患者由于年龄大,多合并高血压、糖尿病、冠心病、慢性支气管炎等多种疾病,发病后易发生多器官功能衰竭。在ICH急性期预测患者的预后,可为确定最佳的治疗和康复策略提供重要的信息。

1.血肿体积及血肿扩大

研究表明,小血肿扩大概率小,预后较好。血肿扩大是ICH预后的强大的预测因子。脑室内出血是ICH患者不良预后的独立预测因子,脑室内出血体积大,累及脑室多者,预后不良。Staykov等研究表明,尽管血肿尽快清除,最初发生在第三脑室的血肿体积成为较强的独立的负面预测因子。

2.体温

发热和血肿增大是ICH后不良预后的独立预测因子,Rincon等的研究结果表明发热与血肿增大有暂时的独立的相关性,ICH后发热与90d的不良预后有关。关于这一现象的机制及ICH后早期的温度调节是否能改善患者预后需要进一步研究。

3.血糖

应激性高血糖在ICH患者中常见,是不良预后和高死亡率的标志,尤其对于既往没有糖尿病史的患者。Lee 等也发现，入院时血糖水平与 ICH 后早期的死亡率有关，对于没有糖尿病史的患者，入院时的血糖水平与长期的死亡率有关。

4.标准临床评分量表

Huang 等对伴有血液透析 ICH 患者的研究显示，与死亡率独立相关的预后因素包括：GCS 评分，年龄逾 70 岁，收缩压＜130mmHg 或＞200mmHg，血肿体积＞30mL，出现脑室出血及血清葡萄糖水平＞8.8mmol/L；并制定标准临床评分量表，患者 30d 的死亡率随此评分的增加而增加，并可根据此量表对伴有血液透析的 ICH 患者进行危险分层。

5.血液中生化标志物

通过研究表明，ICH 患者血浆白介素-11 水平可能会成为 ICH 患者死亡率的新的独立预测因子，成为危险分层的有价值的工具。通过研究表明幕上 ICH 后第 1 个 24h 内血浆 S100b 和脑钠肽水平可准确预后患者的神经功能。

6.ICH 复发的预测

美国心脏协会/美国卒中协会《自发性脑出血诊疗指南》指出，脑叶出血常与脑血管淀粉样变性有关，易于复发；而基底核、丘脑或脑干部位出血的再出血风险较低。此外，首次发生的脑叶出血、高龄、服用抗凝药物、载脂蛋白 E2 或 E4 等位基因表达，以及 MRI 上微小出血灶的多少均与再出血有关。

总之，需充分认识相关因素对急性期脑出血患者生命预后的影响。在内科常规调整血压，减轻脑水肿与颅高压，保护主要脏器功能，控制高血糖，防治并发症基础上。选择手术时机清除血肿，使受压的神经细胞尽可能恢复。减轻出血后所致的继发性病理改变，打断危及生命的恶性循环，可最大限度地挽救部分患者的生命，减少生存后的致残率。

第二章　胸心外科疾病

第一节　纵隔疾病

一、纵隔感染

纵隔感染是由于不同因素导致的急性和慢性炎症性病变过程，急性纵隔感染往往由于细菌感染引起，而慢性纵隔感染则常常由于真菌、组织浆细胞细菌病、结核等病因所致，造成肉芽肿和纤维组织增生。

（一）急性细菌性纵隔炎

常见的致病菌是葡萄球菌，其他是革兰阴性肠杆菌；常见的原因是纵隔内脏器破裂和经胸骨路径的切口感染，以食管穿孔以及吻合口瘘最为常见；其次是颈部感染经气管前间隙、咽周间隙、椎前间隙向下蔓延造成的急性下行性坏死性纵隔炎；胸内感染性病变偶尔也可以直接播散达纵隔内。

1.诊断标准

（1）有纵隔内脏器破裂或颈部等部位的感染史。

（2）高热、寒战、胸痛、呼吸急促或呼吸困难、部分患者可出现休克。

（3）颈部皮下气肿及皮下捻发音，皮下气肿迅速向全身弥散。

（4）白细胞有不同程度增高。

（5）X 线检查可见纵隔增宽、纵隔及皮下气肿，有食管破裂者造影时可见造影剂外溢。

（6）CT 检查可见纵隔积液、积气。

2.治疗原则

（1）积极对症治疗，保持呼吸道通畅，必要时气管切开。

（2）早期食管破裂可积极行食管破裂修补。

（3）及时放置引流，保证引流充分、通畅。

（4）选用敏感抗生素治疗。

（二）肉芽肿型纵隔炎

是指各种类型的纵隔慢性淋巴结肉芽肿，大多由组织胞浆细菌病和结核引起。

1.诊断标准

（1）可有胸痛、咳嗽、低热、乏力、体重下降等症状。

(2)X线检查可见纵隔增宽，最常见的为右侧气管旁肿块，可有钙化。

(3)CT可见纵隔内肿块。

2.治疗原则

(1)治疗原发病，积极寻找发病原因，结核杆菌引起者应积极行抗结核治疗。

(2)有严重压迫症状者可行手术治疗解除压迫。

(3)病灶累及纵隔内脏器时，可手术治疗，缓解其引起的器质性并发症，如出血、胸膜瘘等。

(三)纤维化性纵隔炎

由纵隔慢性炎症过程导致致密纤维组织在纵隔内大量沉积造成，纵隔内结构被压迫、包绕；多由真菌引起，常见的为组织胞浆细菌病，也可为肉芽肿型纵隔炎的晚期表现。

1.诊断标准

(1)纵隔内脏器受压表现，如上腔静脉综合征，气管受压可出现呼吸困难等。

(2)X线可见纵隔弥散性增宽，曲度消失，可有钙化。

(3)CT可显示脏器受压、变形情况。

(4)部分患者组织胞浆细菌病补体结合试验阳性。

2.治疗原则

(1)组织胞浆细菌病补体结合试验阳性者，可用抗真菌治疗。

(2)必要时手术解除压迫症状。

二、重症肌无力

重症肌无力是由自身免疫反应引起的神经骨骼肌接头功能障碍所导致的一组以骨骼肌病态性疲劳为特征的临床症状。其发病率在0.5～5/10万，最好发于青年女性，其次为中老年男性，男女发病之比约为2∶3。患者同时患有其他自身免疫性疾病的并不罕见，其中最多伴发的为甲状腺疾病，如甲状腺功能亢进和亚急性甲状腺炎等，其他还有风湿性关节炎、系统性红斑狼疮、皮肌炎等。早期的资料显示此病的病死率曾高达30%～60%，至1935年后开始用抗胆碱酯酶药物，特别是呼吸机的应用和胸腺切除术的开展以来，患者的预后有了显著的改善。

(一)病因和发病机制

首次重症肌无力症状的报道至今已逾一个世纪，但该病的病因仍不明确。但在发病过程中有一点是公认的，即自身抗体的致病作用。已发现与重症肌无力有关的抗体有30多种，其中研究较多的有乙酰胆碱受体抗体(AChRab)对乙酰胆碱受(AChR)的作用。乙酰胆碱受体抗体的a亚单位与重症肌无力的关系最密切。神经-骨骼肌的信号传导主要通过运动神经元释放乙酰胆碱来实现，乙酰胆碱与突触后骨骼肌细胞表面的乙酰胆碱受体结合，导致阳离子(主要是钠离子)内流入肌细胞，形成局部的去极化电位(终板电位)，只要有足够的乙酰胆碱受体与乙酰胆碱结合，这些去极化电位之和就可触发一次动作电位，从而引起骨骼肌的收缩。在重症肌无力的患者中，神经肌接头突触后的乙酰胆碱受体的数量明显减少，因而终板电位不宜超过动作电位阈值，引起肌肉收缩障碍。目前认为乙酰胆碱受体的减少系患者体内存在乙酰胆碱受体抗体所致，AChRab与AChR结合，导致AChR的交联，并被细胞内化，最终被降解。另外，AChRab与乙酰胆竞争结合AChR，也减弱了乙酰胆碱对乙酰胆碱受体的激动作用。重症肌无力患者约有85%血清AChRab阳性。将AChR注射至大鼠体内，可复制出重症肌无力的动物模型，并可在大鼠体内检出AChRab。

另外，有关突触前膜受体抗体的研究表明其在重症肌无力的发病中也有一定的作用。还有研究提示在血清AChRab阴性的患者中，针对骨骼肌细胞膜上受体酪氨酸激酶的自身抗体参与MG的发病。有关连接素抗体的研究也较受重视，连接素是除粗、细肌原纤维之外的第三种结构蛋白，连接素抗体是针对连接素分子上位于A/I带交界处主要免疫原性区产生的抗体。陈向军2000年报道了一组重症肌无力病例，49例伴发胸腺瘤的重症肌无力患者中83.7%连接素抗体阳性，38例非胸腺瘤患者连接素抗体均为阴性($P<0.01$)，胸腺切除术后原伴发胸腺瘤的患者连接素抗体有显著下降，提示连接素抗体与胸腺瘤有较密切的关系。但也有高龄发病者有连接素抗体滴度增高的报道。

近年来，人们对重症肌无力的相关基因也有了一些认识。这些基因包括：①凋亡相关基因p53，Bcl-2，fas等；②AChR-a亚单位的mRNA在患者骨骼肌中的表达增高；③HLA-A、2HLA-A、3HLA-B8与重症肌无力的发病有关，不同种族、不同胸腺病理类型患者的HLA与疾病的相关性略有差别；④T细胞受体(TCR)基因表达增加；⑤免疫球蛋白的重链基因和细胞因子；⑥武勇琴、周志刚等人对重症肌无力患者和正常人骨骼肌中mRNA进行比较研究，筛选出了LPW1、P9、P10三条基因，并且证实其为与重症肌无力相关的基因。因此，重症肌无力是多基因调控的疾病。

胸腺被认为与重症肌无力有密切的关系，主要原因在于：①80%以上的患者伴有胸腺的异常；②重症肌无力患者胸腺内存在表达AChR的细胞，如上皮细胞和肌样细胞，还存在促进B细胞分化并产生AChR抗体的环境，外周血中已分离到AChR特异性T细胞，并且发现重症肌无力患者AChR特异性T细胞选择性增多，20世纪90年代的研究发现胸腺内AChR及Fas基因表达异常；③切除胸腺后大多数患者的症状得到改善。当然，重症肌无力与胸腺关系的最终结论还有待于更深入的研究。

重症肌无力患者的病理解剖异常主要表现在两个方面：①胸腺的改变：最常见的为胸腺增生，占60%～75%。增生的胸腺髓质与外周免疫器官非常相似，在血管周围有生发中心形成。重症肌无力患者胸腺内表达AChR的细胞与表达MHCⅡ类分子的抗原递呈细胞联系密切，有助于淋巴细胞识别自身抗原并激活产生抗体，诱发自身免疫反应。其次是胸腺瘤和恶性胸腺瘤，占10%～15%；还有部分为胸腺萎缩，仅少数患者为正常胸腺。②神经骨骼肌接头(突触)的改变：主要指突触后膜AChR的数量减少，突触间隙增宽，这些电镜下改变对临床症状不典型患者的诊断很有帮助。

(二)重症肌无力的自然经过

患病的初始3年多可决定病变范围、严重程度及预后。约14%的病例只局限于眼外肌群，其余86%的病例在患病1年内变为全身型。肌无力的严重程度取决于：①神经肌肉传导的安全系数;②肌肉快速再合成乙酰胆碱受体、代偿受体缺陷的能力;③不同肌肉甚至不同患者,乙酰胆碱受体并不相同。危象多发于病程早期,发病后 2 年内发生率较高,男性肌无力发生率约为 31%,女性患者约为 10%。危象死亡率约 40%。胆碱危象发生率约 2%,男性病死率高于女性,青年病死率较低。约 11%的原发眼肌型病例可完全自发缓解。青年发病患者的临床过程较壮年发病者波动大,可以长期缓解或已无症状突然加剧。有些病例变为慢性迁延性,长达 25 年,表现为顽固性肌无力,久治不愈。

(三)临床表现

重症肌无力在普通人群中的发病率为 1/2 万～4/3 万。可发生在任何年龄,以青年女性和老年男性居多。发病第一高峰在 20 岁,第二高峰在 50 岁,男女比例为 1∶2,青年患者中此比例达 1∶4。此病的主要症状为横纹肌无力、疲乏、晨轻暮重、活动后加重、休息后减轻。肌无力发作,每日甚至每小时均有起伏。肌无力可逐渐缓慢发生或迅速发作,可完全恢复或部分恢复。首发症状多为单纯眼外肌麻痹,也有单纯肢体、延髓肌或颈肌无力者。56%～60%的重症肌无力患者眼外肌受累。最后,90%的患者均有眼肌无力症状,表现为上眼睑下垂、复视,在检查过程中眼睑下垂起伏不定。Cogan 征(向上凝视后,提上睑肌下垂)阳性。随着眼肌受累,环眼肌也显得无力,其他脑神经受到影响,可引起吞咽困难及呼吸困难等潜在的致死性并发症。后期发作的患者常影响咀嚼,不能吞咽,靠鼻饲喂养,舌伸不出口外、肌挛缩,表面形成不典型的三条沟。此外,还可有构音障碍,声音低、鼻音重、面肌无力,呈苦笑面容,颈部伸肌无力迫使患者以双手支撑其头颅。80%以上的患者在眼肌受损一年内发展为全身型肌无力。四肢肌肉无力多为对称性,近端肌群较远端重,上臂较下肢重。个别患者有单条肌肉不对称的肌无力症状。深腱反射存在,但重复刺激时可暂时消失。患者常主诉有非特异感觉,但检查感觉正常。自主神经系统改变表现为瞳孔改变、膀胱无力和多汗,但上述症状不常见,仅偶尔发生,并伴锥体束征,表现为四肢腱反射亢进,可引起病理反射。在有精神压力、情绪波动、运动后、过敏接种或妊娠时均可使症状突然发作或逐渐加重。麻醉或使用肌松剂后,重症肌无力表现为顽固性肌无力。

根据病情轻重分型如下所示,此为改良的 Osserman 分型:

Ⅰ型:只有眼肌的症状和体征,无死亡。

ⅡA 型:轻度全身肌无力,发作慢,常累及眼肌,逐渐影响骨骼肌及延髓肌。无呼吸困难,对药物反应好,病死率低。

ⅡB 型:中度全身肌无力,累及延髓肌,呼吸尚好,对药物反应差。活动受限,病死率低。

Ⅲ型:急性暴发性发作,早期累及呼吸肌,延髓和骨骼肌受损严重,胸腺瘤发生率最高。活动受限,对药物治疗疗效差,但病死率低。

Ⅳ型:后期严重的全身型重症肌无力。最少在Ⅰ型或Ⅱ型症状出现后 2 年才达此程度,可逐渐或突发。胸腺瘤发生率占第 2 位。对药物反应差,预后不佳。

重症肌无力在各种年龄的临床症状各异。

1.暂时性新生儿重症肌无力

重症肌无力女性患者中,12%～20%其分娩的新生儿患重症肌无力,通常出生时即有体征，偶尔拖延12～18小时，常合并吸吮困难和下咽困难，哭声无力，呼吸困难需要辅助呼吸，患婴眼睑下垂，面肌无力，表情差。母亲的乙酰胆碱受体抗体通过胎盘进入胎儿血中是主要病因。抗体在胎血中不断被降解、破坏后，临床症状也相应好转，故此型称为暂时性重症肌无力。症状多在3周内自然消失，逐步减少药物用量或停药，无复发危险。对危重病婴应立即给予治疗，根据病情口服新斯的明1～5mg，并维持其呼吸功能及营养支持。

2.先天性重症肌无力

先天性重症肌无力指正常母亲生产的婴儿患重症肌无力，家族中常有重症肌无力患者。42%的病例于2岁前，66%的患者于20岁以前发病。病婴血中不存有乙酰胆碱受体抗体，其发病机制与遗传有关。突触后膜结构发生畸形，几乎完全缺乏有功能的接头褶，微小结构减少，终板乙酰胆碱受体不足。此型与暂时性新生儿重症肌无力不同，症状为持续性，不能完全缓解。症状多在出生后不久出现，眼外肌受累明显，常可累及面部肌肉而影响摄食。全身肌无力少见。

3.家族性婴儿型重症肌无力

家族性婴儿型重症肌无力指正常母亲生产的婴儿患重症肌无力，家族中有其他重症肌无力患者，如兄弟或姐妹，为常染色体隐性遗传。出生时有严重呼吸困难和摄食困难，尤以呼吸暂停特点而有别于前两型，常因呼吸衰竭致婴儿死亡。多在2岁内发作，有自然缓解倾向，随年龄增长而好转，但也可因感染后再次引起窒息致死。抗胆碱酯酶药物治疗有效，故应尽早确诊。

4.胆碱酯酶缺乏

此型重症肌无力因终板亚神经结构缺乏乙酰胆碱酯酶所致，发生于儿童，累及眼肌和脑神经区Ⅸ～Ⅻ支配的肌肉。躯干肌肉也受累，肢体近端较远端重。依酚氯铵试验阴性，用抗胆碱酯酶药物或增加乙酰胆碱释放的药物治疗无效，泼尼松治疗效果明显。

5.青少年重症肌无力

全部肌无力患者中，4%在10岁前发病，24%在20岁前发作，女性多发（女：男为4：1）。此型与婴儿相反，遗传因素相对小，主要是免疫机制在发病中起作用。病程进展慢，有明显起伏。胸腺瘤少见。

6.成人重症肌无力

70%的成人重症肌无力患者有胸腺增生，年轻人多见。10%～15%的病例有胸腺瘤，老年人多见。男性较女性患者发病快、缓解率低、病死率高。临床过程有明显的加剧期和缓解期。3/4眼肌受累的患者在第1～3年内发展成全身型肌无力，咽喉肌受损，严重时可由不同肌群受累而出现不对称的症状组合。存活的大部分患者为慢性迁延性，发作次数减少，症状减轻。

（四）重症肌无力的合并症

重症肌无力可合并其他疾病，如类风湿关节炎、全身性红斑狼疮、多发性肌炎、溃疡性结肠炎等自身免疫性疾病，也可合并维生素B_{12}缺乏、甲状腺疾病、糖尿病、甲状旁腺疾病、肾上腺疾病和白斑等，被认为是多腺体衰竭综合征的一部分。这些可能有遗传因素，基于它们与组织相容性抗原有关，特别是 HLA-A1、B8、DW3 这些自身免疫性疾病的危险因素，在某一患者，一次特殊的接触即可引起不正常反应。这个推论得出基于研究单卵双生同胞的资料，发现只有其中一位婴儿患重症肌无力。

5%的重症肌无力患者有甲状腺功能低下。有时难以区分是重症肌无力的症状还是甲状腺疾病的症状，因为二者均可引起近端肢体无力和眼病。甲状腺疾病是内分泌性疾患，而重症肌无力更多的是免疫性或遗传性疾病。所有甲状腺病，包括甲状腺肿、黏液水肿性、Graves 病和桥本甲状腺炎都可合并重症肌无力。

(五)诊断标准

(1)重症肌无力患者，重复活动后可加重，休息后缓解，常表现为晨轻暮重的特点。

(2)90%的患者发病始于成年期，常在 35 岁前。

(3)抗胆碱酯酶药物(新斯的明)试验阳性。

(4)电生理肌电图检查：重复电刺激反应减退。

(5)90%以上的患者乙酰胆碱受体抗体和调节抗体水平升高。

(6)X 线和 CT 检查，以确定是否存在胸腺肿瘤或胸腺增生。

(六)治疗

目前对重症肌无力尚无单独一种方法可在大多数病例中取得理想的疗效。因此提倡综合治疗，即胸腺切除术结合药物以及血浆置换、静脉注射免疫球蛋白等。

当前治疗重症肌无力的原则：①用抗胆碱酯酶药物提高神经-肌肉接头处传导的安全系数，其次是纠正低血钙，应用盐酸胍增加乙酰胆释放和增强肌肉反应等措施。②免疫疗法包括摘除胸腺、胸腺放疗和应用抗胸腺淋巴细胞血清等胸腺免疫抑制疗法、肾上腺皮质类固醇、免疫抑制剂、细胞毒素、抗淋巴细胞血清等超胸腺免疫抑制疗法。还包括血浆置换、胸导管淋巴引流、淋巴细胞置换、诱导抗个体基因型抗体等降低血清中乙酰胆碱受体抗体措施。③避免使用产生和释放乙酰胆碱的抑制剂，阻滞乙酰胆碱受体和肌肉反应的药物，以避免降低安全系数。

1.内科治疗

(1)抗胆碱酯酶药物(ChEI)：作用于神经元的终板减少乙酰胆碱的分解。虽非直接作用于本病，但对重症肌无力患者可改善症状。最常用的有：①新斯的明，该药作用快，但持续时间短，毒蕈碱作用大，适合肌内注射。②吡啶斯的明，作用时间较长，可口服，药物毒性少，安全范围大，疗效较好，尤其适用于延髓受累患者，用量 60～160mg，每天 3～4 次。③依氛氯铵(腾喜龙)，起效快，作用时间短，常用作诊断试验。④安贝氯氯铵(酶抑宁)，作用时间最长，但药物毒性安全范围小，易蓄积中毒，用量 5～15mg，每天 3 次。这些制剂的最佳有效剂量因人而异，注意避免腹部痉挛，腹泻，多涎，出汗及心动过缓等不良反应。

胆碱酯酶抑制剂治疗的一项特殊并发症是胆碱能危象，表现为深度肌无力，其机制尚不明了，可能是在神经肌肉接头处过多积聚了乙酰胆碱造成去极化阻滞。鉴别由此药引起胆碱能危象与肌无力危象在临床上较困难，可予短作用药物腾喜龙，在肌无力危象中，肌无力可得以改善，而在胆碱能危象中则无改善。

(2)血浆置换术：血浆置换作用机制是清除周围循环血中乙酰胆碱受体抗体，对 45%的病例疗效明显。经数次血浆置换后，抗体水平明显降低，通常在第 1～4 次置换后开始显效(每周 3 次)，一疗程约 1～2 周，共需 4～8 次。血浆置换量 1～4L，以白蛋白、血浆蛋白和生理盐水替代。由于新鲜血浆可能有高敏反应和传播肝炎或艾滋病危险，故不常用。血浆置换后症状改善只持续 4 天至 12 周。它可用于急救并发呼吸衰竭的危重患者，也可与皮质类固醇或其他免疫抑制剂合用。目前，血浆置换常用于胸腺切除的术前准备。

(3)皮质类固醇：肾上腺皮质类固醇的作用机制是抑制乙酰胆碱受体抗体的合成，使突触后膜免受或少受自身免疫攻击，使突触前膜易释放乙酰胆碱，促使兴奋传导，终板再生，增加突触后膜乙酰胆碱受体数目。肾上腺皮质类固醇多用于单纯眼肌型重症肌无力患者；应用 ChEI 治疗不理想，准备做胸腺切除的全身型重症肌无力患者；或病情恶化不适于或拒绝做手术的患者。对高龄合并胸腺瘤患者疗效较好。用肾上腺皮质类固醇开始治疗时，约 48%的病例症状加重，其中 86%的病例需用人工呼吸机。早期加重与其后的疗效无关。因存在此并发症可能，故治疗应在加强监护病房进行。近年来，主张从大剂量开始，60～100mg/d，当症状持续好转后逐渐减量。早期可配合使用 ChEI，待病情好转后渐减乃至停用。一般用药 60 天内有效，疗效持续 3 个月至 10 年，平均 3.8 年。类固醇疗效明显，不良反应也较重，约 70%的病例有不良反应，其中库欣综合征为 33%、白内障为 26%、体重增加 18%、糖尿病和高血压各占 12%。

(4)免疫抑制剂：硫唑嘌呤对 45%的重症肌无力病例有效，Ⅱ型、迅速发展的病例及高龄合并胸腺瘤患者疗效最好。通常用 1.5～3mg/kg，起效时间 6～12 周，最大疗效需 3～12 个月。约 1/3 的Ⅱ型患者可完全恢复，但对硫唑嘌呤有依赖性，2/3 的患者明显好转。对Ⅰ型患者硫唑嘌呤疗效较差，但可使患者减少对皮质类固醇或血浆置换的需要。

环孢素比硫唑嘌呤有更多选择性，它抑制 T 辅助淋巴细胞激活和增殖，但有肾毒性，也损害肝功能。因此，只有严重病例用甲硫唑嘌呤治疗无效时或导致特异性反应时才考虑使用此药。

2.外科治疗

(1)胸腺切除手术的指征和切除范围

胸腺切除的手术适应证包括：①MG 伴胸腺瘤；②不伴胸腺瘤的全身型 MG；③不伴胸腺瘤的单纯眼肌型 MG，采用药物治疗效果不佳或无法耐受药物不良反应者。对于儿童则要严格掌握胸腺切除术的指征，由于胸腺切除后会使患儿终身丧失特异性免疫能力，细胞免疫反应严重障碍。另外，不伴有胸腺瘤的儿童患者有 20%～30%的自然缓解率，所以只有在长期用药治疗不佳或病情进展迅速无法药物控制时才考虑手术切除。对于Ⅰ型无瘤 MG，以往对于手术的必要性及效果存有争议，越来越多的文献显示其手术有效率与全身型相当。因为 80%的Ⅰ型患者最终会发展为全身型，而且从发病到接受手术时间的间隔越短，手术效果越好，故对该型也应积极采取手术治疗。

解剖学研究发现，异位胸腺组织可广泛分布于前纵隔、后纵隔、颈部气管旁甚至腹部，由此提出“胸腺扩大切除”的概念，即手术范围除包括胸腺切除以外，还应包括出现异位胸腺概率最高的双侧膈神经前方的前纵隔脂肪组织。故理论上讲完全清除异位胸腺组织是外科技术所达不到的，因而任何技术下的所谓扩大切除都是相对的。手术范围的无限扩大必然带来手术并发症的增多，这也可以部分解释目前报告的上述各种术式在手术效果上为什么没有明显差异的原因。

(2)手术方法的演变：MGFA 2000 年对 MG 手术入路进行了重新分类，概括为 4 大类共 7 种，已被各国广泛采用：①T_{1a}：经颈胸腺切除基本术式(TC)。②T_{1b}：经颈胸腺扩大切除术(TC)。③T_{2a}：胸腔镜辅助胸腺切除标准术式(VATT)。④T_{2b}：胸腔镜辅助胸腺切除扩大切除术式(VATET)。⑤T_{3a}：经胸骨胸腺切除标准术式(TS)。⑥T_{3b}：经胸骨胸腺扩大切除术式(TS)。⑦T_4：颈胸结合胸腺扩大切除术。

其中，经颈部切口胸腺切除术因手术视野狭小，操作不便，目前争议较大。经胸骨正中切开入路胸腺切除术是最为经典的术式，被认为是胸腺切除术的“金标准”。经胸腔镜胸腺扩大切除术因其突出的“微创”优势，近 20 年来受到广泛重视，大量文献证明其近期和远期疗效不劣于胸骨正中切口，正在成为 MC 手术的新标准。

①胸骨正中劈开：全身麻醉，单腔管气管插管，取胸骨正中切口，切口上方起自胸骨颈静脉切迹，下至剑突。依次切开皮肤、皮下组织、胸骨骨膜，以胸骨锯纵行劈开胸骨，完整切除胸腺，清除前纵隔两侧膈神经前方的脂肪组织。该入路优点是显露清楚，操作直观易学，即使伴随侵袭性胸腺瘤也多能顺利完成。但缺点是，手术瘢痕明显，对外观影响大，轻症、女性患者难以接受；为闭合胸骨，需用钢丝永久固定，日后行 CT、MRI 等检查将受到一定影响；重症患者如需气管切开，有可能继发胸骨感染。

②颈部切口手术：最初由 Cooper 首创，采用类似甲状腺的低领状切口，依次切开颈部软组织直至气管前。采用特殊的拉钩将胸骨柄向上提起，增大胸骨后间隙的空间。先自气管旁游离出双侧胸腺上级，细线结扎向头侧牵引，切断汇入无名静脉下缘的胸腺静脉，再逐渐深入纵隔切除胸腺。近年来引入腔镜技术作为辅助，便于深部结构的显露。优点是不开胸，对心肺功能影响小，尤其适合高龄心肺功能差的患者；缺点是不适合直径大于 3cm 的胸腺瘤。虽然 Cooper 报道的单中心试验显示与正中开胸效果相当，但是此入路对于双侧前纵隔脂肪组织清除的彻底性一直被学术界所质疑。

③胸腔镜手术：经胸腔镜胸腺切除术只需在一侧胸壁上做 3 个直径 0.5～1.5cm 的小孔，切口隐蔽，经肋间进入一侧胸腔实施手术，不劈开胸骨，也不损伤肋骨，无需钢丝缝合，避免了胸骨正中劈开入路切口长、创伤大、瘢痕难看的缺点。经胸腔镜胸腺切除术的入路有经左胸、经右胸和经双侧胸腔入路，经典的是经右胸入路。由于采用了双腔气管插管全身麻醉，术中显露极佳。胸腔镜手术综合了正中切口的良好显露和颈部切口的微小创伤两方面优点，正受到越来越多的胸外科医生的认可。

Hsu 和 Zielinski 等报告了一种新的改良入路——经剑突下＋颈部切口的“最大化”胸腺切除术，实际上是对 Jaretzki 所创颈部＋胸骨正中切口入路的改良。优点是不开胸而且清扫范围大。但总体结果和经右侧胸腔的"经典"胸腔镜入路相比较并未显示更大优势。

④机器人胸腔镜手术:手术入路与胸腔镜手术相似,在一侧胸壁做3～4个小切口。不同的是外科医生不直接接触患者,而是通过操作机器人进行手术。目前应用最成熟的是美国的达·芬奇系统,已是第四代。突出优点是拥有立体视角,操作精准,几乎不需助手辅助,学习曲线短。缺点也显而易见,即一次性耗材多,一次手术需加收人民币3万元左右,而且整个设备造价和维护费高昂,目前国内仅有少数中心购入并开展一些尝试性工作。

总之,外科胸腺切除手术切除了产生抗体的来源,属于病因治疗,各型MG均可从手术中获益。大量研究表明,从发病到手术之间的时间间隔越近,手术效果越好。虽然现有技术上无法达到定位及切除所有异位胸腺组织的目的,但外科治疗的效果是各种治疗方法中最好和最持久的。如何在手术创伤与效果之间找到新的平衡是临床上需要权衡的课题。胸腔镜胸腺切除术是近20年来外科技术的主要进步,从根本上改变了以往大切口的创伤,避免了难看的瘢痕,客观上促进了早期外科干预,使手术获益最大化。

(3)术前准备:良好的术前准备是避免MG术后并发症尤其是各种危象发生的最重要因素。术前大剂量的胆碱酯酶抑制剂能增加胆碱能张力,出现呼吸道分泌物增多,导致术后咳痰困难,重者出现肺不张诱发呼吸衰竭;长时间服用糖皮质激素也会给患者带来非特异免疫力的下降,从而增加术后肺部或切口感染概率。

外科手术本身也是诱发肌无力或胆碱能危象的常见原因之一,因为手术尤其是传统的开胸手术往往给患者带来巨大的创伤和应激反应,使药物治疗在短期内几近失效。胸腺切除术后肌无力危象是最严重的并发症,其发生率为14%～21%,病死率为50%,常发生在术后24～72小时。近20年外科临床实践最大的进步是手术入路的微创化,伴随着术后疼痛的减轻,带来的是围术期并发症尤其是肌无力危象发生率的明显下降。

人们往往将抗胆碱酯酶药物看作救命良药,殊不知这种药物属于治标不治本,长期大量使用反而会降低乙酰胆碱受体敏感性,使其术后使用时的正作用降低,而拟胆碱能可引起气道分泌物增多的不良反应增加,从而增加术后胆碱能危象的发生率。因此,对于MGFA分型中的Ⅰ型或轻症ⅡA型,术前未服或已停服抗胆碱酯酶药物,临床症状稳定的患者,可直接手术,不用术前"预防性"使用抗胆碱酯酶药物;ⅡB及以上型患者抗胆碱酯酶药物使用剂量往往较大,为避免术后脱机拔管困难或出现胆碱能危象,应尽量控制在溴吡斯的明180mg/日以内。如症状波动或出现抗胆碱酯酶药物的不良反应,则加用激素,方法为泼尼松40mg/日,顿服或分两次,待症状好转后方可安全接受手术治疗。40mg/日的泼尼松用量不会增加胸腔镜手术切口的并发症,围术期也不用停药。严重病例往往累及呼吸肌群,尤其是膈肌功能的明显丧失,术后发生肌无力危象无法脱机的可能性极大。这种情况不适合立即手术,而应先采取内科手段控制症状,如免疫球蛋白冲击或血浆置换,待症状明显缓解后再行手术治疗。

值得注意的是,仍有很多单位胸外科或麻醉科沿用老习惯于手术当天早晨口服一次溴吡斯的明,以为能改善患者的肌力,实际结果往往适得其反,没起到正作用反而导致气道分泌物的增加而致脱机困难。凡此细节均应引起注意。

(4)麻醉方法直接影响术后恢复进程:胸腺切除术需全身麻醉。MG 患者由于其自身的病理特点,麻醉也有其特殊性。随着麻醉技术与药物的发展,MG 手术的麻醉方法也在不断改进,目标是减少药物对神经肌肉接头传导的影响,提高术后拔管成功率,减少术后 ICU 时间及呼吸机相关并发症。

去极化肌松药琥珀胆碱被麻醉医生广泛应用于 MG 患者的胸腺切除手术中,曾经被认为是唯一可用于 MG 的肌松药。MG 患者如果术前使用胆碱酯酶抑制剂,则可使血浆胆碱酯酶活性大大降低,从而水解琥珀胆碱能力降低,琥珀胆碱的作用时间大大延长,增加拔管困难。这是琥珀胆碱用于 MG 患者缺陷之一。MG 患者神经肌肉接头的终板处 AchR 数量减少,导致神经肌肉传导受阻,对非去极化肌松药十分敏感,过去认为此类药物应视为禁忌。但由于具有不延长作用时间的优势,有文献报道适量应用还是安全的。

采用丙泊酚等静脉麻醉,通过术中监测麻醉深度,使用少量赛机宁等非去极化肌松剂,同时于手术开始和结束前各使用一次短效激素甲泼尼龙 40mg,有利于患者肌力的迅速恢复,迅速拔除气管插管,减少呼吸机支持概率。

(5)术后处理:MG 是一个全身性疾病,手术切除的只是产生自身抗体的“源头”,而不能立即清除血液循环中的游离抗体(有研究表明,循环中的抗体需长达一年的时间才会被分解代谢),因此术后仍需使用一些药物治疗,但使用种类和剂量应适时做出调整。

①治疗肌无力药物:Ⅰ型或ⅡA 型术后可直接停用抗胆碱酯酶药物,48～72 小时后待应激期结束时视病情可自半量开始使用。ⅡA 及ⅡB 型患者抗胆碱酯酶药物减半,3～5 日后如症状加重再逐渐恢复术前量,如术前使用激素则术后仍按原剂量给药。

②止痛:多种常规镇痛药均可加重肌无力症状。胸腔镜手术由于切口小,无须损伤胸壁肌肉或骨组织,故切口疼痛明显减轻,留置胸管时间短(平均 2 天),故极少需使用止痛药物。如疼痛明显,则可给予布桂嗪肌内注射或口服,疗效肯定而且安全。

③危象的预防:累及呼吸肌的中重度病例(ⅡB 型及以上)术后危象的发生率明显高于轻症患者。除了常见的肌无力危象外,胆碱能危象甚至反拗危象也不鲜见,给治疗带来困难。前两者的鉴别比较容易,但有时由于临床医生经验不足或患者及家属的恐惧,采用加大抗胆碱酯酶药物用量的方法试图迅速改善症状,往往又诱发胆碱能危象使病情进一步复杂,患者陷入“痰多-咳痰-无力-痰多”的恶性循环,二次上机变得不可避免。危象重在预防,如前述所说进行充分的术前准备,精细的手术操作,减少创伤和疼痛,避免使用负性肌力药物,尤其严格控制术后抗胆碱酯酶药物用量,减少气道分泌物,是避免术后危象发生的重要举措。

④危象的治疗:国内很多单位采用立即气管切开治疗危象,优点是便于呼吸道管理,方便吸痰和脱机训练。缺点是增加了新的手术创伤,增加了气道感染甚至胸骨不愈合的机会。我们的做法是积极气管插管,呼吸机完全控制呼吸(CMV 模式),使患者得到充分休息。为了迅速洗脱药物的影响,使胆碱酯酶受体得到休息,应坚决停用抗胆碱酯酶药物,不用再浪费时间去鉴别什么类型的危象。同时留置鼻胃管改善营养状况,维持水电平衡。这种做法又称为“干涸疗法”。一般呼吸机支持 72 小时左右开始脱机尝试,大多数患者会一次成功。无力症状仍

较严重者，可按术前半量鼻饲抗胆碱酯酶药物。现代呼吸机治疗已十分成熟，随着低压套囊的普遍采用，呼吸机相关并发症发生率也明显下降，一般上机两周内是安全的，绝大多数患者会在此期间顺利脱机。如超过两周，则再做气管切开也不迟，此时第一次手术创伤也已基本恢复。

第二节　主动脉疾病

一、胸主动脉瘤

由各种原因造成的主动脉局部或多处向外不可逆性的扩张或膨出，形成的"瘤样"肿物，称之为主动脉瘤。量化标准为动脉管径扩张或膨出超过其正常管径的1.5倍以上。

主动脉瘤的常见病因包括动脉壁中层囊性坏死或退变、遗传性疾病（Marfan综合征、血管型Ehlers-Danlos综合征及Loeys-Dietz综合征）、动脉粥样硬化、主动脉夹层、创伤、感染及先天性主动脉瘤。

根据动脉瘤的部位分类，胸主动脉瘤包括主动脉根部、升主动脉、主动脉弓、降主动脉、波及膈下的胸腹主动脉瘤及腹主动脉瘤。其中，胸腹主动脉瘤病变范围广、手术治疗复杂。Crawford按照病变累及范围将其分为5型：Ⅰ型：病变累及胸降主动脉全程，肾动脉以上；Ⅱ型：病变累及胸腹主动脉全程；Ⅲ型：病变累及远端胸主动脉（第6胸椎平面以下）及腹主动脉全程；Ⅳ型：病变累及腹主动脉全程，包括内脏动脉（膈肌平面以下）。后来Safi又补充了第Ⅴ型：病变累及下段胸降主动脉（第6胸椎平面以下），肾动脉以上。

（一）诊断标准

1.临床表现

除急性主动脉破裂或夹层形成外，早期多无明显症状。常在体检或因其他疾病就诊时偶然发现。随着瘤体增大，才出现疼痛、压迫及心功能不全与心绞痛等症状。

（1）疼痛：以降主动脉瘤多见，多为钝痛或刺痛，可呈持续性，可随呼吸或活动而加剧。疼痛可向右肩胛区、上肢或颈部放射或为胸骨后疼痛。疼痛原因可能是动脉壁内神经因动脉壁扩张被动性牵拉或交感神经节受到动脉瘤压迫。

（2）压迫症状：动脉瘤刺激和压迫气管常常出现咳嗽和呼吸困难，严重时可引起肺不张、支气管炎及支气管扩张。压迫上腔静脉，出现上腔静脉阻塞综合征的表现。压迫喉返神经而产生声音嘶哑或失音。压迫食管出现吞咽困难，破入食管或气管出现咯血或呕血，引起窒息或失血性休克而死亡。

（3）心功能不全与心绞痛：多与严重主动脉瓣关闭不全有关。

2.体征

（1）胸廓畸形，如漏斗胸、鸡胸等，胸廓膨出，搏动性肿块。

(2)上腔静脉阻塞综合征、颈静脉和胸静脉怒张、面颈肿胀和青紫。

(3)声音嘶哑时,喉镜检查可见一侧声带麻痹。

(4)胸前区异常浊音区、心浊音区增大、主动脉瓣、二尖瓣区杂音。

(5)严重主动脉瓣关闭不全者,可闻及主动脉瓣区舒张期杂音,伴脉压增大及周围血管征。

(6)压迫颈交感神经节可出现 Horner 综合征。

3.辅助检查

(1)X 线胸片:可显示胸腔或纵隔内的异常包块影像,和受动脉瘤压迫所出现的心脏与气管、支气管和肺部变化。

(2)超声心动图:可显示升主动脉的形态,动脉瘤的大小,主动脉瓣和二尖瓣的结构,瓣叶活动状态,以及左心室的大小和收缩舒张功能情况。经食管超声心动图有助于升主动脉瘤和主动脉根部瘤的诊断,能精确地显示瓣膜、瘤体和心脏功能,是否合并主动脉夹层。

(3)主动脉 CT 成像(CTA)和磁共振成像(MRA):可精确显示心血管的形态学变化,左心室、主动脉瓣及主动脉瘤大小、范围及头臂血管的情况,并确定主动脉夹层内膜破口的位置,是可靠的无创诊断方法,对手术方式的选择具有指导意义。

(4)主动脉造影或数字减影血管造影术(DSA):属有创伤检查,目前多数情况下已被 CTA 和 MRA 所替代,目前主要用于腔内治疗及存在并发症或并发症的情况。

4.鉴别诊断

包括纵隔肿瘤、主动脉夹层、主动脉假性动脉瘤等。后者是指主动脉壁全层结构破坏或内膜中层破坏、仅残留主动脉外膜,血液溢出血管腔外,被周围组织包裹,其动脉瘤壁已经没有主动脉壁的 3 层结构,为主动脉周围组织或仅残存主动脉外膜。

(二)治疗原则

1.手术适应证

当主动脉瘤体直径>5cm 时,动脉瘤破裂机会较大,故确诊病例不论有无症状,在无全身其他器官的手术禁忌证时,即应进行手术治疗。合并的病变如冠心病、瓣膜病、头颈动脉阻塞病变等均应同时进行相应检查,准备同期手术处理。

2.手术禁忌证

心、肺、肝、肾功能严重损害,不允许手术者为禁忌。

3.手术要点

(1)手术方法:包括外科手术、腔内修复和复合手术 3 类。

①外科手术:通过开胸将瘤体切除,并行人工血管替换。

②主动脉人工血管置换术

a.胸降主动脉瘤

基本方法:最常用的三种方式:全麻双腔气管插管,单纯阻断动脉瘤两端,以人工直血管进行主动脉置换,一般要求在 30 分钟之内完成血管吻合;全麻双腔气管插管,常温左心转流或者股动脉-股静脉转流，需游离和阻断降主动脉瘤两端；全麻双腔气管插管，深低温停循环。如动脉瘤端无法游离阻断时，需进行深低温停循环。但是此方法对患者全身的影响较大，尤其是对老年患者，术中心脑肺肾的保护非常复杂，术后的并发症多，应尽量少用。

手术方法：一般选择左侧胸部后外侧第Ⅳ或者第Ⅴ肋床切口，必要时可切除相应的肋骨，先游离瘤体远端，再游离左锁骨下动脉，如有必要，最后游离主动脉弓。静脉注射肝素(0.5mg/kg)后，按上述相反的顺序阻断主动脉，阻断钳要阻断在正常的主动脉上。纵行切开瘤体，清除瘤体内血栓，缝闭各肋间动脉的开口，于瘤颈处切断或者不切断降主动脉瘤，置入相应口径的人工血管，先将人工血管近心端与主动脉弓部远侧行端端吻合，以3-0prolene线连续缝合，吻合完近端之后可以将阻断钳移到人工血管上，如果近心端吻合口有出血，可以加针止血。然后吻合远心端，吻合方法同上。远心端快吻合完时，开放远端阻断钳，排气、打结。依次由远及近开放阻断钳。如果开放后血压过低，可将人工血管部分阻断，以维持上半身血压，待补足血容量，血压稳定后完全开放。如果吻合口有出血，可根据情况，再次阻断以补针止血。如果动脉瘤累及到下胸段，可使用"烟卷"法或者再植法重建第10胸椎以下的肋间动脉。

b.肾下腹主动脉瘤：全麻，气管插管。切口选择有两种：腹部正中切口，由剑突下至耻骨联合，中间绕过脐周；脐下弧形切口，自脐下2cm弧形切开至第12肋尖端下方2cm。这种切口的损伤较大，但是术野显露较好，适用于肥胖或者是急诊手术的患者。

开腹之后，先将大网膜和横结肠推向上方，将小肠推向右侧，显露出动脉瘤，解剖分离出肠系膜下动脉，可以先试行阻断，如果显示乙状结肠供血良好，可以将其结扎；反之，则必须将其移植于人工血管上。游离出腹主动脉分叉部或者双侧的髂总动脉。最后在肾动脉下方游离出动脉瘤的瘤颈；静脉注射肝素(0.5mg/kg)后，依次阻断瘤体近端和远端正常的腹主动脉。切开动脉瘤，清除血栓或粥样斑块，缝扎相应的腰动脉；在动脉瘤颈部切断主动脉，按动脉瘤远端是否累及髂动脉来选择相应口径的直血管或者是分叉型人工血管。以4-0 prolene线全周连续缝合吻合近心端，可将近端阻断钳移至人工血管上，再根据远端动脉瘤累及情况将远端吻合于腹主动脉(直血管)或者分别吻合于双侧髂动脉(分叉型血管)。然后将人工血管相应部位剪开一个1cm左右的圆孔，将肠系膜下动脉移植于人工血管上。吻合快完成时，开放远端的阻断钳，排气、打结。最后开往近心端的血管阻断钳。检查有无出血。用瘤壁包裹人工血管。右下腹部安放引流管。肠管复位。逐层关腹，缝合切口。

c.胸腹主动脉瘤：此类动脉瘤的手术范围大，累及的分支动脉多。需要暂时阻断腹腔动脉、肠系膜上动脉、双侧肾动脉、肋间动脉和腰动脉的血液供应，因此，对于这些主要脏器和脊髓的功能都会有影响。阻断段的主动脉内血管开口多，手术难度较大，手术中的失血较多。因此，手术的并发症的发生率和围术期的死亡率较高。

体位及手术切口：取右侧斜45°～60°卧位，左下肢伸直，经左侧第Ⅴ或者第Ⅵ肋间皮肤切口，转到前方经肋弓至左侧腹直肌旁，向下切开至耻骨联合上方。胸部切口可经第Ⅳ和第Ⅶ(或者第Ⅷ)肋间两个切口进胸。切断肋弓。切开膈肌，不打开腹膜腔，经腹膜外将左半结肠、脾、左肾、胰尾推向右侧，显露胸腹主动脉(图2-1)。

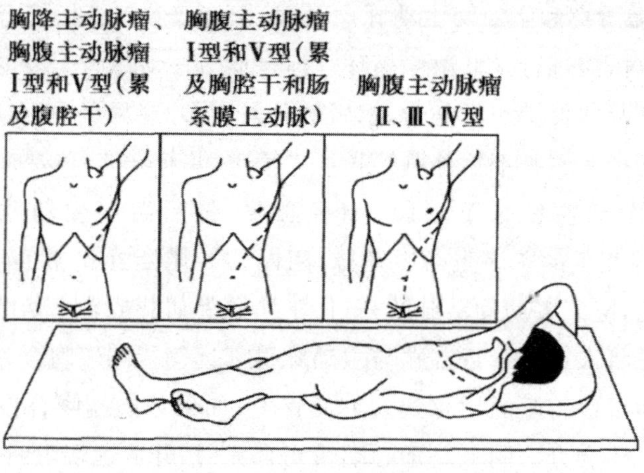

图 2-1　体位及手术切口

基本手术方法：

深低温停循环：这种方式创伤太大，全身各器官功能受损严重。目前在做胸腹主动脉瘤的手术中，仅用于某一端无法游离阻断的病例。其他患者基本不再采用此种手术方式。手术采用股动、静脉插管。鼻咽温降至18～20℃。近端吻合时头部停循环，于吻合口远端阻断降主动脉，通过股动脉低流量灌注阻断远端的脏器。另备一只动脉灌注管，待近端吻合完成后，将备用的动脉灌注管插入人工血管，恢复主动脉近端的体外循环。此法可以明显缩短停循环时间，减少重要脏器缺血并发症。

半身体外循环：可以应用在主动脉与周围组织粘连较重，预计手术阻断时间比较长的患者。在游离完胸腹主动脉瘤两端的正常阻断部位的主动脉（或者远端的髂动脉）后，静脉注射肝素（3mg/kg）后，进行股动脉和股静脉的插管。开始体外循环，阻断后可以使远端得到灌注。需要保持患者的体温，不至于使得温度过低引起心脏的停搏，术中可以根据心脏的饱满情况决定是否加用左心引流。这样可以从近端开始，分段阻断，一段一段的进行血管的移植。最后完成整个胸腹主动脉的置换。

常温下单纯阻断＋血泵法血液回收动脉输入：国内孙立忠教授率先采用此方法，可以在不用体外循环的情况下进行全胸腹主动脉的置换。此方法的优点是不需要体外循环，手术时间较短。患者的创伤小。恢复快。适用于病变组织粘连不是很严重的患者。其损伤方法是在瘤颈游离完毕后，阻断动脉之前，静脉注射肝素（3mg/kg），于左股动脉插入动脉灌注管，通过动脉滤器与动脉驱动泵相连，后者连接储血器，将术野出血吸入储血器备用，根据患者的血压等情况间断快速输入（约至1500～2000mL后经股动脉迅速回输，压力大于40mmHg），使阻断段远端有一定量的血液灌注。然后从近及远分段阻断，完成全胸腹主动脉的置换。

人工血管的选择：

直型人工血管：传统的胸腹主动脉的置换手术，大多是在半身体外循环＋左心转流下进行人工直血管的置换。将直血管的近心端与主动脉瘤的近端瘤颈进行端端吻合。然后在人工血管的相应位置上切开口径合适的孔，将下几对肋间动脉的血管片、腹腔动脉与肠系膜上动脉以及右侧肾动脉的血管片分别与直血管行岛状吻合，然后将左肾动脉单独与人工血管行端侧吻合。根据情况决定是否将肠系膜下动脉吻合。最后将人工血管的远心端与降主动脉的远端进行端端吻合。完成血管置换。

四分支人工血管:国内孙立忠教授率先将四分支人工血管倒转应用于胸腹主动脉的替换手术中。使得手术更加简化,更容易止血。将四分支血管的主干的近心端与胸腹主动脉瘤的近心端行端端吻合,将有肋间动脉开口的胸降主动脉和腹主动脉上段重新缝合成一管道,制成"烟卷"状,然后将四分支血管的一个分支与"烟卷"行端侧吻合,吻合口位于"烟卷"的中点位置。再将腹腔干动脉、肠系膜上动脉和右肾动脉的开口游离成岛状血管片,将血管片与四分支血管主干的远心端吻合。再将左肾动脉单独与另一个分支行端端吻合。最后将剩余的两个分支分别与左、右侧髂总动脉行端端吻合。最后可将肠系膜下动脉与右侧髂动脉的分支血管行端侧吻合。完成全部血管置换。

③腔内修复术:用于胸降主动脉瘤的治疗。在瘤体部位植入覆膜支架,将瘤体封闭。

④复合手术:对于某些主动脉弓部瘤,可先进行弓部血管转流术,再进行腔内修复术。

(2)手术注意事项

①主动脉弓部手术可采取深低温停循环、上腔静脉逆行灌注或右腋动脉插管顺行脑灌注管进行脑保护。

②胸主动脉降部手术应尽量保留脊髓血供,最大限度地保留肋间血管,特别是根大动脉。可采用左心转流或部分体外循环辅助。

③严格控制感染,尽可能消灭感染灶;及时处理术后出血情况;要特别注意心、肺、肝、肾功能的状态与变化。

二、主动脉夹层

主动脉夹层系指各种原因造成的主动脉壁内膜破裂,血液经内膜撕裂口将中层分离形成夹层,夹层沿主动脉壁纵向和环形扩展,扩展范围可局限或广泛,广泛者可自升主动脉直至腹主动脉分叉处。主动脉夹层一旦发生,死亡率很高。

(一)病因

1.主动脉壁中层退行性变(囊性中层坏死)

被认为是首要易患因素,文献报道约20%急性主动脉夹层患者有囊性中层退行性变。

2.马方综合征

是急性主动脉夹层形成的一个重要因素,占主动脉夹层的6%~9%。

3.主动脉瓣二瓣化畸形

常伴发急性主动脉夹层,可能由于该畸形患者主动脉先天性发育异常。

4.主动脉缩窄

常伴发急性主动脉夹层,体循环压力增高可能是引起主动脉夹层最危险的因素。

5.妊娠

在妊娠后期主动脉夹层发病率增高。

6.创伤

包括医源性损伤在内，如主动脉插管、造影或介入治疗、植入主动脉内球囊反搏，引起主动脉损伤的因素均可能导致主动脉夹层形成。

7.其他

如吸毒、长期吸烟等。

（二）分类

DeBakey 分型与 Stanford 分型是目前被广泛应用的主动脉夹层的传统国际分型。前者是根据原发内膜破口的起始部位及夹层累及范围分型，而后者仅以夹层累及范围分型。

1.DeBakey 分型

DeBakey Ⅰ型：内膜破口位于升主动脉，范围累及胸主动脉各部甚至腹主动脉，此型最为常见。

DeBakey Ⅱ型：内膜破口位于升主动脉，扩展范围局限于升主动脉。

DeBakey Ⅲ型：内膜破口位于左锁骨下动脉开口以远，扩展范围累及降主动脉或（和）腹主动脉，升主动脉及主动脉弓未受累。可分为局限于胸降主动脉（Ⅲa）和夹层广泛同时累及腹主动脉（Ⅲb）两种亚型。部分 DeBakey Ⅲ型可发生夹层逆向撕裂累及主动脉弓及升主动脉，成为逆撕型 DeBakey Ⅲ型。

2.Stanford 分型

A 型：夹层累及升主动脉者，无论远端受累范围，包括 DeBakey Ⅰ型和 DeBakey Ⅱ型。

B 型：夹层累及左锁骨下动脉开口以远的主动脉者，即 DeBakey Ⅲ型。

3.孙氏改良细化分型

（1）对于 Stanford A 型主动脉夹层

根据主动脉根部病变情况：

A1：主动脉窦部正常，窦管交界和其近端正常或仅有一个主动脉瓣交界撕脱，无明显主动脉瓣关闭不全。

A2：主动脉窦部轻度受累，窦部直径小于 3.5cm，主动脉瓣轻中度反流。

A3：主动脉窦部重度受累，窦部直径大于 5cm 或有严重的主动脉瓣关闭不全。

根据主动脉弓部病变情况：

C 型：复杂型，包括下述几种情况：原发破口位于弓部或其远端；弓部或其远端有动脉瘤形成，直径大于 5cm；头臂干有夹层剥离或动脉瘤形成：病因为马方综合征者。

S 型：单纯型，原发破口位于升主动脉，不合并上述任何一种 C 型病变。

（2）对于 Stanford B 型主动脉夹层

根据胸腹主动脉扩张部位及程度细化分型：

B1 型：降主动脉无扩张或仅有近端扩张，中远段无扩张或管径接近正常。

B2：全部胸降主动脉扩张，腹主动脉无扩张或管径接近正常。

B3:全部胸降主动脉及腹主动脉均有扩张。

根据左锁骨下动脉和远端主动脉弓是否受累分为 2 型:

C 型:夹层逆向累及左锁骨下动脉开口或远端主动脉弓。

S 型:远端主动脉弓未受累,夹层位于左锁骨下动脉开口以远。

(三)诊断标准

1.临床表现

胸骨后及背部突发剧烈疼痛,疼痛呈撕裂割切样,止痛剂不能完全缓解。主要特点是伴有明显的高血压,即使末梢循环呈现休克样表现但血压仍较高。另一特征是疼痛突发与集中在胸腹部中线。

2.体征

不同部位的主动脉夹层可出现不同主动脉分支受压和阻塞的症状及体征。

3.辅助诊断

(1)X 线胸片:可提供一些间接征象,不能区别真腔假腔及内膜破口,诊断无特异性。

(2)主动脉造影或 DSA:为有创检查,现今除了在主动脉夹层介入治疗过程中应用外,已基本被无创的 CTA 或 MRA 所替代。

(3)超声心动图:多普勒二维超声检查尤其是经食管超声,可明确夹层的范围,内膜撕裂部位及真、假腔,以及心脏与瓣膜的功能状态,并准确显示主动脉瓣反流、心包积液和冠状动脉开口受累情况,对主动脉夹层诊断的敏感度和特异度可达 95%。但对主动脉的某些节段显示不清。

(4)CT 和 MR 主动脉成像(CTA 和 MRA):二者对主动脉夹层诊断的特异度和敏感度接近 100%,为诊断的“金标准”。CTA 可显示主动脉夹层的征象(内膜片、真腔和假腔、内膜破口和再破口等)及分支血管受累情况,并且检查速度快,更适宜急性主动脉夹层患者的检查。MRA 可提供多平面多序列影像,对软组织、积液、出血及血管壁的显示更敏感,同时能进行功能评价;但检查耗时长,不利于急性和重症患者检查,也不能对主动脉钙化和冠状动脉进行评价。

(四)治疗原则

1.处理原则

(1)一经确诊断应立即给予循环监护,维持生命体征稳定。

(2)内科治疗核心是解除疼痛和降低血压,特别是减小主动脉壁所受压力;减小血压波动范围,降低脉压和左心室搏动张力。心率控制在 60～80 次/分,收缩压控制在 100～120mmHg,平均压 60～70mmHg。

(3)生命体征稳定后,应进行超声心动图或 CTA,确定治疗方案。

(4)Stanford A 型主动脉夹层及有并发症的 Stanford B 型主动脉夹层,应急诊手术;大部分无并发症的 Stanford B 型主动脉夹层可采用腔内修复或内科治疗。

2.急诊手术指征

(1)急性 Stanford A 型主动脉夹层。

(2)药物不能控制疼痛或不能控制血压的急性主动脉夹层患者。

(3)有重要器官(心、脑、肾)供血障碍持续加重的症状与体征。

(4)出现破裂或有破裂先兆的 Stanford B 型主动脉夹层。

3.外科手术方式

(1)Stanford A1 型夹层:Miller 术式,即单纯升主动脉人工血管替换术。

(2)Stanford A2 和 A3 型夹层易出现急性左心功能衰竭和冠状动脉受累导致急性左心缺血等并发症,应急诊手术。

①A2 型窦部病变轻,主动脉瓣反流量少者,可进行窦部成形+主动脉瓣交界悬吊。

②窦部病变重,主动脉瓣有少量至中等量反流,可进行 David 手术(即保留主动脉瓣的主动脉根部替换术)或部分主动脉窦部置换+主动脉瓣成形。

③主动脉根部手术适用于伴主动脉瓣中到大量反流的 A2 和 A3 型主动脉夹层。

Bentall 手术,即带瓣管道行主动脉瓣及升主动脉替换+冠状动脉再植于带瓣管道。

Cabrol 手术,为 Bentall 手术的改良方法,即带瓣管道行主动脉瓣及升主动脉替换+冠状动脉经人工血管再植于带瓣管道,用直径 8mm 或 10mm 人工血管两端分别与左、右冠状动脉开口做端-端吻合,再与带瓣管道侧-侧吻合。

Wheat 手术,即主动脉瓣替换+升主动脉替换,但保留主动脉窦部。

(3)主动脉弓部处理:对 Stanford A 型夹层累及主动脉弓的情况,采用四分叉人工血管全主动脉弓替换+支架象鼻植入术(即孙氏手术)。孙氏手术的适应证如下。

①累及主动脉升弓降部的胸主动脉瘤。

②原发破口位于主动脉弓和降主动脉的 Stanford A 型主动脉夹层。

③头臂血管严重受损的 Stanford A 型主动脉夹层。

④Marfan 综合征合并 Stanford A 型主动脉夹层。

(4)Stanford B 型夹层

①BIS 型应首选腔内血管覆膜支架植入,亚急性期(发病后 1～2 周)是介入治疗的最佳时机。

②部分 BIC 型(特别是老年病例),即夹层累及头臂动脉,可以进行头臂动脉转流术加腔内修复术,所谓复合手术。

③不适合介入治疗的 BIC 和 BIS 型夹层,可以进行部分胸降主动脉替换术或部分胸降主动脉替换术加短支架象鼻手术。

④B2 型可以进行部分胸降主动脉替换术加远端血管成形术。

⑤B3 型可以进行全胸降主动脉及腹主动脉人工血管替换术。

第三节 气胸

一、开放性气胸

刀刃锐器或弹片火器打击导致胸壁伤口，造成胸壁缺损，空气随呼吸运动经伤口自由进出，从而破坏胸膜与外界大气之间的正常压力差，胸膜腔内压力与大气压力相等，造成肺萎陷。胸壁伤口越大，病情越严重，病死率越高。

（一）病理生理

1.胸腔负压消失

静脉回心血量受到影响，伤侧肺萎陷。气体交换不足，引起缺氧和二氧化碳蓄积。

2.纵隔摆动

呼吸时纵隔摆动而刺激内脏神经、肺和胸膜，引起休克。

3.肺内残气两侧对流

加重缺氧和二氧化碳蓄积。

（二）诊断

1.临床表现

（1）患者有外伤史、气促、呼吸困难和发绀以致休克。

（2）胸壁伤口开放者，呼吸困难能听到空气出入胸膜腔响声。

（3）伤侧胸部叩诊呈鼓音，呼吸音减弱或消失，气管、心脏移位。

2.X 线检查

胸部 X 线片检查显示伤侧肺萎陷，气胸、气管和心脏等纵隔器官移位。

（三）治疗

1.急救处理

使开放性气胸变为闭合性气胸，然后进行胸膜穿刺抽气减压，缓解呼吸困难，迅速转运医院急救处理。

2.进一步处理

（1）给氧和补液输血，纠正休克。

（2）清创、缝合胸壁伤口，并作闭式胸腔引流。

（3）如有胸内器官损伤及活动性出血，应剖胸探查、止血、修复损伤或摘除异物。

（4）术后应用抗生素预防感染；鼓励患者咳嗽咳痰和早期活动，预防肺部并发症。

二、张力性气胸

张力性气胸又称为高压性气胸。气体张力的来源是因气管或肺脏活瓣存在伤口，造成吸气时空气进入胸膜腔,呼气时由于活瓣闭合气体不能排除,致使胸膜腔内气体有增无减,从而形成张力。

(一)病理生理

(1)伤侧肺受压萎陷,通气量大大减少。

(2)胸内张力将纵隔推向健侧,使健侧肺受压。

(3)纵隔移位,可使腔静脉扭曲,从而减少回心血量,引起循环衰竭。

(4)胸内压力不断增高,气体也可以进入胸壁软组织,形成胸部、颈部、头面部广泛皮下气肿。

(二)诊断

1.临床表现

(1)有显著呼吸困难,端坐呼吸;缺氧严重者,出现发绀、烦躁不安、昏迷,甚至窒息。

(2)伤侧胸部饱满,肋间隙增宽,呼吸幅度降低,可有皮下气肿,叩诊鼓音,听诊呼吸音消失。

2.X 线检查

胸部 X 线检查显示胸腔内大量积气,肺完全萎陷,气管和心脏向健侧移位。

3.胸膜腔穿刺

胸膜腔穿刺时有高压空气向外冲出。抽气后症状好转,但不久又见加重。

(三)治疗

(1)急救处理:张力性气胸引起呼吸循环紊乱很急骤,必须迅速处理。立即用一粗针头在伤侧锁骨中线第二肋间刺入胸膜腔,即可起排气或减压作用。

(2)进一步处理:如反复抽气仍有张力时,则需作胸腔闭式引流术。

(3)如闭式引流后仍不能缓解张力,则说明有较大的支气管断裂或肺有广泛撕裂伤,需剖胸探查行缝合、修补或作肺叶切除等手术。

(4)术后应用抗生素预防感染。

(5)闭式引流漏气停止 24 小时后,全胸部摄片证实肺已复原后,方可拔除胸腔闭式引流管。

三、自发性气胸

自发性气胸是指无外伤或人为因素情况下,脏层胸膜破裂,气体进入胸膜腔导致胸腔积气而引起的病理生理状况。根据病因和发病机制可将自发性气胸分为原发性气胸和继发性气胸。不存在原发肺部疾病,X 线检查肺部无明显病变,胸膜下可有肺大疱,破裂形成特发性气胸;肺部有慢性病变,可继发于肺结核、慢性阻塞性肺疾病、肺癌、肺囊性纤维化、肺脓肿、尘肺及其他肺部病变者称继发性气胸。

对于反复发作的气胸,唯一有效的治疗方法是肺大疱切除及胸膜固定术。近年来快速发展的电视胸腔镜手术(VATS),因微小创伤、术后并发症少、美观且效果好等优点,被认为是目前原发性自发性气胸外科治疗的主流。

(一)病因

胸膜腔是脏-壁层胸膜间的一个闭合的腔。由于肺的弹性回缩力,它是一负压腔。当某种诱因引起肺泡内压急剧升高时,病损的肺。胸膜发生破裂,胸膜腔与大气相通,气流便流入胸膜腔而形成自发性气胸。

自发性气胸大都是继发性的,由于部分患者的肺组织已与壁层胸膜粘连,气胸形成时肺组织破裂瘘孔或细支气管胸膜瘘孔不能随肺压缩而闭合,致使瘘孔持续开放,胸腔压力接近于零,而成为"开放性气胸";部分患者因支气管狭窄、半阻塞而形成活瓣样,以致吸气时空气进入胸膜腔,呼气时仍稽留于此,胸腔压力可超过 1.96kPa(20cmH_2O),成为"张力性气胸"。

由于上述原因,自发性气胸常难以愈合,再发气胸、局限性气胸比较多见,而单纯的闭合性气胸反而较少。

(二)病理生理

自发性气胸大多数由于胸膜下气肿泡破裂引起,也可由胸膜下病灶或空洞溃破、胸膜粘连带撕裂等引起。胸膜下气肿泡可为先天性,也可为后天性;前者系先天性弹力纤维发育不良,肺泡壁弹性减退,扩张后形成肺大疱,多见于瘦长型男性,肺部 X 线检查无明显疾病。后者较常见于阻塞性肺气肿或炎症后纤维病灶的基础上,细支气管半阻塞、扭曲,产生活瓣机制而形成气肿泡,胀大的气肿泡因营养、循环障碍而退行变性,以致在咳嗽或肺内压增高时破裂。

(三)诊断要点

(1)可有或无用力增加胸腔、腹腔压力等诱因,多突然发病,主要症状为呼吸困难、患侧胸痛、刺激性干咳,张力性气胸者症状严重烦躁不安,可出现发绀、多汗甚至休克。

(2)少量或局限性气胸多无阳性体征。典型者气管向健侧移位,患侧胸廓饱满、呼吸动度减弱,叩诊呈过清音,呼吸音减弱或消失。

(3)X 线检查是诊断气胸最可靠的方法,可显示肺萎缩程度、有无胸膜粘连、纵隔移位及胸腔积液等。气胸侧透明度增强,无肺纹理,肺萎缩于肺门部,和气胸交界处有清楚的细条状肺边缘,纵隔可向健侧移位,尤其是张力性气胸更显著:少量气胸则占据肺尖部位,使肺尖组织压向肺门;如有液气胸则见液平面。CT 对胸腔内少量气体的诊断较为敏感。对反复发作的气胸,观察肺边缘是否有造成气胸的病变,如肺大疱、胸膜带状粘连等。气胸基本表现为胸膜腔内出现极低密度的气体影,伴有肺组织不同程度的压缩萎缩改变。

(四)鉴别诊断

自发性气胸有时须与下列疾病相鉴别:

1.COPD 加重期

自发性气胸加重期继发于 COPD 的闭合性气胸,有时甚至是开放性气胸常被误认为 COPD 加重期。气胸患者气促突出,并多为突然发生或进行性加重,而咳嗽、咳痰则相应较轻;COPD 加重期常以气候变化为诱因,以上呼吸道感染为先导,突出表现为咳嗽、咳痰加重、脓痰。新出现的气管移位是气胸的有力佐证。

2.肺大疱

少量或局限性气胸有时需与肺大疱相鉴别。肺大疱发生发展非常缓慢，临床表现一般比较稳定；X线胸片上透亮度增加的区域内仍可见细小条纹影，回顾比较以往胸片，显示病灶变化不大。

3.胸腔积液

胸腔积液患者也常表现为胸痛和气促，但体检和X线检查为积液征而区别于气胸。

4.心肌梗死、肺梗死

张力性气胸临床表现有时类似心肌梗死、肺梗死，均表现为突发剧烈胸痛、气促、呼吸困难、心慌、面色苍白或发绀、大汗、烦躁不安等，但张力性气胸患侧明显的胸腔积气征和气管对侧移位有助于鉴别，X线检查及诊断性穿刺可确诊。

（五）治疗

(1)反复自发性气胸发作或肺大疱继发感染者，应考虑外科手术治疗。较大或多发肺大疱者可行肺大疱切除术或肺切除术。自发性气胸若有复发倾向时，则处理肺大疱时宜附加胸膜摩擦法，防止复发。电视辅助胸腔镜(VATS)治疗气胸创伤小、患者恢复快，有取代开放式手术的趋势。

(2)胸腔闭式引流术：对于胸腔穿刺抽气不能缓解症状的患者、合并胸腔积液或血气胸的患者，应行胸腔闭式引流术。胸腔闭式引流术被推荐用于所有自发性气胸患者，但除外气促症状轻微且肺压缩小于20%的患者。对于胸腔闭式引流术后2天仍存在肺复张不全的患者，推荐行低压力负压吸引(−0.98～−1.96kPa)。若肺复张良好，可胸腔内注射50%葡萄糖等粘连剂促进胸膜粘连。

(3)抽气减压：轻度(如肺压缩不超过20%)闭合性自发性气胸无明显症状者可不抽气，门诊观察。经休息，气体可自行吸收而痊愈。对于肺压缩面积小于20%、气促症状轻、无COPD且年龄小于50岁的患者，可胸腔穿刺抽气。

(4)斜坡卧位，吸氧。

（六）预后

自发性气胸保守治疗复发率高，复发者中近70%在半年内复发，并可多次复发，尤其是仅给予一般疗法或穿刺排气者。气胸复发者可病死，病死率与肺压缩程度成正比，高龄、基础病变严重、张力性气胸及有并发症者预后险恶。自发性气胸由于基础病变的缘故，往往肺压缩比例不大即出现严重的呼吸困难，是否及时施行胸腔闭式引流将大大影响预后。多数患者手术治疗效果好，一般均能改善呼吸功能，显著降低气胸复发的概率。体重越低，术前气胸发作次数越多，气胸术后越容易复发，而胸膜固定术能显著降低气胸术后复发。

（七）预防

气胸预防的关键是积极防治原发疾病，特别是COPD和呼吸道感染。对于有肺大疱的老年患者、尤其是有气胸病史者应保持大便通畅，避免接触呼吸道刺激物，避免劳累和负重。对于反复发生气胸者，肺大疱切除及胸膜摩擦术是防止复发的主要方法。

第三章　胃、十二指肠疾病

第一节　胃、十二指肠溃疡

一、胃、十二指肠溃疡

胃、十二指肠局限性组织损伤，可累及胃的黏膜层、黏膜下层和肌层，称为胃十二指肠溃疡，又称为消化性溃疡。其发病由多因素所致，或“攻击因子”如胃酸、胃蛋白酶、幽门螺杆菌等过强，或“防御因子”胃黏膜、胃黏液、碳酸氢盐等减弱而形成。近年来纤维内镜技术的应用，新型抗酸剂质子泵抑制药和抗幽门螺杆菌药物的合理使用使得胃十二指肠溃疡的内科治愈率显著提高。但对于并发急性穿孔、出血、梗阻、瘢痕性幽门梗阻及癌变，或者药物治疗无效的患者，仍需外科手术治疗。

（一）病理及发病机制

典型的溃疡呈圆形或椭圆形，黏膜缺损深达黏膜肌层。溃疡深而壁硬，呈漏斗状或打洞样，边缘增厚或是充血水肿，基底光滑，表面可覆盖有纤维或脓性呈灰白或灰黄色苔膜。胃溃疡多发生在胃窦部小弯侧，以胃角最多见，胃体部也可见。十二指肠溃疡主要在球部，发生在球部以下的溃疡称为球后溃疡。球部前后壁或是大小弯侧同时出现溃疡称对吻溃疡。

胃十二指肠溃疡的病因并非单一因素，而是胃酸分泌异常，幽门螺杆菌感染和黏膜防御机制的破坏及一些综合因素共同作用的结果。

1.胃酸分泌增加

胃十二指肠溃疡即消化性溃疡发生的经典理论是“无酸无溃疡”，胃酸分泌增加至今仍认为是溃疡病的主要致病机制。溃疡只发生在与胃酸相接触的黏膜，抑制胃酸分泌可使溃疡愈合，充分说明了胃酸分泌过多是胃十二指肠溃疡的病理生理基础。胃底壁细胞分泌的盐酸是胃酸的主要成分。正常人胃底壁细胞大约 10 亿个，每小时泌酸 22mmol，而十二指肠溃疡患者的胃壁细胞约 20 亿个，每小时泌酸 44mmol，为正常人的 2 倍。此外，壁细胞基底膜含有胆碱能、胃泌素和组胺 H_2 3 种受体，分别接受乙酰胆碱、胃泌素和组胺的刺激。溃疡患者在胃窦酸化情况下，正常的抑制胃泌酸机制受到影响，胃泌素异常释放，而组织中生长抑素水平低，黏膜前列腺素合成减少，削弱了对胃黏膜的保护作用，使得黏膜易受胃酸伤害，形成溃疡。

2.幽门螺杆菌感染

幽门螺杆菌感染与消化性溃疡密切相关。确认幽门螺杆菌为消化性溃疡的主要病因的主要证据是:95%以上的十二指肠溃疡与近80%的胃溃疡患者中检出幽门螺杆菌的感染,明显高于正常人群。有1/6左右的感染者发展为消化性溃疡;清除幽门螺杆菌感染可以明显降低溃疡病的复发率。该菌具有高活性的尿激酶,分解尿素产生酶,在菌体周围形成低氧弱酸保护层,在酸性胃液中存活。其产生多种酶和毒素,如尿素酶等,作用于胃黏膜细胞,引起黏膜障碍,改变细胞的通透性,诱发局部组织损伤,破坏黏膜层的保护作用,导致溃疡。据流行病学调查,全球有50%以上的人感染过幽门螺杆菌。对消化性溃疡的治疗,采用中和胃酸,减少胃液酸度或用 H_2 受体阻滞药以减少胃壁细胞分泌,治愈率约为70%,但停药后复发率为80%。临床表明,幽门螺杆菌的清除可促进溃疡愈合,停药后溃疡复发率大大下降。

3.胃黏膜损害

胃黏膜在溃疡发生和愈合的过程中发挥着重要的作用。胃黏膜屏障是指胃黏膜具有防止胃液自身消化,抵御食物或药物等损伤因子的刺激,进而保护胃黏膜细胞,阻止 H^+ 逆向弥散,同时阻止 Na^+ 从黏膜细胞扩散到胃腔的生理功能的特殊结构。其机制主要包括:①细胞屏障和黏液-碳酸氢盐屏障,由黏液层、黏膜上皮细胞、基底膜、黏膜血管和血液等组成。该屏障的完整性是胃黏膜得到保护和消化性溃疡得以防止的重要基础。胃表面上皮的颈黏液细胞分泌由水、电解质、糖蛋白和核酸组成的黏液,在细胞表面形成一个非流动层,其所含的大部分水分充填于糖蛋白的分子间,从而有利于氢离子的逆向弥散。在胃黏膜急性损伤后,大量组织液和 HCO_3^- 渗透到胃腔内,中和腔内胃酸,为胃黏膜上皮细胞的快速修复提供一种良好的中性环境,有利于胃黏膜损伤后的修复。②胃黏膜微循环的维持功能。胃的血液供应极为丰富,毛细血管数量多,内皮有较大的孔隙,通透性大。血管的这种分布特征、内皮的通透性及充足的血流量有利于胃黏膜上皮细胞和胃腺细胞获得充足的养料、氧气和激素等功能物质,也有利于上皮细胞从血液中获得足够的 HCO_3^-。这一切对维持黏膜上皮的完整性、促进代谢、维持黏膜屏障和黏液屏障的正常生理功能均起着重要的作用。③胃黏膜限制逆弥散的作用。单层上皮细胞的顶端可暴露于pH为2.0的酸性环境下长达4小时,而不受损害。胃黏膜表面上皮对高浓度酸具有特殊抵抗力,是由于其上皮细胞间的紧密连接组成了一道胃黏膜细胞屏障。该屏障可以阻止胃腔内的 H^+ 逆向扩散到黏膜内,同时也阻止黏膜细胞间隙中 Na^+ 弥散入胃腔内,使胃腔与胃黏膜之间的 H^+ 浓度保持在一个高浓度的生理状态。非甾体类抗感染药、肾上腺皮质激素、胆汁、盐酸、乙醇等均可破坏胃黏膜屏障,造成 H^+ 逆流入黏膜上皮细胞,引起胃黏膜水肿、出血、糜烂,甚至溃疡。长期使用非甾体类抗感染药胃溃疡发生率显著增加。

4.其他因素

包括遗传、吸烟、心理压力和咖啡因等。遗传因素在十二指肠溃疡的发病中起一定作用,单卵孪生患相同溃疡病者占50%,双卵孪生者仅占14%。O型血者患十二指肠溃疡比其他血型者显著为高。

正常情况下,酸性胃液对胃黏膜的侵蚀作用和胃黏膜的防御机制处于相对平衡状态。如果平衡受到破坏,侵害因子的作用增强,胃黏膜屏障等防御因子的作用减弱,胃酸、胃蛋白酶分泌增加,最终导致溃疡。在十二指肠溃疡的发病机制中,胃酸分泌过多起重要作用。胃溃疡患者的平均胃酸分泌比正常人低,胃排空延缓、十二指肠液反流是导致胃-黏膜屏障破坏形成溃疡的重要原因。

(二)诊断

1.症状与体征

胃溃疡与十二指肠溃疡统称为消化道溃疡,但两者之间差别仍很显著。胃溃疡发病年龄平均比十二指肠溃疡高 15～20 岁,发病高峰在 40～60 岁。胃溃疡患者基础胃酸分泌平均为 1.2mmol/h,明显低于十二指肠溃疡患者的 4.0mmol/h。部分胃溃疡可发展为胃癌,而十二指肠溃疡很少恶变。因此,胃溃疡的外科治疗尤显重要。

十二指肠溃疡多见于中青年男性,有周期性发作的特点,秋天、冬春季节好发。主要表现为上腹部及剑突下的疼痛,有明显的周期性,与进食密切相关,多于进食后 3～4 小时发作,服抗酸药物可缓解,进食后腹痛可暂时缓解。饥饿痛和夜间痛是十二指肠溃疡的特征性症状,疼痛多为灼烧痛或钝痛,程度不等。溃疡好发于十二指肠球部,查体时右上腹可有压痛。十二指肠溃疡每次发作时持续数周,可自行缓解,间歇1～2 个月再发。如缓解期缩短,发作期延长或腹痛程度加重,提示溃疡病加重。

胃溃疡同样以腹痛为主要症状,但腹痛节律性不如十二指肠溃疡。进食后 0.5～1 小时腹痛即开始,持续 1～2 小时缓解。进食不能使疼痛缓解,有时反而加重腹痛。溃疡好发于胃窦小弯侧,查体时压痛点常位于上腹剑突与脐连线中点或偏左,抗酸治疗后易复发。约有 5%胃溃疡可以发生恶变。对于年龄较大的胃溃疡患者,典型溃疡症状消失,呈不规则持续性疼痛或症状日益加重,服用抗酸药物不缓解,出现体重减轻、乏力、贫血等症状时,需高度警惕溃疡恶变。

胃溃疡根据其部位和胃酸分泌量可以分为四型:Ⅰ型最常见,占 50%～60%,低胃酸,溃疡位于胃小弯角切迹附近;Ⅱ型约占 20%,高胃酸,胃溃疡合并十二指肠溃疡;Ⅲ型约占 20%,高胃酸,溃疡位于幽门管或幽门前,与长期应用非甾体抗感染药有关;Ⅳ型约占 5%,低胃酸,溃疡位于胃上部 1/3,胃小弯高位接近贲门处,常为穿透性溃疡,易发生出血或穿孔,老年人多见。

2.诊断思路及诊断风险防范

在溃疡病的诊断过程中,病史分析很重要,根据慢性病程和周期性发作的节律性上腹痛,应考虑到溃疡病的可能。纤维胃镜检查是首选的检查方法。胃镜检查不仅可以对胃十二指肠黏膜直接观察、摄像,还可在直视下取活组织做病理学检查及幽门螺杆菌检测,因此胃镜检查在对消化性溃疡的诊断及良恶性的鉴别上有着不可替代的作用。X 线钡剂检查适用于对胃镜检查有禁忌证或不能耐受胃镜检查者。溃疡的 X 线征象有直接和间接两种:龛影是直接征象,对溃疡有确诊价值;局部压痛,十二指肠球部激惹和球部畸形,胃大弯侧痉挛性切迹均为间接征象,仅提示可能有溃疡。活动性上消化道出血是钡剂检查的禁忌证。

(三)治疗

1.胃溃疡外科治疗

胃溃疡的患者年龄偏大,常伴有慢性胃炎,幽门螺杆菌感染率高,溃疡愈合后胃炎依然存在,内科治疗后容易复发,且有 5%的恶变率,因此临床上对胃溃疡的手术指征较宽,包括以下几种。①包括抗幽门螺杆菌在内的严格内科治疗 8～12 周，溃疡不愈合或短期复发者。②发生溃疡出血、瘢痕性幽门梗阻、溃疡穿孔者。③溃疡直径＞2.5cm 或高位溃疡。④胃十二指肠复合溃疡。⑤不能排除恶变或已恶变者。胃溃疡的外科手术治疗，尤其是Ⅰ型胃溃疡，目前大多主张用 Billroth-Ⅰ式手术，即胃大部切除胃十二指肠吻合术。近年来主张切掉包括溃疡在内的 50％左右的胃即可。其治疗机制是胃幽门窦部黏膜内的 G 细胞释放促胃液素进入血液循环，作用于分泌胃酸的壁细胞和分泌胃蛋白酶的主细胞。切除胃幽门窦部，换言之就是切除了黏膜内释放促胃液素的 G 细胞，没有 G 细胞释放促胃液素刺激，壁细胞就大大减少了胃酶分泌。同时由于切除了大部胃体也使分泌胃酸的壁细胞和分泌胃蛋白酶的主细胞腺体数大大减少。这种术式的优点是吻合后的胃肠道符合人们的正常解剖生理，食物经吻合口入十二指肠，减少了胆汁、胰液反流入胃，术后并发症少。Ⅱ、Ⅲ型胃溃疡远端胃大部切除加迷走神经干切断术，Billroth-Ⅰ吻合，如十二指肠炎症明显或是有严重瘢痕形成，则可行 Billroth-Ⅱ式胃空肠吻合术。Ⅳ型，即高位小弯溃疡处理困难根据溃疡所在部位的不同可采用切除溃疡的远端胃大部分切除术，在不引起贲门狭窄的情况下，尽可能行胃十二指肠吻合，即游离胃小弯侧至贲门部，于贲门下将胃壁溃疡与远端胃一并切除。贲门前小弯处可绕过溃疡切除，小弯侧闭锁，再切除胃远端 50％，为防止反流性食管炎也可行 Roux-en-Y 胃空肠吻合。溃疡位置过高可以采用旷置溃疡的远端胃大部分切除术治疗。术前或术中应对溃疡做多处活检以排除恶性溃疡的可能。对溃疡恶变的病例，应行胃癌根治术。

2.十二指肠溃疡的外科治疗

促进溃疡愈合，预防溃疡复发，处理特殊并发症以及减少手术后的不良反应是十二指肠溃疡治疗的目的。对于无严重并发症的十二指肠溃疡以内科治疗为主，而外科手术治疗的适应证为：①十二指肠溃疡出现急性穿孔，大出血及瘢痕性幽门梗阻等严重并发症。②经正规内科治疗无效的十二指肠溃疡，即顽固性十二指肠溃疡需手术治疗。正规内科治疗指应用抑酸药、抗幽门螺杆菌药物和黏膜保护药等。停药 4 周后复查纤维胃镜，溃疡未愈合者按上述方案重复治疗，3 个疗程溃疡不愈合者视为治疗无效。③溃疡病史长，发作频繁，症状严重者。④纤维胃镜观察溃疡深大，溃疡底可见血管或附有血凝块。⑤X 线钡剂检查有球部变形，龛影较大有穿透至十二指肠外的影像者。⑥既往有严重溃疡并发症而溃疡仍反复活动者。

十二指肠溃疡的外科治疗，采用 Billroth-Ⅱ式术式即胃大部切除胃空肠吻合术和选择性或高选择性迷走神经切断术。近些年，国内外专家一致认为切除胃的 60％即可。Billroth-Ⅱ式手术方法的优点，是由于切除了足够的胃而不至于吻合口张力过大，术后复发率低。术后胃液与食物不经过十二指肠直接进入空肠，如溃疡本身不切除也能愈合。缺点是远期并发症高，特别是碱性反流性胃炎、倾倒综合征、溃疡复发、营养性并发症、残胃癌等。

胃迷走神经切断术主要用于治疗十二指肠溃疡。胃酸分泌受迷走神经调节，迷走神经兴奋可以通过迷走—迷走神经长反射和壁内神经丛的短反射引起神经性胃酸分泌，胃幽门窦的壁内神经丛作用于胃窦的 G 细胞，使其释放促胃液素，促胃液素经血循环作用于胃壁细胞分泌胃酸。迷走神经切断术治疗十二指肠溃疡的原理是由于切断了迷走神经，即消除了神经性胃酸分泌，又减少了体液性胃酸分泌，从根本上消除了导致溃疡发生的主要因素。迷走神经切断术可按切断的水平不同分为迷走神经干切断术、选择性迷走神经切断术和高选择性胃迷走神经切断术。因迷走神经干切除术在切断胃迷走神经的同时也切断了支配肝、胆、胰和小肠的肝支和腹腔支，可引起胃排空障碍、小肠吸收失调引起顽固性腹泻及胆囊舒缩功能障碍导致胆囊结石等。所以现已不常用。选择性迷走神经切断术是在迷走神经左干分出肝支，右干分出腹腔支后再将迷走神经予以切断，切断了到胃的所有迷走神经支配，减少了胃酸分泌。该术式保留了支配肝、胆、胰和小肠的肝支和腹腔支，可避免其他内脏功能紊乱，但是由于支配胃窦部的迷走神经被切断，术后胃蠕动减退，往往引起胃潴留，而必须加做胃幽门成形术等胃引流手术。高选择性迷走神经切断术是指切断支配胃底胃体贲门部的迷走神经，保留支配胃窦部与远端肠道的迷走神经分支，即鸦爪分支。保留迷走神经左干发出的肝支和迷走神经右干发出的腹腔支。优点是由于切断了迷走神经对胃底胃体贲门部的壁细胞的神经支配，使这些部位胃腺体的壁细胞失去了迷走神经的控制，大大减少了胃酸的分泌。同时由于手术保留了幽门，也保留了幽门窦部的鸦爪支，因此，幽门窦部舒缩蠕动功能正常，减少了发生胃潴留，碱性胆汁反流和倾倒综合征等并发症和后遗症的概率。同时，不用加幽门成形术等，是治疗十二指肠溃疡较为理想的手术。

高选择性迷走神经切断术主要适用于难治性十二指肠溃疡，病情稳定的十二指肠溃疡出血和十二指肠溃疡急性穿孔在控制了出血和穿孔后亦可施行。手术后倾倒综合征与腹泻发生率很低，胃排空在术后 6 个月内可恢复正常，同时基础胃酸分泌明显减少。高选择性迷走神经切断术后溃疡的复发率各家报道相差较大，为 5%～30%。复发率高与迷走神经解剖变异、手术操作困难、切断不彻底、有胃输出道梗阻以及术后仍需长期服用可诱发溃疡的药物的患者有关，此类患者术后溃疡极易复发。

3.腹腔镜手术在胃十二指肠溃疡中的应用

腹腔镜外科是当前微创外科的重要组成部分。腹腔镜技术已有一百多年的发展史。这一百多年来，腹腔镜是外科领域最重要的一次技术变革。腹腔镜胃手术技术难度大，手术解剖层面多，但对于需手术治疗的胃良性疾病，因为不需要行根治性手术，手术时间短、创伤小，无肿瘤转移种植复发之虞，可充分体现出腹腔镜的微创优势。胃十二指肠溃疡病手术如溃疡穿孔修补、迷走神经切断、胃大部切除等手术，都可以在腹腔镜下完成。腹腔镜下胃大部切除术主要用于溃疡引起的瘢痕性幽门梗阻、巨大并难治的胃溃疡和怀疑恶变的胃溃疡的治疗。对于上述疾病，传统手术创伤大，术后胃肠道恢复慢，腹腔镜下胃部分切除术具有无可比拟的优越性。

胃十二指肠溃疡多采用腹腔镜辅助下胃大部切除术，切除范围与开腹手术相同。目前国内外普遍认为腹腔镜辅助下手术较全腔镜胃大部切除能明显降低手术费用和手术难度，减少手术时间和手术并发症发生的机会。手术只需紧贴胃壁游离远端胃，游离充分后，在剑突下做一小切口，切断胃壁行远端胃大部切除术，再行 Billroth-Ⅰ式或 Billroth-Ⅱ式吻合，手术难度不大。对于寻找病灶困难的病例，可于术前 30 分钟经内镜定位并注入亚甲蓝标记，或术中内镜协助定位。

总之，腹腔镜治疗胃良性疾病只要严格把握手术适应证，熟练应用腹腔镜技术，对于不同位置、性质的病灶因地制宜，灵活多变地处理，是安全可行的，能够达到开腹手术同样的效果。

（四）术后并发症及风险防范

各种胃十二指肠溃疡手术术后均有一些并发症，术后早期出现的并发症如出血、感染、吻合口瘘等大多数与手术操作不当有关；术后远期发生的一些并发症如碱性反流性胃炎、倾倒综合征、营养障碍等则常与手术自身带来的解剖、生理、代谢和消化功能改变有关。

1.术后早期并发症

(1)吻合口出血：胃大部切除术后可有少许黯红色或咖啡色胃液自胃管抽出，一般 24 小时不超过 300mL，以后胃液颜色逐渐变浅变清，出血自行停止。若术后不断抽出新鲜血液，24 小时后出血仍未停止，则为术后出血。术后 24 小时内的胃出血主要因术中止血欠完善、结扎或缝合线松动所致。术后 4～6 天发生的出血，常为吻合口黏膜坏死脱落而致；术后 10～20 天发生出血，为吻合口缝线感染、黏膜下脓肿侵蚀血管所致。术后出血，多为较小血管，尤其出血发生在 24 小时以后的病例，一般均用非手术疗法治愈。此类患者应用止血药、输血、局部经胃管反复注入冷冻生理盐水。冰盐水灌洗后能清除胃内积血块，使胃腔缩回其张力得以恢复，低温也可使小血管收缩。有时于 100mL 冰生理盐水中加入 8mg 去甲肾上腺素，更有利血管收缩，止血效果更佳。也可行内镜检查或选择性血管造影，明确出血血管后局部应用血管收缩药或栓塞相关的动脉止血。对少数出血势猛、量大，非手术疗法不能止血者，应考虑及时手术。

(2)吻合口梗阻：胃大部切除术后无论应用何种术式，吻合口梗阻均有发生的可能，按其发病机制可分为机械性和排空障碍两种。前者包括吻合口设计过小、胃壁与肠壁内翻过多，吻合口处粘连、外压等多种因素。后者为吻合口暂时性排空障碍，发病机制尚不完全明了。术后拔出胃管后，患者出现持续性上腹饱胀、钝痛，并呕吐带有食物和胆汁的胃液。X 线照影检查可见残胃扩张，无张力，蠕动波少而弱，吻合口通过欠佳。迷走神经切断后胃失去神经支配，平滑肌收缩受到影响，引起胃的排空障碍。表现为胃扩张，胃潴留无蠕动波。临床上吻合口梗阻以排空障碍多见，机械性梗阻较少。排空障碍的时间长短不等，一般为 15～20 天，个别患者可达 30d 左右。可严密观察，采用禁食水，持续胃肠减压，补充足够营养，纠正水和电解质紊乱和纠正酸中毒，同时给予胃动力促进药多能好转。对于吻合口水肿的患者，为消除吻合口水肿，可给予输血、血浆等。也可用 3%～5%盐水洗胃。若经上述方法治疗无效，并经消化道造影、CT 等辅助检查证实梗阻存在，则应考虑为机械性因素所致，必要时应手术解除梗阻。

(3)十二指肠残端瘘：发生在 Billroth-Ⅱ式胃切除术后早期的严重并发症，其发生率大于吻合口瘘。因十二指肠溃疡病变周围瘢痕组织较多，该处组织有时呈炎性水肿，致使吻合困难，另外胃空肠吻合口输入袢梗阻，使胆汁、胰液及肠液淤积在十二指肠内，使十二指肠腔压力增高，均可并发残端漏。临床表现为突发上腹部剧痛、发热、腹膜刺激征以及白细胞计数增加，腹腔穿刺可有胆汁样液体。一旦确诊，应立即手术。术中尽量妥善关闭十二指肠残端，于瘘口处置一引流管，低负压吸引，一般置管后 4～6 周拔除，切忌避免强行修补瘘口，否则由于局部水肿，难以缝合，可能再次发生残端瘘。术后给予足量肠内或肠外营养支持，全身应用抗生素。为预防该并发症应注意：①十二指肠溃疡切除困难时，宜行溃疡旷置的术式，不可勉强切除。②十二指肠残端关闭不满意时，应保证输入袢引流通畅，可预做十二指肠置管造口。③术中将胃管放入输入袢内，可降低十二指肠内压力，避免胃空肠吻合口输入袢排空不畅。

(4)胃壁缺血坏死和吻合口瘘：胃穿孔是发生在高选择性迷走神经切断术后的严重并发症。由于术中切断了胃小弯的血供，可引起小弯胃壁缺血坏死。缺血坏死多局限于小弯黏膜层，局部形成坏死性溃疡的发生率为20%左右，溃疡＞3cm可引起出血。术中缝合胃小弯前后缘浆肌层，可预防此症。

吻合口瘘是胃切除术后早期并发症，常在术后1周发生。原因与缝合技术不当、吻合口张力过大、组织血供不足有关，在贫血、水肿、低蛋白血症的患者中更易出现。术后发生吻合口瘘的患者可有高热、脉速、腹痛以及弥漫性腹膜炎的表现，需立即手术修补；症状较轻无弥漫性腹膜炎时，可先行禁食、水，胃肠减压、充分引流、肠外营养和抗感染等综合措施，必要时手术治疗。

2.远期并发症

(1)溃疡复发：胃大部切除术后复发性溃疡多发生在胃肠吻合口或其附近，尤以十二指肠溃疡术后Billroth-Ⅱ式手术多发，总的发病率为2%～5%。溃疡复发原因是手术后胃酸未能有效地降低之故，常见原因有以下3点。①胃切除＜75%，保留了过多的胃壁细胞；②十二指肠残端有胃窦黏膜残留，黏膜细胞仍分泌大量胃泌素，刺激壁细胞分泌胃酸；③空肠输入袢过长，远端空肠抗酸能力差，易发生吻合口溃疡。复发性溃疡临床主要表现为溃疡症状再次出现，腹痛，其次有呕吐及出血，胃镜检查常能明确诊断，胃酸和胃泌素测定有助于复发性溃疡的诊断。因此，溃疡病行胃大部切除时至少应切除胃的70%～75%，胃窦黏膜一定要完全剔出，根据病情和病变部位可选用迷走神经切断术，或胃窦切除加选择性迷走神经切断术，行Billroth-Ⅱ式吻合术时，输入袢长度应在15cm以下。溃疡复发后可给予制酸药，抗幽门螺杆菌等保守治疗，若无效则再次手术。可再次行包括复发溃疡在内的胃部分切除术，重新行胃肠吻合，或行选择性迷走神经切断术及胃部分切除加迷走神经切除术。若胃窦黏膜残留，行胃窦黏膜切除重新缝合残端或行迷走神经切断术，若为胃泌素瘤应做全胃切除。

(2)碱性反流性胃炎：多在胃切除术后数月至数年发生，由于Billroth-Ⅱ术式术后反碱性胆汁、胰液和肠液流入胃中，破坏胃黏膜屏障，导致胃黏膜充血、水肿、糜烂等改变。临床表现主要为上腹或胸骨后烧灼痛，呕吐胆汁样液体和体重减轻。抑酸药治疗无效，较为顽固。治疗可服用胃黏膜保护药，胃动力药及胆汁酸结合药物考来烯胺。症状严重者可行手术治疗，一般改行Roux-en-Y胃肠吻合，以减少胆汁反流入胃的机会。

(3)倾倒综合征：是胃大部切除术后主要并发症之一。由于胃大部切除术后，丧失了原有的幽门调节功能，加上部分患者吻合口过大，食后大量高渗液快速入肠，而引起血容量不足所致。根据进食后出现症状的时间可分为早期与晚期两种类型。①早期倾倒综合征发生在进食后半小时内，与餐后高渗性食物快速进入肠道引起肠道内分泌细胞大量分泌肠源性血管活性物质有关，加上渗透作用使细胞外液大量移入肠腔，患者可出现心悸、心动过速、出汗、乏力、面色苍白等一过性血容量不足表现，并伴有恶心、呕吐、腹痛腹泻等消化道症状。治疗主要采用饮食调整方法，即少食多餐、避免过甜食物、减少液体输入量并降低渗透浓度常可明显改善。症状不能缓解者以生长抑素治疗常可奏效。手术治疗应慎重，可改为 Roux-en-Y 胃肠吻合。②晚期倾倒综合征在餐后 2～4 小时出现症状。主要表现为头晕、面色苍白、出冷汗、脉细弱甚至晕厥等。由于胃排空过快，含糖食物快速进入小肠，刺激胰岛素大量分泌，继而出现反应性低血糖综合征。饮食调整可控制症状，严重病例可用生长抑素奥曲肽 0.1mg 皮下注射，每日 3 次。

(4)残胃癌：溃疡病行胃大部切除术后 5 年以上，残余胃发生原发癌变称残胃癌。发生残胃癌多在10～15 年，其发病率平均为 3%～5%。残胃癌的发生可能因胃切除术后胃酸缺乏，胆胰液反流入胃，引起反流性萎缩性胃炎伴肠上皮化生，以至发生癌变。Billroth-Ⅱ式术后较 Billroth-Ⅰ式术后残胃癌发生率高，好发部位以吻合口处为最多，其次为贲门部。胃切除术后 5 年出现消化道症状，应警惕残胃癌的可能，及时经内镜取胃黏膜活检明确诊断。手术是治疗残胃癌的重要方法，手术方式取决于患者首次手术的类型和全身情况及对手术的承受能力。

(5)贫血及营养障碍：胃大部切除术后胃容积减少，容易出现饱胀感，使得摄入量不足引起体重减轻，消化吸收不良。其术后体内维生素 B_{12}、叶酸、铁蛋白、内因子含量长期低于正常，含量分别为正常的 53%、46%、40%和 37%，贫血发生率平均为 33%。胃大部切除术后胃酸严重缺乏，造成 Fe^{2+} 和阿朴铁蛋白结合成铁蛋白储存在肠黏膜细胞中的数量明显减少，这是引起机体缺铁，导致缺铁性贫血的主要原因。内因子对维生素 B_{12} 结合有重要影响，胃大部切除术后因子明显下降，使内因子维生素 B_{12} 结合物大量减少，从而发生维生素 B_{12} 代谢障碍，使其在回肠中的吸收显著下降，这是导致巨幼红细胞性贫血的主要原因。所以胃切除术后远期发生的贫血常为混合性贫血。胃大部切除术后，发生骨代谢障碍者约占 25%。分析原因为进食量及胃酸分泌减少，对脂肪不能耐受，小肠对钙与脂溶性维生素 D 吸收不良，机体为维持血钙水平将钙从骨中动员到血清中，长时间发展导致骨质疏松症。缺铁性贫血者应多吃含铁量高的食物，口服铁剂或肌内注射右旋糖酐铁注射液，如为巨幼红细胞性贫血，可注射维生素 B_{12}、叶酸制剂和维生素 C；骨质疏松者，应加强饮食调节，多食含钙食物，适当运动，增加日照机会等，此外，补充维生素 D、口服钙剂等措施亦很重要。

二、急性胃、十二指肠溃疡穿孔

胃十二指肠急性穿孔是消化性溃疡的严重并发症。该病病情急，发展快，严重者可危及生命，因此需要紧急处理。近年来随着高效的抗酸药物以及抗幽门螺杆菌的治疗，溃疡穿孔的发生率有所下降，但临床还是比较常见。

(一)病因及病理

胃十二指肠穿孔可分为游离穿孔与包裹穿孔。游离穿孔时，胃及十二指肠内容物流入腹膜腔，引起弥漫性腹膜炎；包裹性穿孔同样形成侵蚀胃或十二指肠壁全层的溃疡孔洞，但为邻近的脏器或大网膜包裹。90%的十二指肠穿孔发生在球部前壁，而胃溃疡穿孔则60%发生在胃小弯，40%分布于胃窦部及其他部位。急性穿孔后，胃酸，胆汁，胰液等刺激性消化液引起化学性腹膜炎。导致剧烈腹痛和腹腔大量渗出；6～8小时后细菌开始繁殖并逐渐转化为化脓性腹膜炎，病原菌以大肠埃希菌，链球菌多见。由于强烈的化学刺激，细胞外液的丢失及细菌毒素吸收可引起休克。

（二）诊断

1.症状与体征

胃、十二指肠急性穿孔患者中多有溃疡病史，并在穿孔前常有溃疡病症状加重及复发的表现。穿孔多在夜间或饱食后发生，腹痛是溃疡病穿孔的最突出症状。穿孔发生时，患者突然感觉上腹部剧烈疼痛，呈持续性刀割样或撕裂样剧痛，可阵发性加剧，部分患者疼痛可放射至右肩。当渗出物沿有结肠旁沟向下流注时可有右下腹痛。可伴有恶心，呕吐。穿孔可引起患者烦躁不安、面色苍白、四肢厥冷、心悸、出汗、体温下降、脉搏细弱增快、血压下降等休克症状。当腹腔内渗出液增多时，稀释了流入腹腔的胃内容物，以上各种症状可有不同程度的缓解，腹痛和腹肌紧张有所减轻，休克症状亦自行好转，但压痛仍很明显。6～8小时患者出现化脓性腹膜炎，腹痛可再次加重，可进入腹膜炎晚期，出现寒战、高热，甚至发生中毒性肠麻痹、败血症、脓毒血症，最终因中毒性休克而死亡。老年及体弱患者对穿孔的反应及耐受性与青壮年患者不同。其腹痛症状不太明显和剧烈，但呕吐、腹胀较重，容易休克，病情发展较快，预后差。

查体时患者表情痛苦，仰卧微屈膝，不愿移动，腹式呼吸减弱或消失，全腹压痛，反跳痛及肌紧张，呈“板状腹”。尤其右上腹最明显。叩诊肝浊音界减小或消失，可有移动性浊音。听诊肠鸣音弱或消失。患者发热，白细胞计数增加，立位腹平片可见膈下游离气体。

2.影像学检查

既往有溃疡病史，突发上腹或右上腹剧痛并迅速扩展为全腹，伴有腹膜刺激征等消化道穿孔典型表现，结合影像学检查膈下游离气体，诊断性腹腔穿刺抽出液含胆汁或食物残渣，可作出诊断，并须与急性胆囊炎、胰腺炎及阑尾炎鉴别。

（三）治疗

1.非手术治疗

适应证包括：①一般情况良好，临床表现轻，腹膜炎体征趋于局限或穿孔超过24小时腹膜炎局限者；②空腹穿孔；③不属于顽固性溃疡，不伴有溃疡出血、幽门梗阻、可疑癌变等情况；④全身条件差，难以耐受麻醉与手术者。包括禁食水、胃肠减压，应用抗生素、质子泵抑制药以及加强营养支持等。期间应严密观察症状和体征变化，6～8小时腹痛减轻或缓解，腹膜炎体征范围缩小是非手术方法治疗有效的表现；若腹部体征未见好转或加重，应考虑中转手术。切不可因一味保守治疗而耽误了手术时机，导致感染加重甚至休克。注意胃肠减压引流情况，如果引流量突然减少，应及时调整胃肠减压管，确保其通畅，胃液的蓄积会加重对穿孔处的刺激，极有可能影响非手术治疗效果。禁食期间，要注意水、电解质平衡，出现紊乱及时纠正。非手术治疗少数患者可出现膈下脓肿或腹腔脓肿。痊愈的患者应胃镜检查排除胃癌，根治幽门螺杆菌并采用制酸药治疗。

2.手术治疗

仍为胃十二指肠溃疡穿孔的主要治疗方法。

(1)单纯穿孔修补术:适应证为①对于年老体弱或有较严重的合并症,不能耐受较复杂的手术患者;②穿孔时间长(>8 小时),局部化脓,感染重,高度水肿者;③术中见穿孔小,周边无硬结,患者年轻,无慢性溃疡病史者;④有中毒性休克,生命危险者。进行单纯修补术后,配以内科药物有效治疗溃疡病,术后注意饮食调养,穿孔修补术仍不失为一种有价值的术式。对年龄大,合并症多,心肺功能不好,腹腔污染严重者尽量缩短手术时间为宜,而行单纯穿孔修补缝合加术后正规的抗 Hp 治疗是一种较理想的治疗方案。

(2)彻底性溃疡手术:优点是一次同时解决了穿孔和溃疡两个问题,如果患者一般情况良好,胃十二指肠溃疡穿孔在 8 小时内,或超过 8 小时但腹腔污染不重;慢性溃疡特别是胃溃疡患者,曾行内科治疗,或治疗期间穿孔;十二指肠溃疡穿孔修补后再穿孔,有幽门梗阻或出血病史者可行彻底性溃疡手术。

彻底性溃疡手术包括胃大部分切除外,对十二指肠溃疡穿孔可选用穿孔修补加高选择性迷走神经切断术。但因操作复杂耗时,手术风险加大,对于休克,化脓性腹膜炎或合并其他严重疾病者不宜。

三、胃、十二指肠溃疡大出血

(一)病因与病理

出血是消化性溃疡最常见的并发症,十二指肠溃疡并发出血的发生率略高于胃溃疡。大出血主要见于慢性溃疡,一般位于十二指肠球部后壁或胃小弯处。出血的量及程度取决于被侵蚀的血管,动脉呈搏动性喷射,而静脉出血则较为缓慢。出血是溃疡病活动的表现,当情绪紧张、过度疲劳、饮食不当及服用非甾体抗感染药时均可诱发消化性溃疡活动并出血,且均好发于男性,其原因可能为男性嗜好烟酒有关及社会心理压力较女性大有关。

(二)诊断

1.症状与体征

上消化道出血是临床上常见的急重症,上消化道出血的主要症状取决于出血的速度和量的多少,主要包括呕血和黑粪以及由于大量出血而引起的全身症状。如果出血很急,量很多,则既有呕血又有便血;由于血液在胃内停滞的时间短,呕血多为鲜血;因肠道蠕动加快,便血也相当鲜红。反之,出血较慢,量较少,则出现黑粪,而很少出现呕血。由于血液在胃肠道内存留的时间较长,经胃液及肠液的作用,便血常呈柏油便。幽门以下出血时常以黑粪为主,而幽门以上出血则引起呕血,并伴有黑粪,量小时可不引起呕血。十二指肠出血量较多时,部分血反流至胃内,亦可引起呕血。胃管内抽取物,如为鲜红色或咖啡色物或隐血实验阳性可诊断为消化道出血。有尿素氮升高时提示上消化道出血。

2.实验室与影像学检查

呕血或黑粪(便血)肉眼可确定或实验室检查可表现为隐血(+)。血红蛋白、红细胞计数、血细胞比容可估计出血程度。血浆胃蛋白酶原增高,有利于溃疡病出血的诊断。纤维胃十二指肠镜检查安全可靠,是当前首选的诊断方法。如果没有严重的伴发疾病,血流动力学相对稳定,患者应在住院后立即行纤维胃十二指肠镜检查,也可在 6~12 小时进行,检查越及时,阳性检出率越高,一般达 80%~90%。选择性动脉造影,胃管或三腔二囊管也可用于诊断或治疗上消化道出血。

(三)治疗

临床表现具有低血容量休克时,首先建立两条静脉通路,十分重要的是建立一条够大的通道,例如经颈内静脉或锁骨下静脉达上腔静脉之途径,以便监测中心静脉压。先滴注平衡盐溶液及血浆代用品,备够可能需要的全血或红细胞。留置尿管观察每小时尿量。有条件应给予患者血压、脉搏、血氧饱和度监测,或每 15~30 分钟测定血压、脉率,并观察周围循环情况,作为补液,输血的指标。强调不要一开始单独输血而不输液,因为患者急性失血后血液浓缩,血较黏稠,此时输血并不能更有效地改善微循环的缺血、缺氧状态。因此主张先输晶体后输胶体,或者紧急时输液、输血同时进行。如果在输入平衡盐溶液 1500~2000mL 血压和脉搏仍不稳定,说明失血量大或存在继续出血,此时除了继续输平衡盐溶液,还应同时输注全血、血浆等。当收缩压在 50mmHg 以下时,输液、输血速度要适当加快,甚至需加压输血,以尽快把收缩压升高至 80~90mmHg 水平,脉率在 100/分以下。血压能稳住则减慢输液速度。输入库存血较多时,每 600mL 血应静脉补充葡萄糖酸钙溶液 10mL。对肝硬化或急性胃黏膜损害的患者,尽可能采用新鲜血。临床应用的电解质溶液与胶体溶液的比例以(3~4):1 为宜,只要保持血细胞比容不低于 30%,大量输入平衡盐溶液以补充功能性细胞外液丧失和电解质,是有利于抗休克治疗的。如血小板<50×10^9/L,或长期服用阿司匹林者则应输入血小板。凝血功能障碍者应输入新鲜血浆。

抑酸药物如 H_2 受体拮抗药和抗酸药在上消化道出血发病中起重要作用,因为抑制胃酸分泌及中和胃酸可达到止血的效果。H_2 受体拮抗药包括西咪替丁及雷尼替丁、法莫替丁等,已在临床广泛应用。去甲肾上腺素可以刺激 α_2 肾上腺素能受体,使血管收缩而止血。胃出血时可用去甲肾上腺素 8mg,加入冷生理盐水 100~200mL,经胃管灌注或口服,每 0.5~1 小时灌注 1 次,必要时可重复 3~4 次,也可注入凝血酶等药物。应激性溃疡或出血性胃炎避免使用。在内镜检查时,对看到的活动性出血部位,或在溃疡基底的血管,可经内镜下直接对出血灶喷洒止血药物,如孟氏液或去甲肾上腺素,一般可收到立即止血的效果,或者采用高频电凝止血、激光止血方法。也可经内镜用稀浓度即 1/10000 肾上腺素做出血灶周围黏膜下注射,使局部血管收缩,周围组织肿胀压迫血管,起暂时止血作用。继之局部注射硬化剂如 1%十四烃基硫酸钠,使血管闭塞。条件允许可经内镜直视下放置缝合夹子,把出血的血管缝夹止血,伤口愈合后金属夹子会自行脱落,随粪便排出体外。该法安全、简便、有效,可用于消化性溃疡出血,特别对小动脉出血效果更满意。出血的动脉直径>4mm,不宜采用内镜止血。如果患者的年龄在45岁以上,病史较长,多系慢性溃疡,这种出血很难自止,经过初步处理,待血压,脉率有所恢复后,应早期手术。有如下表现的也应手术治疗:①出血后迅速出现休克或反复呕吐者;②在6~8小时输血600mL或24小时内需要输血2500mL以上,而血压、脉率仍不稳定或止血后再次发生者;③年龄50岁以上,伴有动脉硬化者;④曾反复大出血,特别是近期反复出血者;⑤住院治疗期间发生出血后又需再次输血者;⑥慢性十二指肠后壁或胃小弯溃疡出血,可能来自较大动脉,不易止血者;手术可采用胃大部分切除术,切除出血的溃疡是防止再出血最可靠的办法。出血点缝扎,迷走神经切断术创伤程度比胃大部切除术小,适用于年老体弱,或有重要器官功能不全的患者。倘若十二指肠溃疡位置低,靠近胆总管或已穿入胰头,或溃疡周围有严重炎症、瘢痕,常使切除有困难,可切开十二指肠球部前壁,缝扎溃疡面的出血点,并在十二指肠上下缘结扎胃十二指肠动脉和胰十二指肠动脉,再做旷置溃疡的胃大部切除术。

第二节 胃肿瘤

一、胃的良性肿瘤

胃良性肿瘤并不多见,约占胃肿瘤的3%。发生临床症状的胃良性肿瘤则更为少见,大半是在X线钡餐或胃镜检查时无意中发现的。

(一)病理

按其组织发生可分为两大类:一类为源自胃黏膜上皮组织的腺瘤或息肉样腺瘤,另一类为来自胃壁间叶组织的平滑肌瘤、纤维瘤、血管瘤、脂肪瘤、神经纤维瘤和神经鞘膜瘤等。

胃腺瘤或息肉样腺瘤常称为胃息肉。但应注意胃息肉可分为真性和假性两种。只有源自胃黏膜上皮组织的腺瘤或息肉样腺瘤才是属于肿瘤性增生的有恶变倾向的真性息肉;而那些炎性增生所形成的息肉样病变称为假性息肉。Peutz-Jeghers综合征在胃内见到的息肉属错构瘤。

胃良性肿瘤可发生在胃的任何部位,但多见于胃窦。多数为单发,但多发者亦不少见;胃息肉症则为大小不等的息肉充斥全部胃黏膜。

胃良性肿瘤的继发性病理改变有出血、溃疡、癌变(大于2cm的肿块尤其危险性大)等。

(二)诊断

1.临床表现

胃良性肿瘤临床上常无症状。症状的有无及轻重决定于并发症的严重程度,而并发症的发生又决定于肿瘤的大小、部位及表面状况。除一般的上腹部不适、疼痛外,较多见的症状为出血,虽多为慢性小量出血,但也可发生急性大出血。位于贲门或幽门附近且体积较大者可出现梗阻症状;若为长蒂息肉则可因息肉滑入及退出胃幽门管而表现为发作性的幽门痉挛或梗阻症状。巨大的平滑肌瘤等可在体检时触及上腹肿块。

2.辅助检查

(1)X线钡餐:胃内可发现圆形或卵圆形充盈缺损,外形整齐,边缘清楚;若合并溃疡形成则可见龛影;如为带蒂则阴影可以移动。

(2)胃镜检查:可直接观察到肿瘤的形态;多点活检有助于确定有无早期恶变。

(三)治疗

小的无症状的息肉需定期随诊,如息肉引起症状或大于2cm时应予以切除。

手术方式视肿瘤的性质及部位而定。可供选择的术式包括胃切开将息肉连同基底黏膜的广泛切除、胃楔形切除、远侧或近侧的胃部分或大部分切除甚至全胃切除。

二、胃癌

胃癌是常见的恶性肿瘤,近年来其发病率虽有所下降,但其死亡率仍居前列。有关胃癌的基础理论和临床研究均取得了一定进展,但诊断治疗进展并不显著,主要表现在早期胃癌诊断率仍低,进展期胃癌预后较差,其主要原因在于诊断确定时多属晚期,如能在早期确定诊断,则一定能改善预后。

(一)致病因素

导致胃癌的因素很多,但就具体患者而言,不可能用单一原因加以解释。已有资料显示,社会经济状况、饮食因素、某些化学致癌物质、遗传因素等在胃癌的流行病学调查中构成重要因素。

1.幽门螺杆菌感染

近年发现,幽门螺杆菌不仅是慢性活动性胃炎的病原菌,是消化性溃疡和胃黏膜相关淋巴瘤的重要致病因子,而且还可能是胃癌的协同致癌因子。流行病学调查表明,胃癌发病率与当地HP感染率呈正相关。13个国家的3194例追踪性国际研究结果表明,HP感染者发生胃癌的危险性较非感染者高6倍以上。HP感染与肠型胃癌关系较为密切,从HP感染、慢性浅表性胃炎、慢性萎缩性胃炎、肠上皮化生及异型增生到肠型胃癌的演变过程已经明确,而弥散型胃癌则未见类同的前期变化。

一些研究提示感染HP可产生细胞毒相关蛋白抗原,使胃黏膜产生急、慢性炎症,黏膜上皮损伤,细胞增殖增加,胃液中抗坏血酸浓度降低,游离自由基增加。HP又具有强烈的尿素酶活性,胃液中氨浓度增高,动物实验提示氨与N-亚硝基化合物为共同致癌原,亦为致癌的促进剂,长期感染可导致萎缩性胃炎,引起胃酸降低和细菌过度生长,某些微生物能代谢硝酸盐成为亚硝酸盐。综上所述,HP感染可能协同致胃癌。

2.癌前期病变

对临床医生而言,需要对病因正确理解并用以指导实际工作的,是胃癌的癌前期病变和具体危险因素的胃良性慢性病变两点。例如胃息肉,在内窥镜普及后,胃息肉的诊断及治疗常是外科会诊的内容。胃息肉可为腺瘤性息肉即真性息肉,或息肉样腺瘤,这是一种新生物,可发生癌变或已存在癌变而活检未发现。故应先作局部切除及病理学检查,若为良性腺瘤则局部切除已足够；如有部分癌变，若限于黏膜层且基底膜完好则属原位癌，分化良好者局部切除亦已足够，但需胃镜多次随访；如已侵入黏膜下层，则应视作进展期胃癌进行处理。显然胃息肉样腺瘤是一种癌前病变。相反，胃假性息肉是胃黏膜慢性炎症时炎性增生性息肉，它常与溃疡病和慢性胃炎并存，都发生在胃窦，并不是一种新生物。若局限多发病变可作胃部分切除术，单发息肉应该用胃镜摘除，其目的主要是确定假性抑真性息肉。术后都应作胃镜多次随访。胃假性息肉不属于癌前病变，是有危险性的胃良性慢性病变。

胃黏膜癌前病变广义而言指胃黏膜发生改变，具有较正常黏膜高的癌发生可能性，也就是所谓“高危人群”。它包括慢性萎缩性胃炎、慢性消化性溃疡、溃疡愈合后瘢痕、胃部分切除术后等；但是狭义而言是从组织学上看，指胃黏膜病变已逐步变为癌细胞。但即使是癌也是原位性并无浸润生长，故组织学上仍不完全符合浸润癌的标准。譬如细胞核与细胞浆体积比率增加，核多形性排列不整齐等。癌前病变的认识可从胃手术切除标本原发癌邻近的胃黏膜病变认知。把癌前病变和异型增生等同看待是不妥的。

慢性胃黏膜病变中以萎缩性胃炎为最常见，它是60岁以上人群难以避免的慢性胃黏膜变化。萎缩性胃炎的诊断随胃镜普及活检增多而增加。慢性萎缩性胃炎若同时伴有恶性贫血则胃癌发生率据说可增加6倍，但临床上两者并存少见。萎缩性胃炎伴有肠上皮化生时，引起患者的恐惧，甚至考虑手术治疗而至外科会诊。实际上是临床医师传给患者错误的信息所造成恐慌。

胃黏膜异型增生WHO(1978)分为3度(轻、中、重)，此3度与日本胃活检材料分组中Ⅱ组(良性变化轻度异型变化)、Ⅲ组(良性与恶性细胞皆有界线性损害)、Ⅳ组(已为癌细胞但组织学上不完全符合标准)是一致的。轻度异型增生是再生性和/或增殖性质，完全可能回复正常，仅极少数有肠上皮化生者经一段时间后可能转变为中度和重度。中度异型增生最常见于胃黏膜宽底隆起病变，此种病变很长时间维持不变，故已不能逆转，管状腺瘤即属此。重度异型增生则是一种不稳定病变已属原位癌而组织学上尚不完全符合，因未见浸润生长存在。理论上重度异型增生与癌前病变是可以区分的，但实际上是重叠存在的。值得注意的是病理学诊断重度异型增生时，另一位病理学医师诊断为“早期癌”。内窥镜下凡隆起宽底病损组织学上多为肠型早期癌，而凹陷型者多数是弥散型。在早期胃癌周围黏膜多数可见异型增生和结肠型上皮化生。胃黏膜的萎缩和化生随着老年到来可变为广泛，结果是主细胞逐步大量减少，使胃蛋白酶原Ⅰ产生减少，使血中胃蛋白酶原Ⅰ水平降低(＜20ng/L)，故胃蛋白酶原Ⅰ降低是萎缩性胃炎的标志。结肠性肠上皮化生是属晚期化生，虽然H.E染色有时也能确定之，但最好是用高铁双胺阿尔西蓝染色，结肠上皮化生处染色成深棕色，提示硫黏蛋白含量多。轻、中二级肠上皮化生仍不需手术治疗，应该定期胃镜随访，每次应多处活检观察组织学是否有逆转或进一步恶化，必须多处活检确定病变范围。胃上皮异型增生之前先有肠上皮化生，由此发展为胃癌后即称为A型；无肠上皮化，直接从胃上皮细胞发生异型增生转变为胃癌者为B型。相对而言早期病变A型预后较B型为好。

胃空肠吻合术后胃镜检查常有吻合口处不同程度的慢性胃黏膜炎性改变，有上皮化生甚至异型增生出现，故有潜在发生胃癌的危险性，如果发生称为残胃癌，大多在术后10～20年发生，也有报告为术后10年，最短发生为7年。迄今无论是BⅠ或BⅡ式术后，或迷走神经干切断加胃窦切除术后都有发生残胃癌的报道。

众所周知，胃癌灶上有溃疡形成称为癌溃疡，而慢性胃溃疡基础上发生癌称为溃疡癌。慢性胃溃疡发生癌变的说法虽已见于教材并广为流传，但实际上是否存在溃疡癌变仍有争论，而且是长久未能得到解决的问题，故是否存在溃疡癌也成问题。临床医生无能力也无暇参加此种争论。值得注意的是胃癌的溃疡面在药物治疗下可能愈合或缩小，症状亦可暂时消失。

3.癌基因与抑癌基因

胃癌的发生和发展是多阶段、多步骤的过程，不同的基因可能在不同的阶段起作用，也可能通过对细胞凋亡调节的失衡而起作用。理化和生物致癌因素可导致细胞中的原癌基因激活，活化的原癌基因称为癌基因。活化方式主要有基因点突变、扩增、重排或外源性基因的插入等；另一类基因变异表现为基因缺失和点突变，这类基因称为肿瘤抑制基因或抑癌基因，其缺失或突变与肿瘤的发生和发展密切相关。

目前经常检测的癌基因有MET、EGFR、ERBB2、RAS及AKT-2等，抑癌基因有P53、P16、RB、APC和NM23等，其中MET、RAS基因的过量表达发生在癌变早期，MET、ERBB2、EGFR和AKT-2基因扩增与肿瘤的快速生长有关，NM23和P16基因缺失或表达水平降低与瘤细胞恶性表型有关，BCL-2基因可以抑制细胞凋亡，BAX基因则促进细胞凋亡，野生型P53可促进细胞凋亡，突变型P53可抑制野生型P53，促进细胞增殖，抑制细胞凋亡。有研究表明，在胃癌病例中凡有3个以上基因变异者，大多为分化低、有淋巴结转移和恶性程度高。

（二）诊断

胃癌早期得到诊断并非易事。首先，早期胃癌多无症状，除胃窦部早期癌可以出现进食后上腹不适、饱胀或疼痛等非特异性症状外，其他部位胃癌临床上早期大多数可以是没有任何症状的，或有不引起患者注意的症状。其次早期诊断唯有依靠胃镜检查获得早期诊断，而不是吞钡或其他影像学方法。但是即使有胃镜检查，提高早期诊断率也不是轻而易举的，检查医师能否警惕认识早期胃癌损害，是否对任何怀疑部位进行活体组织检查，或常规固定部位多处取材活检，至关重要。有些内镜检查医生不能完全规范施行，因而常常延误诊断。应用电子胃镜检查有录像记录，如此则可复核录像，判断取材部位和方法是否合适。即便是进展期胃癌，临床症状多无特异性，需与胆、胰等疾病相鉴别。

临床外科医师如能经常与病理科医师一起共同对手术标本在固定前进行肉眼观察并取材，则临床医师就能熟悉肉眼病理学表现和组织学检查后结果，更不用说黏膜染色和注射病损部位使之隆起后，圈套式取材等活检方法的使用，对胃镜录像中病损的认识就能大大提高。总之，要达到早期诊断，临床医师应坚持“先检查，后处方”和胃病检查“首选胃镜”这二条原则。胃癌诊断大多先经内科和内窥镜医师之手，故早期诊断仍有赖于临床首诊医师对胃癌的高度警惕和患者自身对建议作胃镜检查的顺应性。延误胃癌早期诊断既有初诊医师问病发药或应因患者要求给药，没有作检查也没有确切诊断即有处方的临床错误，也有不理解早期病变内窥镜检查为首选的检查的原则。患者常常拒绝内窥镜检查是由于不理解这种检查的必要性和畏惧检查心理,也是临床医师对此态度不坚决的后果。目前胃镜检查设施皆已普及,但是内窥镜医师的培养和常规活检检查等原则远远落后于客观需要。

日本自20世纪70年代起手术切除病例中早期胃癌比例大幅度上升,这奠定了日本手术治疗胃癌5年生存率居世界领先地位。早期胃癌发现增多关键在于日本早已奉行"内窥镜优先"的诊断方针和例行任何可疑处黏膜活检。胃镜性能和内窥镜技术不断改善,在早期胃癌诊断上已完全取代放射学检查。

首先是胃镜活检方法的改进,原有活检方式取材太少太浅,不能满足需要。1983年Tada和Takemoto创用圈套活检法,能一次取得2～3mm直径黏膜和黏膜下层组织块。先用盐水注射需要活检局部,使黏膜病损处局部突起,盐水应注射于黏膜下层,然后对此人工造成的突起用钢丝圈套器勒断,用夹钳取出。此法对早期胃癌突起型者能完整取下,而且对下凹型早期胃癌直径≤1cm者亦能取下,Tada报告111例仅1例发生出血。

直径较细的广角前视式高分辨清晰度良好的内窥镜已完全取代了旧式内窥镜。

为了诊断胃癌黏膜上微小病损,1966年Yamakawa报告用美蓝染色黏膜诊断早期胃癌。活体染色法最早为Schiller(1933年)用Lugol液染色子宫颈早期诊断宫颈癌,此法称Schiller试验。此法在20世纪70年代用于内窥镜诊断食管癌,并用以区分食管与胃交界;此后又有刚果红染色判断泌酸。内窥镜染色技术现在常用以辨认胃肠道小的病变。

1984年出现电子内窥镜,它包括内窥镜、电视显像和录像,还有摄像系统、电脑等附件。它的最大进步是产生高质量图像,供多位观察者同时观看。电子内窥镜所得到的图像不再经光导纤维传输,而是用电子信号传输。经光导纤维传输的图像质量决定于光导纤维的直径和数目,而电子信号传输的图像光点最少3倍于光导纤维最大可能得到的图像光点,故得到高清晰度高质量图像。电子内窥镜图像可以用图像定量分析,并用光盘刻录。经显示器屏幕观察图像,也有利于诊断和治疗时术者和助手之间配合动作。

放射学检查胃癌中吞钡空气对比造影也有很多进步,虽然早期胃癌的阳性结果远比内窥镜为低,尤其是胃癌近端1/3区只有用内窥镜检查才能诊断;胃前壁病变漏诊率高达39%,而且小于1cm直径病变则不能用此发现。

进展期胃癌诊断中利用超声内镜检查可以判断侵犯胃壁深度、局部淋巴结转移和邻近胆管、肝、肾和肾上腺等重要脏器的结构与胃癌的关系。在内窥镜头上装置有高频超声探头(7.5～10MHz),探头上附有水囊,充水后可检查食管和心脏。在胃腔充水后即可经内窥镜定位下作胃壁B超实时检查。正常胃壁自黏膜至浆膜可见到5层清晰结构,即黏膜浅表面、黏膜层、黏膜下层、肌层和浆膜层。超声内镜对鉴别胃癌与其他良性肿瘤是独一无二的。

(三)分期

胃癌的分期的目的与其他肿瘤一样是为了衡量病情的早晚,判断其预后,由此决定治疗方案。而且只有在统一的分期下易于比较不同地区和医院之间治疗的结果。因此分期极为重要,且疑难之处也在此。对胃癌作出正确科学的分期很困难,需要做大量细致的工作,这在多数医院很难做到。

胃癌临床病理分期主要有两大系统，即国际抗癌联盟(UICC)和美国分期和预后委员会(AJCC)TNM分期和日本癌症研究会(JRSGC)的胃癌研究规约。二者均以原发肿瘤分期、淋巴结分期和远处转移分期为主要内容，最重要的区别在于二者对淋巴结分期方法，UICC/AJCC第4版分期中以距原发灶边缘3cm为界将淋巴结转移分为N_1N_2，1997年第5版规定以淋巴结转移数目分期：1～6个为N_1，7～15个为N_2，超过15个为N_3；而日本分期历来以胃周淋巴结解剖部位划分为3站若干组。

相当长时期内判断胃癌预后强调病理形态学上分型，对浸润深度和局部淋巴结检查重视不够。1987年公布夏威夷国际胃癌会议结果集中反映的近20年来的进步，会议根据日本胃癌研究会(JRSGC)15584例胃癌和美国外科流行病学和结果规划4785例分析结果，表明影响最重要因素顺次为侵犯胃壁深度、局部淋巴结转移范围、Borrmann分型、原发癌所在部位(顺次为胃窦、胃体和胃底贲门区)，最后才是组织学特征，按预后好坏顺次为乳头状、分化良好、中度分化、未分化和"印戒"细胞癌。因此，除已有远处转移预后很坏外，侵犯胃壁深度和局部淋巴结转移范围是决定预后最重要的因素。但是迄今很多手术切除标本的病理学检查报告对极为重要的侵犯胃壁深度和局部淋巴结转移并无详细报告。这种几十年来一贯不变的根本原因在于临床外科没有对病理检查提出此种要求，而病理学医师并不了解现在胃癌临床上进步。胃癌如已侵犯胃壁全层并穿透浆膜面，此时术中肉眼可见癌灶。问题在于早期胃癌的诊断，即仅侵犯至黏膜下层而并未累及肌层，因为胃癌向深层侵犯并不一定是"齐头并进"的，应该对原发灶间隔多处切面先作肉眼观察，然后选择侵犯最深处作组织学切片检查，否则即使有病理学报告仍可有误。

病理学检查分期最大的困难在于局部淋巴结检查。所见论著报道皆有病例分期，但是都没有具体详细资料回答下列问题：手术标本上是否全数取下淋巴结？是否逐个多张切片检查？是否分组记录阳性淋巴结部位(即N_1为胃周边淋巴结；N_2为胃左、右动脉、肝总动脉、腹腔动脉、脾动脉和脾门处淋巴结；N_3为肝十二指肠韧带、肠系膜上血管、结肠中动脉和腹主动脉旁淋巴结)，故大多数文章报告的分期并不可靠。一般是低估分期，像绝大多数欧美文献所见都是如此。触诊标本淋巴结变硬，无疑可能有转移，但也不尽然，也有可能多平面6张切片仍无转移；另一方面直径小于5mm淋巴结术中肉眼不易辨认，手感也如脂肪一样，也很多已有转移。此种小于5mm直径淋巴结转移可占全数转移淋巴结中2/3。而且这种外观手感并无转移的细小淋巴结切片中可能整个淋巴结皆为癌细胞充盈。因此得出术中手感和肉眼判断是不可信的结论，尤其是判断局部淋巴结"无异常"时。

目前国际上也没有对胃癌淋巴结检查做出具体规定，像乳癌UICC规定局部淋巴结组织学检查不能少于10枚，否则即作为PNx看待；每枚淋巴结需3张切片H.E.染色。20世纪70年代日本Soga认为每例切除标本的局部淋巴结最少为30枚，此后德国文献报告对非肿瘤腹部无手术史的尸体作规范性全胃"根治式"切除，所检得局部淋巴结数统计结果也认可30枚数目是"金标准"。至于每枚淋巴结在胃部标本中应做出几张切片检查则并无统一规定，在病理学文献中早就有规定判断淋巴结转移对肿大淋巴结应作取三等份剖面，每一剖面作 2 张切片检查，其阳性检出率高于 3 张切片和单张切片结果。医院科室与病理医师合作对 35 例胃癌手术的切除标本，经固定、脱脂后共取得局部淋巴结 2691 枚，平均每例 76.89±27.16 枚。每枚淋巴结若大于 5mm 则作以淋巴结门蒂部三剖面 6 张切片，若小于或等于 5mm 则作连续 6 张切片，然后 H.E 染色由资深病理学医师读片。结果进展期胃癌局部淋巴结转移率为 82.76％，转移淋巴结数最少为 2 枚(转移度 2.86％)，最多为 73 枚(转移度 79.35％)。实际上病理学检查胃癌切除标本上局部淋巴结数目是对手术规范化的一个重要的质量控制指标，也是正确分期的一个质控指标。漏检原因主要是微转移灶，在 1 张切片中往往只有少许(＜50 个)癌细胞，且分散分布。另一方面大量淋巴结切片检查由于疲劳而漏检的情况也难避免。相反免疫组化染色时癌细胞十分容易辨认，实际上都是年轻外科医师和技术员就能确定是否转移。这样大大减轻了病理检查中高年医师的工作量，使局部淋巴结检查工作得以继续下去。1995 年 Maehara 报告了胃癌局部淋巴结微转移的重要意义，对 34 例因胃癌复发死亡的早期胃癌病例复查局部淋巴结时发现，发生漏检的大多是微转移所致，原先对淋巴结仅作单张切片 H.E 染色是不可靠的。胃癌局部淋巴结微转移的提出是在 20 世纪 80 年代后期乳癌淋巴结转移中有微转移现象才引起注意的，90 年代初对乳癌淋巴结微转移的临床意义给予肯定，然后我们才将此方法移植到胃癌的淋巴转移上来。

胃癌局部淋巴结检查中另一个难题是分组。局部淋巴结分组中困难是在处理标本时，对 5 组与 12 组、6 组与 14、15 组、7 组与 9 组、8 组与 9 组、2 组与部分 16 组等分组在标本上不易区分。当这些包含在系膜中的局部淋巴结连同胃标本一并切下后，只有手术者在术后几小时内能在标本上辨认其分组解剖关系，如果术中不做出分组标记，即使是手术者也很难在标本固定后次日加以区分。而手术者历经几小时的淋巴结解剖手术后已经十分疲劳，难以继续在术后及时对未固定标本作分组工作，而其他医师即使是第一助手也难以胜任对某些部位的分组。以肝十二指肠韧带肝固有动脉、门静脉和胆总管处淋巴结解剖为例，右侧部分腹膜和淋巴结连同十二指肠球部和 13 组切除，其内侧部分又连成一片与胃切下。又例如幽门下 6 组，它与肠系膜上血管旁淋巴结在解剖切除前很易区分，但连同 14、15 组一起解剖分离后在切除的胃标本上就很难区分了。此种分组上容易产生的错误，带来的是分期上的错误。另一方面日本的分组方法是否合理也引起疑虑。例如胃窦癌，胃周淋巴结 5 组与肝固有动脉周围 12 组是连成一片的，而前者属 N_1，后者属 N_3。当肝固有动脉分左、右肝动脉较早时，即肝固有动脉很短就迅速分左、右肝动脉，5 组与 12 组有些淋巴结是紧密相连的，因而此种情况下把 12 组计入 N_3 是不合理的。在局部淋巴结分组上 UICC 早就提出距离原发灶边缘 3cm 之内和＞3cm 的淋巴结来分组，而日本文献并未强调此点。此 3cm 数字距离是否有科学性都值得进一步研究。有鉴于此，许多学者尝试把阳性淋巴结总数目作为有局部淋巴结转移病例最重要的预后指标。显然这是受到结、直肠癌局部淋巴结转移数目≥4 枚时其预后与已有远处转移相似这一事实的影响；此外乳癌局部淋巴结的转移数目也直接与生存率呈显著相关事实都启发了对胃癌的局部淋巴结转移似乎应该从淋巴结的转移数量来分期。1997 年 UICC/AJCC 公布的第 5 版

TNM 分期方案主要对淋巴结分期作出重大改变，即从距离改为淋巴结转移数目定量，规定 1～6 枚转移为 N_1，7～15 枚为 N_2，超过 15 枚为 N_3。这种淋巴结分期方法得到了众多学者赞同，认为优于日本的淋巴结分期方法。实际上这种分期方法也有缺点，未规定淋巴结检查总数和每枚淋巴结切片数的要求。如果只检查 5 枚淋巴结就不可能有 N_2、N_3 分期病例；如果对淋巴结作单张切片就有可能漏检而使分期发生错误。在取得一定数目的局部淋巴结（如每例最少为 30 枚）后，必需逐枚切片免疫组化染色检查，计算阳性淋巴结总数和转移度。因为即使在日本如 1990 的 Okusa 报告 433 例术后标本淋巴结总数检查总数仅 23.4 枚/例，显然是总数不够。淋巴结分期必需大量规范化胃癌切除手术病例和规范化取材作组织学检查后才能做到，并在长期完整随访后才能得出结论。为此需要很多医院参加研究才能完成，像日本、德国和丹麦都有全国性规划。另外，由于淋巴结总数不同，相同转移淋巴结数目患者的预后也是不一样的。因此，在量化分析的基础上，引入相对数指标——淋巴结转移度（阳性淋巴结/淋巴结总数，以百分数表示）作为淋巴结分期标准是必要的。

学者对有完整淋巴结病理学检查资料的 78 例胃癌患者的生存率进行了分析，共切除淋巴结 5388 枚，平均每例取得淋巴结 69.08±26.66 枚（X±SE），最少 30 枚，最多 157 枚。多变量逐步回归分析显示，不考虑淋巴结转移度时，浸润深度与淋巴结转移数目进入回归模型，是影响预后的主要因素，阳性淋巴结每增加一枚，其肿瘤相关死亡风险为原来的 1.04 倍，说明它不能反映风险增加的程度；不考虑淋巴结转移数目时，浸润深度与淋巴结转移度进入回归模型，皆是影响预后的主要因素，其中淋巴结转移度每增加 10%，肿瘤相关死亡风险为原来的 28.57 倍，说明它能反映风险增加的程度；若淋巴结转移数目、淋巴结转移度均考虑在内，则浸润深度、淋巴结转移度可进入回归模型，是影响预后的主要因素，而淋巴结转移数目不能进入回归模型。以上说明淋巴结转移度在判断预后方面优于淋巴结数目。这项研究结果表明，与生存率相对应的淋巴结分期为，NO 无淋巴结转移，$0<N_1\leqslant10\%$，$10\%<N_2\leqslant25\%$，$N_3>25\%$。

胃癌局部淋巴结的跳跃指 N_1 全数、逐个、多张切片检查无转移，而 N_2 有转移；或 N_1、N_3 有转移而 N_2 规范化详细病理学检查未见转移。因此要确认跳跃转移也并非易事。跳跃转移是存在的，但发生率低。如跳跃转移为常见，则将根本上动摇胃癌 R_0、R_1 切除的定义，并对某些病例 D_2 手术是否存在 R_0 切除可能性提出疑问。国内外报道都有胃癌淋巴结跳跃转移的发生率，但大多数没有详细的病理学检查的资料，如淋巴结检查总数和分组数，是否逐个多张切片检查和染色方法等，因此不一定可靠。

胃癌的远处转移术前也常忽视，这并非指 CT 或 MIR 未能发现的肝细小转移灶或骨髓穿刺才能发现的亚临床转移癌细胞，是指常忽视的锁骨上淋巴结转移和腹膜陶氏腔转移。锁骨上肿大且有质地异常手感的淋巴结，术前活检常能得到阳性结果，但未有肿大和手感正常的锁骨上淋巴结或活检 HE 染色阴性病例却可能有此处淋巴结微转移可能，淋巴结微转移时不一定肿大，且目前能普遍应用的只有细胞角蛋白免疫组化染色才易发现。术前如能证实锁骨上淋巴结有微转移的临床意义就是远处转移，也意味着为 N_3 病例。有的病例在术前已能从肛门指检中得到陶氏腔腹膜有转移结果，但是相当多数病例仅在手术探查时才发现该处腹膜肥厚粗糙有细小转移颗粒。手术时如果原发肿瘤已穿透腹膜，在切口限制下任凭摸诊而不用肉眼观察也常常忽视陶氏腔腹膜转移的存在。因此术中用硬质乙状结肠镜放至陶氏腔，直接用长杆活检钳取材活检常能发现手感为“正常”的陶氏腔腹膜已有转移。盆腔腹膜有转移与腹腔清洗液细胞检查找到癌细胞的临床意义不同之处为前者已属远处转移存在而后者则否。另一方面腹膜转移灶是组织切片而腹腔洗液是细胞学检查，后者需要细胞学诊断有经验的医师才较可靠作出诊断。

（四）胃癌的规范化切除手术

1.概念

现在用规范化切除一词而不用根治性切除的理由是因为“根治”仅是人们的愿望，手术能否根治的关键仍在病理分期和手术质量，晚期病例根治性手术不能根本上改变预后。故现在用 D_1、D_2、D_3（D 代表解剖，dissection）切除表示手术切除 N_1、N_2、N_3 范围，原先用 R_1、R_2、R_3，此处 R 意为“根治”，是 Radical 简写，表示手术根治性及其程度。从字面理解，既然为“根治”就不应该有程度差别。总之是废弃了一个不合理的名词，但手术解剖局部淋巴结范围仍是一样的。其根本原因是有 N_3 转移已属远期转移，手术不能根本上改变预后。胃癌手术治疗预后差的一个原因是对能手术切除病例施行的切除手术不规范，应该达到 R_0 切除的病例并没有施行 R_0 切除手术。所谓 R_0 切除是指无远处转移病例作规范性胃部分或全胃切除，伴同其系膜、局部淋巴结一并切除，不但手术中无肉眼可见残留病变，而且要得到病理组织学检查的确认。R_1 切除是指手术结束时肉眼观察无癌灶残留，但病理组织学检查发现标本边缘有癌组织。R_2 切除是指手术结束时肉眼即有癌灶残留可见。病理组织学检查认可应包括标本断端固定后 5mm 范围纵行取材切片组织学检查无癌细胞；局部淋巴结全数、分组取下，全数逐个对淋巴结片检查，若作 D_1 切除（指 N_1 淋巴结）而 N_1 已有转移，则不能认为是 R_0 切除，若作 D_2 切除（指 N_1、N_2 切除），且 N_2 全数逐个检查完全无转移，此时才确认为 R_0 切除。同样即使作 D_3 切除后，N_3 已证实有转移，则可认为已有远处转移，虽然作 D_3 切除仍不能认为是 R_0 切除，此种病例应属 R_1 切除，即组织学检查有残余可能。

当原发灶已侵及浆膜层或 N_3 已有转移或局部淋巴结转移度已＞20％的晚期病例，手术后即使辅加化疗，也仅少数有 5 年生存机会。联想到乳癌根治术的命运，有腋淋巴结转移时就意味着大多数病例已有远处转移，而且即使无腋淋巴结转移乳癌病例也已有相当部分病例死于远处转移。因此临床上能发现的乳癌实际上多数已是一个全身性疾病了，手术所起的治疗作用日趋变小。胃癌手术治疗的将来如何尚在未卜。无论如何胃癌在切除胃或全胃同时应该切除其局部淋巴结，在早期胃癌有 N_1 转移时，作 D_2 切除则 5 年生存率可＞90％。这是与未作局部淋巴结一并切除病例相比而言。据 JRSGC 统计比较自 1963—1966 年、1967—1973 年、1974—1978 年、1979—1987 年各个阶段的手术治疗共 48513 例结果，结论是 5 年生存率逐步提高，不单是发现病例分期逐步提早，而且也是由于手术扩大切除淋巴结范围所致。能切除病例 5 年生存率自 41.6％升至 71.3％；Ⅱ、Ⅲ期也有改善，但Ⅳ期病例反而自 26.1％降至 18.9％。从该报告可见在 25 年中全胃切除术应用更为广泛，自 16.4％升至 27.7％，虽然早期胃癌病例自14.6%升至47.5%，早期胃癌中也有需要全胃切除的；在此期中D_2D_3普及占手术病例也自57.8%升至87.2%，同时其总5年生存率也自64.2%升至87.2%。上世纪初德国的统计报告其5年生存率比日本低20%～30%。按日本Maruyama意见存在这种差别根本原因是日本的手术范围较广泛，因而得到正确的病理分期，而欧洲方面由于技术上原因，并未做到D_2D_3切除，局部淋巴结切除和检查不足，因而低估分期。曾有认为此系种族差异所致，为此有学者统计分析了当年在夏威夷的美籍日本人胃癌手术疗效，资料表明，这些美籍日本人的5年生存率远比在日本本土者为低而与欧洲相似，由此反驳欧美外科医师认为是种族差异造成疗效不同。欧洲回顾性统计91个医疗中心。1974～1988年资料信访结果有40%无局部淋巴结解剖记录；83%医院对近端213区胃癌作全胃切除术，且有69%作脾和部分胰切除手术，但主动脉旁淋巴结从未解剖。统计结果结论是欧洲从未像日本那样普遍施行系统性局部淋巴结切除术，故其预后远远低于日本结果，有淋巴结转移者5年生存率仅12%。但是1993年慕尼黑技术大学外科医院报告中可见胃癌切除的局部淋巴结总数已超过40枚/例，伴同脾胰切除者达55.7枚/例，转移度为0.14～0.44，但大多数病例<0.20。全德胃癌研究综合资料切除淋巴结总数亦超过30枚/例，但最高仅为49枚/例。转移度0.20～0.35。说明欧洲也开始步日本之后赶上。20世纪90年代中期以后，欧美对于适当扩大手术范围能够提高疗效已不再心存疑虑，随之获得了更好的手术疗效，欧美学者近年来总结道：西方应学习东方在胃癌外科方面的经验，包括高危患者筛查、仔细的局部淋巴结解剖和详尽的病理学分期。

应该指出系统性局部淋巴结切除之后，是否能对全数淋巴结逐个检查，并多张切片组织学检查，这又是一个不亚于手术的困难工作。

2.切除范围的选择

将胃大、小弯等分为三段，由此得到贲门区（C区）、胃体区（M区）和窦区（A区）。此种JRSGC分区简单易行。原发灶仅限于A区者作远端胃部分切除术，C区才作近端胃部分切除术，位于M区者作全胃切除术。这是指侵及肌层的进展期胃癌，早期胃癌在M区是否按此手术则有分歧。但原位癌在M区肯定不需全胃切除术；侵及黏膜下层如有EUS（内窥镜超声检查）证据则可考虑远端胃部分切除术，但一般仍应作全胃切除术，因为胃切除多少尚属次要，主要是局部淋巴结切除。胃癌作部分切除术后残端可见癌细胞浸润者高达20%，这是胃部分切除不够所致，也与有些胃癌呈弥散性生长有关，如Borrmann Ⅳ型皮革胃。因而国内有报告中认为胃切断线应距瘤体7cm为妥。实际上如为“皮革胃”，无例外地应作全胃切除术；胃窦癌一旦侵及体部也应作全胃切除术，胃部分切除与全胃切除的差别并不单单是胃部分切除或全胃的不同。更主要的是局部淋巴结切除范围不同，对胃的局部淋巴结切除无实践经验的医师往往对距离病灶多少较重视。由于胃癌切除胃体不足而残余癌应称为胃残癌，用以与残胃癌相区别。

医师对全胃和近端胃部分切除时，以前常规切除左半胰并连同脾脏，目的是能完整地去除10组和11组，持否定态度理由有：①切除左半胰后胰瘘和局部相关合并症增加，这主要见于欧美文献中；②脾切除影响机体免疫功能；③左半胰切除后糖尿病发生可能增加。20世纪90

年代后期开始，我们对没有胰腺本身侵犯的病例仅切除脾脏，保留胰腺，但切除脾脏连同脾动脉全长去除保留胰段脾静脉，10、11 组淋巴结清除数目上无显著差别。因胰腺供血良好，有胰腺内伴随胰管横行动脉供血，切除脾动脉并无缺血之虞。

小网膜囊切除方面，全胃切除时应该完整切除，包括横结肠系膜的小网囊面、胰腺表面腹膜和肝总动脉与肝之间的后腹膜。但远端胃部分切除时则左半胰和左半横结肠系膜前面腹膜就未加切除，此时并非完全切除小网膜囊。

当原发灶与肝左叶、胰体尾部、横结肠和/或其系膜粘连，无论是炎性粘连抑癌性浸润应联同切除。此种联合脏器的切除不能误认为是“治愈性”或 D_2、D_3 切除。D_2、D_3 切除是指 N_2、N_3 的局部淋巴结切除，由于其需要故联同左半胰和脾切除，但此种脏器同切除与原发灶粘连而联同切除脏器性质不同。

在多数医院术后淋巴结分期病理学检查工作不易进行，因而唯有根据原发灶浸润深度和有否锁骨上淋巴结、陶氏腔腹膜活检来判断有无远处转移。D_3 切除比 D_2 切除范围明显为广，N_3 转移即使作 D_3 切除亦不能显著改善预后，故在多数医院胃癌的手术治疗应选择 D_2 切除，早期和进展期皆是如此。

胃窦癌作远端胃部分切除（D_2）时切除 N_1N_2 组有 1、3、4b、c、5、6、7、8、9 组，D_3（N_3）切除时应增加 12、13、14、15 组。C 区癌近端切除（D_3）应包括 1、2、3（近端 2/3）、4a.b、7、8、9、10、11 组，D_3 切除时应增加 16 组、111 组。M 区全胃切除术（D_2）包括 1、2、3、4、5、6、7、8、9、10、11 组，D_3 切除应增加 12、13、14、15、16、111 组。

3.切除手术的关键

D_2、D_3 切除术是上腹部大手术，手术者必需有良好局部解剖知识和熟练的手术技巧，此外应熟悉病理学的肉眼观察表现。此种手术关键在于手术野暴露良好，要达到此点手术体位是关键所在。患者取仰卧位，利用腰桥和床面使其以剑突为中心的上腹部向腹侧凸起，手术床再取头高足低位 15°。取正中纵行自剑突至脐下 5cm 切口，切口长以良好暴露为度，切忌任意横向延长。故体位和正中长切口是良好暴露的关键，可使食管裂孔、腹腔动脉区、左侧肾上腺和肝十二指肠韧带距腹壁切口距离较仰平卧位变浅 5～7cm。置于头侧的龙门式拉钩将两侧肋弓或剑突处用铁链拉钩拉开虽能使食管贲门部获得较好显露，但术后疼痛明显加剧，故不少人不赞成使用。以剑突为中心反弓式体位不能单凭“腰桥”抬起，必须把手术床以剑突和腰桥为中心，头、尾两侧稍低，然后整个手术床取头高足低位 10°～15°倾斜。此手术的另一关键是“精细解剖法”。即在解剖裸露肝十二指肠韧带的胆总管、肝固有动脉和门静脉时，或腹腔动脉、肝总动脉、肠系膜上血管和结扎切断胃十二指肠动脉于其起点时，应采用神经外科常用的尖头平镊、神经剥离子和尖刀作锐性精细解剖，切开解剖动脉外层交感神经淋巴板层组织，顺血管纵向分开两片连同胃切除。此种精细耐心的锐性解剖是此手术的另一关键。显然必需熟悉腹腔动脉、肝固有动脉和其分支的各种“变异”，也是使手术时间延长的主要原因。

4.规范化手术的标志

规范化手术记录不在于写 D_2 或 D_3 手术结论，而是根据以下几点：

(1)结扎支配胃的动脉和静脉应在动脉的起点和静脉的终点。胃左动脉、脾动脉应结扎于其起点，就必需解剖暴露腹腔动脉及其分支；胃右动脉结扎于其起点就必需暴露肝总、肝固有动脉，结扎胃十二指肠于其起点切断，仅保留肝动脉血供，胃右、十二指肠上动脉等分支皆在肝动脉处结扎。为了胃右动脉确切在起点结扎离断，如果不结扎胃十二指肠动脉、十二指肠上动脉是不可能完整切除幽门上区局部淋巴结的，而且费时更多，因为解剖“变异”为常见。胃网膜右动脉亦应结扎于其起点胃十二指肠动脉上，虽然该动脉已经在起点结扎，但是只有这样才能清除幽门下区淋巴结。胃网膜左动脉在近端胃和全胃切除时不需结扎，因为已连同脾和左半胰一并切除，除非要保留脾脏。胃左静脉大多终至于胰体背侧脾静脉汇入门脉处，脾静脉在脾动脉处水平结扎。门脉离胰头颈部进入肝十二指肠韧带后，表面有几支细小静脉支应于结扎，很难确定是胃右静脉抑十二指肠上静脉，也不需去确定，只是结扎裸露门脉即可。

(2)规范化手术另一重要标志是裸露血管和其他器官及组织。它包括裸露“三管”，即胆总管、肝固有动脉和门脉，肝总动脉需保留故也应裸露；胰头颈部壁层腹膜应伴同血管淋巴结组织切除，且连同胃一起，以裸露颗粒状胰组织为标志，还有其附近的肠系膜上血管、结肠中血管(D_2 术)；食管裂孔和膈脚表面腹膜应连同胃切除，裸露有光泽的膈脚筋膜和有肌肉纵行纤维膈脚，在远端胃部分切除术时自食管末端起顺胃小弯直至断胃处的胃小弯纵行肌纤维应裸露，否则何能清除 1、3 组；小网膜囊全切除是在全胃手术中施行，裸露切除肝总动脉、腹主动脉、Winslow 孔和肝尾叶之间小网膜囊背侧后腹膜区，连同胃切除，横结肠系膜的网膜囊面也应连同大网膜胃体切除，并裸露结肠中动脉至其起点。切断脾肾和结肠脾曲腹膜翻起脾和左半胰，再结扎切断肠系膜下静脉，裸露左肾 Gerota 筋膜及其头侧左肾上腺。此处在肾上腺表面有一些血管伴随 16 组淋巴结应一并去除，裸露左肾上腺，顺此层次直至腹主动脉和腹腔动脉，并显露之；在腹腔动脉下方即为肠系膜上动脉应解剖显露，去除附于动脉上淋巴结神经组织。如果不解剖显露这些部位，如何能作 D_3 切除？因此结扎离断动脉的解剖部位和裸露一些必需保留的血管和脏器是判断规范化手术的标志。应该指出胃体癌和胃底癌距腹腔动脉、肠系膜上动脉发出处、左肾上腺腹侧皆可能十分接近，而这些部位淋巴结多数皆属 N_3，但在 3cm 范围内显然此种分组可能是不合理的。从切除标本上看，从上述 N_3 组织都附连于胃小弯上，因此只有手术者在未固定标本时才明白这是属主动脉而来自 N_3，而病理医师是无法想象揣测的。同时也反映 JRSGC 此种分组的缺点，主要是没有考虑到淋巴结引流途径距离来设计胃癌的淋巴结引流，仅考虑正常的胃淋巴引流。

5.重建方式

需要讨论重建方式仅是全胃切除术后病例。远端胃部分切除术和近端胃部分切除术后，前者用 BⅡ式吻合，后者用食管胃再吻合术。值得注意的是近端胃部分切除术后，常规做幽门成形术利于胃排空。胃癌手术应该切断迷走神经干，充分游离下段食管并拖向腹腔，以利于切断足够长度食管和“留有余地”以供吻合。因此幽门成形术是必须附加的，否则虽然仅有 1/4 病例发生胃排空障碍，但这足以使患者饱受其苦，而且使反流性食管炎的发生也增加。全胃切除术后我们一直采用 Roux-en-Y 术式原因是最简易迅速，患者已经历 4h 冗长的解剖手术，故尽量采用最简单方式重建，而且这是大多数日本医院常用术式。近 10 年来不断有报告采用空肠间置 P 型吻合方式。国外文献有营养状况监测，同位素标记食糜排空监测记录，并与 Roux-en-Y 术式进行对比的报告。但结果意见并不统一，有认为 P 型吻合空肠间置可改善食物滞留时间和营养状况，但也有对比研究在营养状况上并无差别。未采用 P 型空肠间置方式原因有十二指肠球部已完全切除，因此有时可能需要作空肠端十二指肠降部侧吻合，费时太多，且是否有肯定效果尚存疑问。

食管空肠采用端侧吻合，首先将食管与两侧膈脚固定防止回缩产生张力，然后封闭空肠端，距断端 8cm 处空肠距离系膜 2cm 处（不在系膜对应缘）切开作口以备吻合，先作黏膜下止血后再将空肠袢上提至食管，将上提的空肠曲横形固定于膈脚上左右各两针。作食管空肠吻合，为单层较稀疏缝合，食管为全层，空肠为浆肌层（黏膜不应缝入），进针距切缘 8mm。吻合完成后，可见吻合口后壁有健康空肠壁作衬，而非裸露，再反转空肠端覆盖于吻合口腹侧并固定之。此种吻合口前后左右皆有健康血供良好空肠有浆膜的全层肠壁覆盖，这是防止吻合口瘘最简单可靠方法。

（五）化学治疗

早期胃癌 D_2 切除治疗效果满意，而进展期胃癌尤其侵犯浆膜层时手术效果令人失望，因而化疗就频频使用。化疗按其目的和方式分为辅助性化疗、辅加化疗、术前化疗、全身性化疗、腹腔内化疗和动脉插管选择性术前化疗或（姑息性）化疗。辅助化疗指手术已达到 R_0 切除，由于属进展期病例故术后给予 3～6 疗程化疗；辅加化疗指手术为 R_1、R_2 切除，术后加用化疗；术前化疗指进展期胃癌术前用联合化疗使分期降低或切除率提高；腹腔内化疗用于对症治疗主要用于控制有癌性腹水病例；手术结束前腹腔用含有丝裂霉素、顺铂等药物的温热溶液循环灌洗，即持续高温腹腔灌注（CHPP），使注入溶液不超过 44℃，流出溶液温度在 41.4℃，利用高温和药物作用来杀灭腹膜腔内残存癌细胞，以防止或减少腹膜转移，已得到晚期病例生存率有延长的结果，但灌洗时间长短、高热控制、吻合口瘘等的防止都应有预防措施。

过去 20 年欧美和日本都有前瞻性对比临床辅助化疗的报告，从用单药噻替哌开始，后来用 5-FU 联合丝裂霉素 C，1985 年用 FAM 方案，都有前瞻性对比报告，但结果皆令人失望，效果既不明显又不恒定。分析 20 年来辅助化疗无疗效的原因，Nakajima 认为：①手术切除不彻底残余瘤量过多，尤其是在欧美。②手术死亡率和合并症低，术后患者处于良好状况，方可使辅助化疗顺利进行，否则难以接受足够辅助化疗疗程也是辅助化疗效果不恒定的一个重要因素。③化疗方案选择可能也是一个重要因素，单药化疗肯定不如联合用药。但是像 FAM 方案一度被认为是辅助化疗标准方案，其结果仍令人失望。近来对进展期胃癌进行术前化疗报告增多，它使一部分病例分期下降，切除率提高。如用 EAP（CDDP）有高达 70％效应率，其他方案如 FAM、PMUE（CDDP）也有相当 1/3 左右晚期病例缓解而手术。

总之辅助化疗虽然临床上仍频频使用，但 20 年来临床前瞻性对比试验结果不能证明有疗效。其原因可能为剂量、疗程不够；术后合并症不允许及时进行；病例中含有 R_1R_2 手术或很晚期病例；病例对比分析应有详细分期和足够病例数，否则不易确定某些进展病例可能有效。多数研究皆作笼统全组对比分析，主要原因分组后病例数不足。辅助化疗在某些分期病例可能具有辅助化疗目的的疗效，尚待更多研究证实。新近报告的美国西南肿瘤组9008例胃癌临床观察表明，术前化疗组手术切除率提高，术后复发率下降。

学者常用腹腔内化疗于有浆膜侵犯的进展期胃癌病例，作为术后辅助治疗或辅加治疗，此外用于癌性腹水的对症姑息治疗使腹水减少或消退。阿霉素、顺铂和足叶乙甙为常用药物，但前两者皆可引起腹痛，故应稀释1500mL生理盐水中滴入腹腔可减轻腹痛。腹腔内化疗用单次剂量一般稍大于全身用量，且多为单种化疗药物给予，间隔时间亦可较全身给药短。

腹腔内热化疗用于手术结束之际，作含化疗药物的生理盐水热溶液腹腔内循环灌注，有报告对晚期病例能延长生存率。但是腹腔内温度是否必需保持41.5℃（初步试验报告中数据）？持续时间是否需120min？吻合口瘘和肠曲高温损伤达到何种程度？皆有待探讨。术后辅助腹腔内热化疗的应用目的是减少术后腹腔内复发，尤其是腹膜广泛转移。值得注意的是临床上也存在尚未侵及浆膜的原发灶，而腹膜已存在远处转移。因此简单地认为侵犯浆膜后才有脱落癌细胞种植转移也是不全面的。腹腔内化疗伴全身化疗已有用于术前病例希望能增加缓解率，提高手术切除率，降低分期和有更多的晚期病例达到R_0切除。

第四章 小肠疾病

第一节 克罗恩病

克罗恩病是一种病因尚不明确的胃肠道慢性非特异性炎症。1932 年 Crohn 等介绍了一种好发于末段回肠的炎症病变,称之为末段回肠炎。多见于年轻人,常导致肠狭窄和多发瘘。1934 年 Brown 等提出局限性肠炎的名称。由于 Crohn 将本病与其他慢性远段小肠炎性病变相区别,所以公认本病为克罗恩病。其临床特点为:病变呈节段性或跳跃式分布,病情进展缓慢,临床表现呈多样化,易出现梗阻或穿孔等各种并发症以及手术后复发率高等。内科、外科治疗都可以缓解病情,如手术能切除病变肠段则可以较长时间缓解症状。

一、流行病学

本病见于世界各地,但以北欧、北美为高发区。我国的确切发病率尚不清楚,但国内本病的发病率较低,如 2000 年第六届全国胃肠外科学术会议仅有两篇报道,分别为 24 例和 16 例。本病可见于各种年龄,以青壮年为多,发病年龄多为 20~40 岁。男女性间发生率无明显差别。

二、病因

克罗恩病的发病机制尚未完全明了,有遗传、免疫、炎症细胞因子和介质等参与发病,构成肠黏膜炎症和肠动力紊乱。虽然多种因素可能影响炎症反应的启动,但公认的观点是炎症性肠病时存在免疫负调节障碍,导致组织损伤过程持续增强,难以中止其进行性组织损害。

1.免疫因素

启动炎症性肠病的可能因素包括肠通透性增加、上皮处理抗原异常、上皮应用短链脂肪酸不恰当以及肠腔内抗原与肠黏膜成分在分子水平上极端相似。有证据表明,炎症性肠病患者及其亲属对小分子或中分子颗粒的肠通透性增加,这可能受肠黏液糖蛋白性质差异的影响。肠上皮细胞经干扰素刺激后表达Ⅱ类主要组织相容性复合物,并且成为抗原提呈细胞。克罗恩病患者加工处理抗原和将其提呈给 T_3(T 抑制细胞)的过程异常,使抗原优先被提呈给 T_4(T 辅助细胞)系统。这可能是原发的由遗传介导的过程,它刺激肠道免疫系统。肠上皮不能代谢产自肠腔的短链脂肪酸或因感染或中毒受损,可能改变或暴露其细胞蛋白,被免疫系统视为异物。但克罗恩病至今尚未发现明确的靶抗原。大多数局部(黏膜)或系统免疫的指标均呈继发性而不是原发性改变。

2.细胞因子

炎症性肠病的病理生理过程一旦被启动，许多都与炎症过程的增强放大有关。当抗原被提呈给黏膜的巨噬细胞后，细胞因子和其他炎性介质被激活和释放。释放的白细胞介素1(IL-1)诱导T细胞活化和增殖。活化的T细胞具有细胞毒活性并/或释放白细胞介素2(IL-2)，后者又诱导T辅助细胞克隆性扩增、B细胞增殖以及抗体合成。B细胞产生的IgG能激活补体，继而激活激肽系统。

3.炎症介质

炎性介质花生四烯酸的级联反应转向脂氧酶旁路，使白三烯B_4增加，并产生血小板活化因子(PAF)。白三烯B_4是个很强的中性粒细胞趋化物质。当中性粒细胞聚集并受到刺激时，可招集更多的急性炎症细胞加剧炎症过程，从而进一步损伤组织。前列腺素、白三烯、肥大细胞产生的组胺以及P物质或血管活性肠肽等神经肽类物质，可改变上皮的功能，促进肠分泌过程，包括腹泻。

4.遗传因素

很多年来认识到克罗恩病有家族性发病的特点，15%～20%患者的第一代近亲中发病，其发病率高出正常人群30倍。在孪生子调查发现，孪生子间的符合率为58%。Ⅱ型HLA基因被发现与Crohn病有关，DRl/DQw5单元型(指一条染色体)与Crohn病相关。肠上皮通透性的遗传缺陷使肠腔内抗原可跨越上皮层，非特异地激活肠内免疫系统。

三、病理

克罗恩病可累及胃肠道从口腔到肛门的任何部位，但以末段回肠和右半结肠处最常见。80%的病例同时累及回肠和结肠。典型的好发部位是距回盲瓣15～25cm的末段回肠，偶见病变仅累及结肠。

1.大体病理病变的肠段界限清晰，呈多个病灶时可被正常肠段分隔开，形成跳跃式病处

(1)急性期：少见，属早期病变，肠壁明显充血、水肿、增厚，浆膜面有纤维蛋白性渗出物，肠系膜对侧的黏膜面有浅溃疡形成。

(2)慢性期：多见，病变肠段壁增厚变硬，呈圆管状，浆膜面呈颗粒状，增生的脂肪组织覆盖于肠表面。光镜下见壁各层均增厚，以黏膜下层为最显著。肠黏膜可出现不同程度的溃疡，线状溃疡可深入肠壁，亦可溶合成为较大的溃疡。因为病变部位的黏膜裂缝和裂隙之间的黏膜下层高度充血、水肿，淋巴组织增生，而使黏膜隆起呈结节样改变，再加上有深在的溃疡相掺杂，致黏膜外观呈鹅卵石样。由于慢性炎症使肠壁增厚，管腔狭窄；可呈短的环状狭窄或长管状狭窄。有些Crohn病的肠黏膜面可布满大小不等的炎性息肉。肠系膜也增厚，近端肠腔常扩张。

2.镜下形态

早期：整个肠壁明显水肿，尤其是黏膜下层，黏膜基本正常，无干酪样坏死的肉芽肿。中期：出现不越过黏膜肌层的小溃疡，肠壁增厚主要由于黏膜下纤维化伴大单核细胞广泛浸润和

淋巴滤泡的增生。约有70%～80%的病例可见到由上皮样细胞和巨细胞组成的中心无干酪样坏死的类肉瘤样肉芽肿，分布在黏膜下层、浆膜下层和区域淋巴结中。晚期：以慢性炎性细胞浸润和纤维化为主要特征。广泛区域黏膜剥脱，存留黏膜岛处绒毛变钝或消失，腺体萎缩，溃疡形成，黏膜下和浆膜有重度纤维化。常可见深溃疡，周围为局灶性化脓，可穿透肠壁全层形成瘘管。约40%病例缺乏肉芽肿病变。

四、临床表现

本病临床表现多样化，以起病急缓、病变范围、程度及有无并发症而异。病程常为慢性、反复发作性，逐渐进展，缺乏特异性。有些是在出现并发症如肠梗阻、肠穿孔、肠瘘等才作出诊断。约有10%～25%的病例，主要是青年人，起病较急，表现为脐周或右下腹痛伴有压痛，并可有发热、恶心、腹泻、血白细胞升高等。在临床上酷似急性阑尾炎，一般在术前很难做出诊断，往往在手术时才发现阑尾正常而见到末端回肠局限性充血、水肿、肠系膜增厚、系膜淋巴结肿大而才得以确诊。

本病常见症状如下：

1.腹痛

临床常见的是脐周或上腹部间歇性腹痛。由于一段肠管的肠壁增厚，使肠腔环形狭窄引起部分性肠梗阻。近端肠袢剧烈的蠕动刺激传入神经产生中腹部阵发性疼痛。当炎症波及壁腹膜时可产生腹部持续性、局限性疼痛且伴触痛。如病变累及肠系膜可出现腰背酸痛，因而易被误诊为骨骼或肾脏病变。

2.腹泻

80%～90%病例主诉大便次数增多，每日2～5次，一般为水样便，不含脓血或黏液。腹泻是因小肠广泛的炎症影响正常的吸收功能；滞留的肠内容物中细菌滋生能加重腹泻；病变的末段回肠不能正常地吸收胆盐，胆盐进入结肠后抑制水和盐的吸收也促进水泻。

3.腹块

多数是病变的肠段与增厚的肠系膜或与邻近器官粘连形成的炎性肿块或脓肿。

4.全身症状

有活动性肠道炎症时可出现中等程度的间歇性发热。如伴有腹腔脓肿，可出现高热及毒血症状。因慢性腹泻和肠吸收功能降低，加以畏食等原因可引起营养不良、贫血、体重减轻、低蛋白血症、电解质紊乱。

五、并发症

克罗恩病常伴随一些并发症，可以帮助诊断。

1.肠瘘

容易形成瘘管是本病的一个特点。病变肠管溃疡直接穿透邻近器官，或先形成脓肿再破溃到邻近脏器而形成内瘘，常见的有回肠乙状结肠瘘、回肠回肠瘘及小肠膀胱瘘。肠内瘘一般很少有症状，除了胃结肠、十二指肠结肠瘘可以引起严重腹泻。肠膀胱瘘典型表现为尿痛、尿气、尿脓（粪）。肠皮肤外瘘常发生于手术瘢痕处，可在术后数周或数年后自发性发生，术后近期瘘多为吻合口漏，晚期瘘则可能为病变复发。

2.腹腔脓肿

也是本病一种较多见的并发症，国外报道的发生率约为15%～20%，但国内较低。脓肿多形成于肠管之间，或肠管与肠系膜或腹膜之间，少见者在实质器官内。好发部位多在相当于末段回肠，其次是肝、脾曲处以及盆腔处。临床表现为发热和腹痛，可出现具有压痛的腹块，伴有白细胞增高；腹部CT或B超检查有助于诊断；脓液培养多为大肠埃希菌、肠球菌等革兰阴性菌属。

3.肠穿孔

并发肠道游离穿孔少见，大多数发生在小肠。多数患者有长期病史，但也有以穿孔为首发症状者。

4.消化道大量出血

发生率低，约1%～2%，一般为深的溃疡蚀破血管后引起。

5.肛周病变

国外文献报道克罗恩病并发肛周病变者约22%～36%，主要表现为肛周脓肿、肛瘘、肛裂等，国内罕见。

6.肠道外表

现少见，但有很多种如游走性关节炎、口疮性溃疡、皮肤结节性红斑、坏疽性脓皮症、炎症性眼病、硬化性胆管炎、肝病及血栓性脉管炎等。

六、辅助检查

1.实验室检查

无特异性试验。约70%患者有不同程度的贫血，活动期血白细胞升高。尚可有血沉加快、免疫球蛋白增高、低蛋白血症、大便隐血试验阳性等。

2.放射学诊断

肠道钡餐检查在克罗恩病的诊断上极为重要，尤其是气钡双重造影，而CT和各种扫描的影像检查则帮助不大。早期的改变乃黏膜和黏膜下炎症水肿和增厚，在放射学检查时表现为黏膜面变粗钝、扁平、并有黏膜轮廓不规则且常不对称。当肠壁全层炎症、水肿和痉挛时可造成肠腔狭窄，即X线上的Kantor的线状征，是本病的一种典型X线表现。黏膜病变发展成纵或横向线状溃疡或裂隙时形成X线上条纹状钡影。这些不规则的纵横线状溃疡网状交织，结合黏膜下水肿，产生典型的“鹅卵石”征。病变后期黏膜可完全剥脱，X线上表现为一个无扩张性的僵硬的管道；肠管纤维化而狭窄且可产生线状征。病变肠段可单发或多发，长短不一；多发时出现典型的跳跃式病灶。并发肠瘘时可见钡剂分流现象。结肠病变时可作钡剂灌肠，典型X线改变与小肠相同。

3.内镜检查和活组织检查

乙状结肠镜或纤维结肠镜检查可了解结肠是否有节段性病变，包括裂隙样溃疡、卵石样改变、肠管狭窄、瘘管等。如黏膜活检见到非干酪性肉芽肿则有助于诊断。小肠镜检尚未获推广，因而经验不多。

4.B超和CT扫描

对观察肠壁厚度以及鉴别脓肿有参考价值。

七、诊断

目前尚无统一的诊断标准。国内如北京协和医院提出以下标准供临床诊断本病的参考：①临床症状典型者均应考虑本病的可能。②X线表现有胃肠道的炎性病变如裂隙状溃疡、鹅卵石征、假息肉、多发性狭窄、瘘管形成等，病变呈节段性分布。CT扫描可显示肠壁增厚的肠袢，盆腔或腹腔的脓肿。③内镜下见到跳跃式分布的纵形或匍行性溃疡，周围黏膜正常或增生呈鹅卵石样。或病变活检有非干酪样坏死性肉芽肿或大量淋巴细胞聚集。

若同时具备①和②或③，临床上可拟诊为Crohn病。鉴别诊断有困难时应手术探查获取病理诊断。

八、治疗

本病无根治疗法，且手术后复发率高，所以除非发生严重并发症外，一般宜内科治疗，主要为对症治疗，包括营养支持、抗炎、免疫抑制药物治疗等。此外，安慰患者，稳定情绪也颇为重要。

1.内科治疗

(1)支持疗法：纠正水电解质紊乱，改善贫血、低蛋白血症，病变活动期进食高热量、高蛋白、低脂肪、低渣饮食。近年来应用的要素饮食能提供一种高热卡、高蛋白、无脂肪、无残渣的食物，可在小肠上段被吸收，适用于几乎所有病例，包括急性发作者。患者常因此可避免手术或术前准备成最佳状态。

(2)抑制炎症药物：①水杨酸柳氮磺胺吡啶(SASP)：发作期4～6g/d，病情缓解后维持量为0.5g，每日4次，应注意消化道反应、白细胞减少等磺胺类副作用；5-氨基水杨酸(5-ASA)是柳氮磺胺吡啶的分解产物及有效成分，如美沙拉嗪、奥沙拉嗪等，正代替柳氮磺胺吡啶成为治疗克罗恩病的有效药物，美沙拉嗪的用法为3～4g/d。②甲硝唑：对肠道厌氧菌有抑制作用，临床研究其对克罗恩病治疗有效。往往用在水杨酸制剂治疗无效后。

(3)糖皮质激素：类固醇皮质激素仍然是目前控制病情活动最有效的药物。成年人一般起始用量为泼尼松30～60mg/d。在病情活动性较强时是首选的药物。常用的给药途径有口服和静脉注射(氢化可的松琥珀酸钠)两种，偶尔也用保留灌肠。用药原则为：①初始剂量要足；②待症状控制后采取逐渐减量维持的办法，在数周至数月内将剂量逐渐递减到5～15mg/d，其维持剂量的多少因人而异。目前布地奈德是一种新型皮质激素，不良反应少，可以灌肠及口服。

(4)免疫调节药物:如6-硫基嘌呤。甲氨蝶呤对慢性活动性克罗恩病有效。环孢素宜用于重症克罗恩病,每日4mg/kg,起效快,但由于价格昂贵,不能普遍应用。近年来有人应用生物治疗,如针对CD4及TNF-α的单克隆抗体、重组IL-10和黏附分子抑制剂等,取得一定的疗效。

2.外科治疗

本病大多为慢性,病程长,易反复发作,所以很多患者最终需要一次手术治疗。虽然手术并不能改变基本病变进程,但多数并发症可经外科治疗获得缓解。

手术指征:多为经内科治疗无效或有并发症的患者,如梗阻、穿孔、内瘘、腹腔脓肿、肠道出血和肛周疾病等。其中尤以肠梗阻为最常见的手术指征,梗阻通常多为不完全性,所以常常不需急症手术。术后需进一步内科治疗控制病情。

手术方式:

(1)肠段切除术:适用于局限性病变。关于切除多少正常肠管,在过去50年来争论很多。1958年,Crohn等主张30～45cm,其后英国和瑞典的报道认为10～25cm。现在不少作者提议少切除正常肠管,大约2～5cm,认为复发与切缘有无病变并无密切关系。本病病变常呈多发性,多处的肠切除可导致短肠综合征和营养不良,近年来有人作狭窄段成形术治疗炎症性狭窄。肿大的淋巴结也不需要全部清除,因为这并不能改变复发率,相反易损伤系膜血管。手术最困难的步骤是切断肠系膜,对增厚、水肿、发硬的系膜在结扎血管时需加小心。

(2)捷径手术:适用于老年、高危、全身情况较差、病变广泛者。为缓解梗阻症状可先行肠捷径吻合,3个月后如情况好转再行二期切除吻合术。目前除了对胃十二指肠克罗恩病作胃空肠吻合较切除为好外,一般不主张捷径手术。因病变虽可以静止,但不愈合,旷置的肠腔内细菌滋生,出现滞留综合征,并容易发生穿孔和癌变。

(3)内瘘的手术:对于无明显症状的内瘘患者,一般不需要手术。当因内瘘造成严重腹泻、营养障碍时就需及早手术。手术根据两端肠管有无病变而定,原则上切除瘘口处病变肠段,修补被穿透的脏器。外瘘患者同样需切除病变肠管及瘘管。

(4)十二指肠Crohn病:发生率为2%～4%,一般伴回肠炎或空肠炎。主要表现为溃疡病症状,即出血、疼痛、狭窄。临床上很难与溃疡病尤其球后溃疡相鉴别。手术指征为大出血,梗阻,宜作胃空肠吻合加作迷走神经切断以减少吻合口溃疡的发生,但要注意保留后支即腹腔支以免使已存在的回肠炎所致腹泻加重。

九、预后

Crohn病是一种自限性疾病,在一次急性发作治疗缓解后可出现反复的发作和缓解相交替,但很难根治。少数重症病例可因穿孔、腹膜炎、休克、大出血、严重水电解质失调及各种并发症而死亡。多数患者在接受适当的内、外科治疗后都有缓解症状的效果。本病复发率很高,文献报道远期复发率可达50%以上,以往认为复发原因为病变肠段切除不够彻底,现在认识到本病是一种全胃肠道的疾病,术后复发大多数是发生了新的病灶。手术死亡率为4%,远期死亡率为10%～15%,原因在于感染或衰竭。Crohn病可发生癌变,尤其是旷置的肠段。

第二节 小肠梗阻

小肠梗阻是腹部外科常见的急腹症之一。根据临床表现及腹部X线检查结果，一般可以明确诊断。但对某些病例，需要借助一些辅助检查、甚至剖腹探查才能弄清梗阻的原因、部位和程度。

小肠梗阻的分类方法很多，但临床上最重要的是区分单纯性肠梗阻和绞窄性肠梗阻。对绞窄性肠梗阻的早期正确诊断，是现代外科治疗中降低死亡率、提高治愈率的关键，但也是临床上的难点所在。

约30%的完全性肠梗阻及80%的部分性肠梗阻经非手术治疗后可获得缓解。在保守治疗无效或出现绞窄征象时，要尽早手术治疗。因此对于小肠梗阻的治疗，手术指征的把握和手术时机的选择非常重要。

一、小肠梗阻的诊断

（一）判定是否小肠梗阻

绝大多数患者具有典型小肠梗阻的临床表现，如腹胀腹痛、呕吐、肛门停止排气排便等，结合腹部X线检查，诊断一般并不困难。患者腹痛的特点为阵发性绞痛，有绞窄时可发生持续性痛，患者表现为疼痛时坐卧不安。体检时腹部胀气明显，闭袢性肠梗阻时腹部不对称，可见肠型、蠕动波，腹部有触痛，肠鸣音亢进，可闻及气过水声。

有些患者并不具备这些典型表现，特别是病变早期诊断有一定困难，需要与其他一些疾病鉴别，如急性胰腺炎、输尿管结石等。

（二）判断肠梗阻的性质

小肠梗阻一般分为机械性、动力性及血运性三种。

机械性肠梗阻在临床上最常见，可由下列原因引起：①来自于肠腔内的梗阻，如蛔虫团、异物、干结的大便等。②来自于肠壁的原因，如慢性炎症，结核、肿瘤、肠套叠、先天性肠道闭锁等。③来源于肠管外的压迫，如粘连带、肠扭转、肠管外的肿瘤压迫等。

机械性肠梗阻常有以上疾病病史，腹部胀气明显，腹部透视可见梗阻近端肠管明显扩张，阶梯状液平面。

动力性肠梗阻是指由于神经抑制或毒素刺激以致肠壁肌肉运动紊乱，肠管蠕动减弱或消失导致的功能性肠管运行障碍，这类肠梗阻并无肠管的器质性病变。腹部外伤、手术、腹腔积血、腹膜后血肿、急性弥漫性腹膜炎、慢性铅中毒等均可导致动力性肠梗阻。动力性肠梗阻时主要表现为腹胀、肠鸣音减弱或消失。腹部透视见小肠和结肠胀气、一般无液平面。

血运性肠梗阻系指肠系膜动脉栓塞或肠系膜静脉血栓形成，引起肠管血运障碍，导致肠麻痹，肠蠕动功能丧失，肠道停止运行。这类患者多合并心脏瓣膜病、动脉粥样硬化等，临床表现可有腹痛腹胀、便血，腹部体征和动力性肠梗阻类似。

(三)判断是单纯性肠梗阻,还是绞窄性梗阻

梗阻肠管无血运障碍是单纯性肠梗阻,有血运障碍称为绞窄性肠梗阻。绞窄性肠梗阻约占小肠梗阻的10%左右,但其死亡率高达10%~37%。单纯性肠梗阻多以保守治疗为主,而绞窄性肠梗阻则应尽早手术,因此如何判断梗阻肠管有无血运障碍,从而选择恰当的治疗原则,确定适当的手术时机,就显得尤为重要,这也是困扰外科医生的一大难题。

有些学者将绞窄性肠梗阻分为"缺血期和梗塞期"两期。缺血期为可恢复阶段、是血液循环障碍的早期,而梗塞期为不可恢复的晚期阶段,事实上两者间并无截然分界。

有以下几点时应考虑绞窄性肠梗阻的可能:

(1)临床上起病急骤,腹痛由阵发性绞痛转变为持续性疼痛且阵发性加剧,需要使用强止痛剂才能缓解疼痛者。

(2)呕吐频繁、剧烈,呕吐物含血性十二指肠或空肠内容物或便血。

(3)Dennis指出腰背部疼痛是绞窄性肠梗阻的特征。

(4)全身中毒症状重,出现脉率增快、变弱,白细胞计数及中性白细胞增高,较早出现休克。

(5)腹部有肌紧张、压痛和反跳痛。研究表明:一旦出现腹部压痛,发生绞窄的可能性为50%左右。

(6)腹部不对称为闭袢性肠梗阻的特征,易发生绞窄。

(7)发热是肠壁血运发生严重障碍的一种表现。体温超过38℃者,单纯性肠梗阻占1%~25%,绞窄性占30%~50%。

(8)腹穿有血性液体。

(9)腹部X线显示孤立胀大的肠袢,呈咖啡豆征,不随时间而改变。绞窄性肠袢内充满液体,显示假肿瘤样阴影。如为小肠扭转,则可见空回肠倒置。

(四)辅助检查

1.X线

X线为诊断肠梗阻的传统方法,且一致沿用至今。需要强调的是:X线并不能代替临床检查,其价值仅在于证实临床诊断,并确定梗阻的部位、性质和程度。

腹部平片上,仰卧位最有诊断价值,可观察胀气肠管的全貌,并能追踪肠管的来龙去脉。站立位能观察液平面及肠壁张力。

研究表明:发病3~6小时后,肠腔内即可出现液体和气体,X线检查就能看到典型的肠梗阻征象,但要区分单纯性梗阻和绞窄性梗阻有时还很困难。

有下列征象时常提示绞窄的可能:①在绞窄缺血期,绞窄肠段及其近端肠管内可出现气体和液平,这时与单纯性肠梗阻极为相似,甚难区别。②绞窄梗塞期仅有少量液平,但有肿瘤样阴影。③发病24小时内,肠腔横径≥2.5cm;或肠内液平面长度≥6cm,肠壁厚度>6mm;或肠间距明显增宽。④Totten认为积液截断胀气肠管为绞窄性梗阻的特征。⑤当小肠大部分或全部绞窄性梗阻时,肠腔被血性液体充盈,整个小肠并无气体,腹部平片呈现灰白的一片,而无气液平面。

尤其要注意的是：当X线检查不能确定诊断，而临床症状又特别明显时，不能除外绞窄性梗阻的可能。因此当临床症状和体征并不一致，诊断困难时，要定期反复复查以尽快明确诊断。

2.腹部超声检查在绞窄性肠梗阻早期诊断中的应用

早在20世纪90年代初期，日本就对此进行了系列研究，并将腹部超声检查列为肠梗阻患者的常规检查。目前欧美一些国家也已引起重视，并在绞窄性肠梗阻中推广应用，但我国目前应用尚不广泛。

腹部B超检查方便、实用，且可随时复查。检查前无需特殊准备，多采用仰卧和侧卧位，以避免肠气干扰，可进行侧、斜、横位多角度探测。

目前，外科医生常满足于临床体检加X线检查，行腹部B超检查也仅限于排除其他腹部疾病，B超诊断医生也多以肠内胀气为由，不下“肠梗阻”的诊断，而常作出“肠胀气”的报告。腹部B超对肠梗阻，尤其对早期绞窄性梗阻的诊断价值并没有体现出来。

单纯性肠梗阻超声诊断依据：①梗阻近端肠管扩张，内径＞3cm，肠腔内大量积液，远端肠管瘪陷。②扩张肠段蠕动活跃或蠕动不规则、不一致。③肠腔内可见斑片、点状强回声，呈钟摆样或双向运动。④肠管黏膜清晰可见，纵断面可见皱襞水肿、增厚。

绞窄性肠梗阻诊断依据：①肠腔内出现一段蠕动极弱或不蠕动的扩张肠袢。②不蠕动肠袢的近端扩张肠管尚可有蠕动。③腹腔内可见游离液性暗区，绞窄时间越长液性暗区越大。④连续观察该段肠袢5分钟以上无蠕动或肠腔内点状回声不运动，则可判定为无活力肠袢。⑤肠系膜上动脉末期舒张压（EDV）减低，同时伴有阻力指数（RI）增加，此二者在单纯性梗阻和绞窄性梗阻之间有明显差异。

超声检查具有以下优点：①可对肠梗阻做出早期诊断。梗阻早期，肠腔内积气不多，症状体征不明显，X线不能发现液平面，而超声可见近段肠管扩张及相邻远段肠管瘪陷，扩张肠管蠕动增强。早期绞窄性肠梗阻，可见蠕动减弱的肠袢，且近段肠管扩张、蠕动增强，也可出现腹腔积液。②敏感性及特异性均较高。Schmutz等报道超声诊断肠梗阻的敏感性为95%，特异性为82%，总准确率为92%。③可同时发现部分肠梗阻的病因，如肠套叠、肠道肿瘤、后腹膜肿瘤、肠扭转等。

3.CT在绞窄性肠梗阻诊断中的应用

20世纪80年代初就有应用CT诊断小肠梗阻的零星报道。1991年Megibow等的首次大样本分析表明CT对小肠梗阻诊断的敏感性及特异性均为96%，准确率95%。随着CT的广泛应用及技术的进步，CT在小肠梗阻诊断中的作用越来越重要。CT可以显示腹部平片及钡餐不能显示的肠壁血供状况，因此CT除应用于判定梗阻的部位、程度、原因外，对判断梗阻肠管是否发生绞窄更具优势。正因如此，有些学者甚至强调将CT作为小肠梗阻的首选检查方法。

绞窄性肠梗阻的CT征象为：①肠壁对称性增厚，可呈节段性分布，伴或不伴靶征（表现密度轻微不同的同心圆结构）。②CT增强扫描可见肠壁强化异常（轻微强化、不均匀强化、延迟强化、无强化），肠系膜动脉栓塞或静脉内血栓形成。③肠系膜水肿、积液、出血、密度增高（可达 40～60Hu)。④系膜血管失去正常结构,逐渐变粗并呈放射状。⑤腹水中等量。⑥肠系膜静脉或门静脉内积气,说明已有肠坏死。

对绞窄性小肠梗阻的诊断,CT 的检出率为 63%～100%,特异性为 61%～93%。一般认为 CT 征象越多或越严重,对绞窄诊断的准确率也越高,术中发现的肠缺血程度与 CT 征象的数目及严重程度相一致。因此 CT 检查有助于我们术前即对梗阻肠管绞窄的程度和范围有大致的了解。

4.血生化检查

在小肠梗阻绞窄发生 30min 后,由于肠壁血运障碍,毛细血管通透性增高,肌酸磷酸激酶(CPK)及其同工酶大量释放入血而升高。血清 C 反应蛋白(CRP),在绞窄性肠梗阻时也明显高于单纯性肠梗阻。

其他一些生化指标及酶学也存在一定的变化,如酸性磷酸酶(ACP),碱性磷酸酶(AKP),乳酸脱氢酶(LDH)及其同工酶等,但总的说来,到目前为止尚没有一种酶学改变具有较高的特异性及敏感性,因此都不能应用于绞窄性肠梗阻的早期临床诊断。

(五)小肠梗阻部位的判断

一般来说,高位梗阻呕吐频繁、腹胀较轻。腹部 X 线检查提示肠腔胀气不明显,无明显扩张胀气的肠袢。低位小肠梗阻腹胀明显,但呕吐次数较少。腹部平片可见明显胀大的肠袢,腹中部呈现多数阶梯状液平面。

(六)小肠梗阻程度的判断

完全性肠梗阻和部分性肠梗阻的区分并不困难。前者表现为剧烈频繁呕吐,肛门完全停止排气排便。腹部平片示梗阻近端肠管扩张明显,大量积气和液平。后者呕吐较轻,肛门还有少量排气排便。X 线提示肠管扩张不重,结肠内有积气。

(七)梗阻病因的判断

不同的国家或地区在不同的时期,小肠梗阻的病因并不相同。

在国外,20 世纪 30 年代以前,嵌顿性腹外疝是最常见的病因(占 49%),其次为小肠肿瘤(13%),肠粘连(7%)。随后,嵌顿疝比例下降,肠粘连上升,至 20 世纪 80 年代,粘连性肠梗阻已占 60%。

术前就能明确肠梗阻病因,对手术适应证的掌握、手术方式的选择都具有重要意义。但遗憾的是:即使是有经验的普外科医生,术前结合病史、体检、腹部平片、肠道造影等常规检查,诊断符合率也仅 60.7%,尚有 39.3%的患者术前并不能明确梗阻原因。国外报道约 20%～52%的患者术前经过传统检查不能明确病因。

二、小肠梗阻的治疗

小肠梗阻病理变化迅速,对全身影响广泛,治疗的关键在于能否迅速准确地判定病情进展,及时采用恰当的治疗方法,重点在于手术适应证的掌握。

（一）手术时机的选择

小肠梗阻病因复杂、临床表现变化多，病情发展快，因此选择合适的手术时机，采用相应的手术方式，对减少术后并发症、降低死亡率，具有重要意义。

（1）对于疑诊或确诊为绞窄性梗阻者，应在短时间内作好术前准备，紧急手术。绞窄性肠梗阻手术越早，治疗效果越好。绞窄性肠梗阻在发病36h内手术，其死亡率为8%，如将手术时间拖延到36h后，则死亡率可增加到25%。肠梗阻一旦绞窄时间过长，则会造成部分肠管坏死，肠道细菌易位，毒素吸收进入血液循环，造成全身炎症性反应综合征，继而发生器官功能障碍，甚至出现休克。

对于广泛而严重的绞窄性肠梗阻，全身病理紊乱严重，应边抗休克边施行手术，因为只有切除了坏死肠管，解除了梗阻，才能阻断病理紊乱的恶性循环。

（2）完全性机械性肠梗阻，时间超过72h仍无缓解迹象者，应积极手术。

30%的单纯性完全性肠梗阻具有绞窄的危险性，有30%的患者经保守治疗，梗阻可获得缓解，因此大多数患者最终需手术治疗解除梗阻。

（3）粘连性肠梗阻，经保守治疗48～72h后仍无缓解，应中转手术。

（4）粘连性肠梗阻反复发作者，且每次发病时腹痛固定在同一部位，很可能此处就有粘连带诱发梗阻。在此处作探查切口，手术相对简单、安全，同时又解除了患者反复发生肠梗阻的痛苦。

肠梗阻患者多有水电解质平衡紊乱、营养不良、全身状况差，只有手术才能从根本上解除病因。

（5）术后早期炎性肠梗阻有别于一般的粘连性肠梗阻，除粘连外，肠管充血肿胀、增厚，甚至粘连成团，这种情况下，不可贸然手术，只要不发生绞窄，都应尽量保守治疗。否则，会使病情更加复杂，处理更为困难。

（6）肿瘤引起的小肠梗阻，一旦情况允许，应尽早手术。

（二）非手术治疗

（1）禁饮食。

（2）胃肠减压：持续有效的胃肠减压是治疗小肠梗阻的重要措施之一。胃肠减压的优点：①可减轻腹胀，以利于肠壁血液循环的恢复和改善呼吸与循环功能。②若临床症状不能判定梗阻是否缓解时，可通过胃管注入造影剂行对比性胃肠道造影检查。③为了促进梗阻早日缓解，可从胃管内注入石蜡油60～100mL，夹闭1.5～2h后松开。如见到大便中出现石蜡油，则为肠梗阻缓解的佐证。

（3）纠正水电解质酸碱平衡紊乱，补充血容量，维持有效循环。为手术创造必要的条件。

（4）抗生素的应用：小肠梗阻时，肠黏膜屏障受损，肠道细菌易位，发生的感染多为肠源性，故应选用对革兰氏阴性菌及厌氧菌敏感的抗生素。

（三）手术治疗

应根据梗阻病因、患者的局部与全身情况决定手术方式。急症手术时，应尽可能选用最简单的方法以解除梗阻、恢复肠道的功能。

1.绞窄性肠梗阻的处理

其目的是解除梗阻，如肠管坏死则应切除。

正确判断绞窄肠袢生理机能成为影响手术成功的重要因素。若在术中发现肠管扩张；浆膜面失去正常光泽、甚至呈暗黑色或紫黑色；肠壁无张力、无蠕动、对刺激无反应；相应的肠系膜小动脉无搏动，则说明该段肠管已无生机，应予切除。对生机可疑的肠管可用温盐水纱布热敷，或0.5%普鲁卡因溶液60～70mL行肠系膜根部局部封闭注射，15～30min后再观察肠管，如仍无好转，说明肠管已坏死。对难以确定肠管生机时，可使用“荧光素染色法”进行判断。

对生机可疑的肠管，在充分保证患者消化吸收功能的前提下，我们主张尽量予以切除。因为绞窄性肠梗阻可导致肠道缺血和肠黏膜氧合障碍。缺血5～10min后，肠黏膜的绒毛顶端便出现缺血性损害。肠梗阻时，肠道的机械屏障、生物屏障和免疫屏障均受到破坏，细菌和毒素经淋巴管及门静脉易位。肠道内毒素可诱发大量炎性介质，通过它们的血管活性作用和对细胞膜的损害而导致多器官功能障碍综合征。

2.粘连性肠梗阻的处理

粘连性肠梗阻是各类肠梗阻中最常见的一种，80%发生在腹部手术后，且95%发生在小肠，其中发生在回肠者占70%。粘连性肠梗阻占整个肠梗阻的40%左右，占小肠梗阻的60%～70%。虽然腹部手术后再次粘连不可避免，但仅有3.8%的患者因梗阻需再次手术治疗，这就涉及到术后再梗阻的问题。

(1)粘连带压迫肠管导致梗阻，或肠袢通过粘连带形成的环孔导致内疝，只要未造成绞窄，行粘连带松解后效果很好。

(2)某一段小肠粘连成团。分离这种粘连比较困难，常有分破肠管的可能。分离粘连后的肠管，因浆膜面创面较广泛，术后再梗阻的机会很大。因此，只要能保留足够正常的肠管，不至影响吸收功能，可将该段肠管切除后作吻合。

(3)广泛致密的粘连多为弥漫性腹膜炎或多次腹部手术后的结果。为了防止再梗阻，分离粘连后可采用肠排列术，肠排列术又分为外排列术及内排列术。

Noble手术：Noble于1937年首先报道了通过小肠外排列术预防粘连性肠梗阻。该法是将小肠平行排列，系膜侧肠壁浆肌层缝合排列。该术式疗效尚可，但操作复杂费时，术后肠麻痹时间长，且处理困难，常出现痉挛性腹痛及不全肠梗阻的症状。此外，肠管因梗阻多存在炎性水肿，术后易并发肠穿孔、肠瘘及腹腔脓肿。

Child-Philips手术：是将肠管平行排列后，距肠管系膜3cm处，用长针将丝线来回穿通折叠排列之系膜后予以结扎，通常用三针缝线即可。该术式避免了Noble手术的某些不足，但缝线过紧或过松，都会导致肠管扭转，影响肠壁血液循环，且缝线可腐蚀系膜血管，造成慢性肉芽肿。此外，系膜过短者不宜采用此术式。

Baker手术：是一种小肠内排列术，或称小肠内支撑术。操作相对简单，具体手术方法：取Treitz韧带下方之上段空肠，系膜对侧缘切一小口，插入米-阿氏管，气囊充气，继续插管至回盲瓣处，吸出气囊内气体，待插过回盲瓣后，重新充气。小肠作平行排列。空肠切开处仿

Witzel 造瘘，固定于侧腹膜。肠外的米-阿氏管戳孔引出腹外。术后导管留置两周，待肠功能恢复、排便后分次拔管。拔管前要抽出气囊内的气体，拔管时动作要轻柔，以防肠套叠。由于该术式需在肠管上造口，故有发生肠瘘的可能。此外，拔管时可导致肠套叠。但它的优点是：肠系膜呈伸展位；肠管排列规律，转折处不成角，肠管可自由蠕动；术后腹胀腹痛发生少；即使再粘连，也不易发生梗阻。

(4)粘连性肠梗阻术后肠瘘的预防：粘连性肠梗阻手术多为急症手术，患者一般情况差，肠切除术后容易发生肠瘘。其原因为：其一，吻合口破裂为主要原因，占 70%左右。全身情况较差，吻合技术欠佳，吻合口局部血运不良，水肿、感染，吻合口张力过大均可导致吻合口破裂。其二，术中肠管减压处肠壁水肿、胀气明显。其三，术中操作不慎，分破肠管后处理不当。

总之，这种并发症发生后处理困难，关键在于预防。预防的重点在于：第一，争取在肠管坏死前，或绞窄缺血期进行手术。第二，根据局部及全身情况选择合理手术方式。如肠梗阻近端小肠明显胀气，肠壁炎性水肿严重，腹腔渗液多，感染重，全身状况欠佳，可行肠造口术，待病情稳定后择期处理。第三，分离粘连时，应尽可能远离肠管，多用锐性剥离。第四，切开减压时，尽量在正常肠管处。或不切开肠管，用手将小肠内容物排到大肠，待术后从肛门排出体外。

(5)预防粘连性肠梗阻的复发：为了预防梗阻的再次发作，必须注意：饮食要有规律，避免暴饮暴食；注意饮食卫生，防止肠道感染，避免肠道异常蠕动；餐后不宜进行剧烈体力活动，尤其是突然改变体位的活动，以免诱发肠梗阻。

3.粘连性肠梗阻的腹腔镜治疗

粘连性肠梗阻再次手术者有不少病例粘连并不广泛，而造成梗阻的原因多为一索状粘连带压迫或牵拉肠管所致。腹腔镜肠粘连松解术损伤轻、术中暴露好，术后恢复快，发生再粘连的概率大大小于开腹手术，是术后粘连性肠梗阻较理想的手术方法。但需要指出的是，应严格掌握手术适应证，必要时及时中转开腹手术。

(1)病例选择：腹部手术史，且原手术范围小，对腹腔骚扰少；有典型的急性肠梗阻发作病史；有慢性腹痛腹胀、肠鸣病史，且服用润肠剂有效。

(2)手术时机：应在肠梗阻非急性发作期内进行；同时应在原手术半年以上，腹腔粘连稳定期内。

(3)气腹的建立和穿刺孔的选择：由于腹腔内粘连的不可预测性，因此应采用开放法放置第一穿刺器并建立气腹。由于腹壁肠管粘连几乎都发生在腹壁切口或原引流管疤痕下，因此穿刺点应至少远离疤痕边缘 3～5cm。

(4)分离粘连的原则：应特别注意保护肠管，“宁伤腹壁，不伤肠壁”。

三、腹膜粘连的预防

文献报道腹部手术后腹腔粘连的发生率为 60%～94%，而盆腔手术后更高达 97%。值得注意的是，有粘连并不一定就梗阻，不同类型的腹部手术后发生粘连性梗阻占 12.4%～17%。事实上，腹膜粘连本身是机体的一种防御反应，是腹膜受损后纤维蛋白沉积与纤维蛋白溶解间平衡遭到破坏的结果。当腹膜受到物理、化学的刺激后，很快会产生含大量纤维素的渗出液，几小时内纤维蛋白凝固并覆盖在受损的腹膜表面及其附近，形成疏松的粘连带。24～48h，创面在炎症反应的基础上有细胞增生，出现不同形状的成纤维细胞，并逐步形成胶原。在受损腹膜修复的过程中同时伴有纤维蛋白溶解，约5天后可形成纤维粘连。炎症损伤可使受损的间皮细胞、内皮细胞和炎性细胞产生纤维蛋白溶解酶原激活抑制物，长时间纤维蛋白溶解活性受抑制，将导致永久性纤维粘连的形成。

预防腹腔内粘连是防止粘连性肠梗阻的关键所在。①要严格规范的无菌操作，动作轻巧，缩短肠管体外的暴露时间，避免组织大块结扎，完善止血。②积极治疗腹腔内感染。③防止腹腔内积血与异物残存。④尽早促进肠功能的恢复。⑤术中或术后使用防粘连的药物。

多年来对于腹膜粘连问题，不少学者作过实验及临床研究，但总的来说还没有明确有效的方法来防止腹膜粘连的发生。大致包括以下几类：①非甾体类抗炎药，如阿司匹林、消炎痛等，可抑制术后腹腔内粘连的形成。②腹腔内注入各种蛋白酶如糜蛋白酶、胰蛋白酶等。③应用各种腹腔润滑剂如几丁糖、右旋糖酐等。④生物隔膜如羧甲基纤维素、透明质酸盐膜等。用可吸收的生物化学隔膜将腹腔与腹膜隔开，以防止粘连带的形成。⑤大网膜。有报道手术结束时，将带蒂大网膜覆盖于腹膜与肠管之间可预防粘连性肠梗阻的产生。⑥我们的研究表明：关腹前将20mL/kg体重的氟碳乳剂注入腹腔，可抑制腹腔渗出、改善局部供氧，并在腹膜面形成保护膜，对预防粘连有肯定作用。

第三节　肠结核

肠结核是结核分枝杆菌侵犯肠道引起的慢性特异性感染。常与腹膜结核和肠系膜淋巴结结核并存。

一、发病情况

结核病在我国曾经是临床上少见的病种之一，但近年来，我国结核病的患病呈上升趋势，且形势严峻。据2000年全国结核病流行病学抽样调查数据显示，全国人口结核感染率为44.5%，我国现有活动性结核患者500万，每年因结核病死亡者达13万，死亡平均年龄为55.2岁。目前活动性结核患者中，有150万为开放排菌者。结核病发病率的增高，也相应地增加了腹部结核的发病率。近几年来结核病发病率急剧增高的事实，应引起我们临床医生的高度重视。

在全身性结核中，以肺结核最常见；胃肠道结核中以小肠结核最多见。肠结核的发病年龄为2～72岁，以21～40岁青壮年最多，占59.7%；女性多于男性，男女比例为1∶1.85。

二、病因和病理

1.肠结核分类

根据是否合并肠外病灶，肠结核分为原发性结核和继发性结核。

原发性结核少见，占10%左右。无肠外结核病灶。一般认为是饮用了被结核杆菌污染的牛奶所致，病原菌多为牛型结核杆菌。

继发性结核多见，占90%左右。国外统计肠结核合并肺结核者占28%～40%，国内上海统计资料显示：肠结核合并肺结核或结核性腹膜炎者占50%；伴发中度以上活动性肺结核及空洞结核者占20%。有资料表明，在肺结核患者的尸检中，约70%发现有肠结核病变。可见肺结核是最常见的肠外病灶。

肠结核的感染途径主要有三种：①来自于肺结核。这是最常见的感染途径，活动性肺结核，尤其是开放性结核的患者，常因吞下含结核杆菌的痰液引发本病。②血行播散。多见于粟粒性肺结核患者。③直接蔓延。来自于邻近器官如盆腔结核、肾结核等。

2.病理

肠结核可发生在整个肠道，好发于回盲部，占85%。回盲部发病率高的原因可能与以下因素有关：①结核杆菌被吞入胃内后，在胃中不被消化，进入肠道后首先进入淋巴组织，而回盲部的淋巴组织最丰富。②生理状态下，肠内容物在回盲部停留时间较久，肠内容物中的结核杆菌与肠黏膜接触的机会增加。③该段肠管的蠕动及逆蠕动均较剧烈，易导致局部组织的机械性损伤。

肠结核多为继发性感染，多为咽下带有结核杆菌的痰液所致。感染经由肠黏膜至黏膜下层，因此早期病变为黏膜结核，大体主要表现为黏膜充血、水肿、糜烂、渗出等一般炎症性改变。此时病变较浅，若行内镜检查、活检很容易获得阳性结果。因此，术中对于回盲部的这些改变外科医生要提高警惕。随着病情的发展，可侵犯黏膜下层及浆膜层，表现为溃疡型、增殖型及混合型结核。

溃疡型肠结核：常合并活动性肺结核，继发性结核多属于此型，多见。溃疡型结核是由于结核杆菌侵犯肠黏膜集合淋巴小结或孤立淋巴滤泡形成结核结节。同时病变侵犯肠黏膜血管，引起闭塞性血管炎，肠黏膜缺血坏死，以及结核结节发生干酪样坏死。典型的病理改变为：①肠壁结核结节、干酪样坏死。②环型溃疡形成，与肠管纵轴垂直。③肠腔狭窄。④肠系膜淋巴结也可累及。

增生型肠结核：少见。原发性肠结核以这种类型居多。增生型是因大量结核性肉芽组织形成和纤维组织显著增生，肠壁高度肥厚变硬所致。其典型病理改变是：①肠壁增厚变硬。②肠腔狭窄。③假性息肉形成。④有时肠系膜淋巴结内可见到干酪样坏死。

混合型肠结核：以上两种病变同时存在，也称为“溃疡增生型”。

三、临床表现

肠结核多数起病隐匿，病程长，临床表现缺乏特异性。溃疡型多有结核中毒表现，发热、盗汗、消瘦、乏力、贫血、闭经等。发热一般在38℃左右，在病变活动期或并发肠外结核时则可高热。病程长者，可见消瘦、体重减轻。增殖型往往无全身症状。

1.腹痛

为最常见的症状，占95%以上。腹痛多位于右下腹部或脐周围，常呈阵发性腹痛，并伴有肠鸣，亦可呈右下腹持续性隐痛，腹痛可无规律性，也可因进食而诱发。增生性结核伴肠梗阻时可有腹部绞痛。

2.腹泻与便秘

腹泻是溃疡性肠结核的主要表现之一。每日排便2～4次，大便不成形，呈糊状或水样，很少有血便，潜血实验可阳性。不伴里急后重。过去强调“腹泻与便秘交替出现是肠结核特征性的表现”，现在看来较少见，实际上只是肠功能紊乱的一种表现而已，也可见于其他肠道器质性病变。增生性肠结核多以便秘、腹块为主。

3.并发症

如出现并发症，部分患者可表现为相应“急腹症”症状。肠结核的并发症有：

(1)肠出血：约占2.3%，因结核首先在肠壁淋巴滤泡及淋巴集结内引起感染，形成结核结节，随后结节融合发生干酪样坏死，表面黏膜坏死溃破，故可引起少量出血。因肠结核溃疡基底部的小动脉管壁增厚，内膜因狭窄闭塞，形成闭塞性动脉炎，因此大出血少见。

(2)肠梗阻：占16%，多为不全肠梗阻，因为肠壁淋巴管环绕肠壁分布，病变淋巴管扩展，肠壁明显增厚变硬，并与周围组织粘连，造成肠壁狭窄。

(3)肠穿孔：急性穿孔占1.6%，慢性穿孔占2.3%。因病灶周围多有粘连，故穿孔后立即出现。弥漫性腹膜炎者少见。

(4)腹腔脓肿：约占5.6%，多为穿孔后局限所致。

(5)肠瘘：发生率较高，国外报道可达1/4。以肠内瘘多见。

四、诊断

因肠结核无特异性症状，易漏诊、误诊，贻误治疗。若出现腹痛、低热、或腹部包块、消瘦、腹泻，且有肺结核、腹水、血沉快，贫血等，应考虑本病。若不能确诊，可行辅助检查。

1.结核菌素试验

强阳性者有助于诊断。但由于成人一般都受到过感染，故即使阳性对诊断帮助也不大。

2.血沉

增快说明结核处于活动期。

3.X线检查

气钡双重造影或钡剂灌肠检查对肠结核有重要诊断价值，可疑肠梗阻者钡餐检查应慎重，最好在解除肠梗阻后进行。

溃疡型肠结核主要表现为：病变肠管黏膜皱襞紊乱、破坏，肠管痉挛收缩，造影剂在病变肠段内迅速通过不停留，也可呈细线状，称“跳跃征”，是溃疡型肠结核的典型表现。钡剂灌肠可见回盲部无器质性狭窄，但黏膜皱襞紊乱、破坏。

增殖型肠结核主要表现为：盲肠和升结肠肠腔内出现小息肉样充盈缺损，回盲瓣增生肥厚，使盲肠内侧壁凹陷变形；肠腔狭窄、僵硬短缩；黏膜皱襞紊乱、破坏。

4.纤维结肠镜

为目前确诊肠结核最可靠的方法。

由于肠结核病灶好发于回盲部;有时可累及升结肠近端或回肠末端,大都在结肠镜可观察的范围之内,故可直视病灶,并可进行组织活检。但应注意的是,肠结核病变多位于黏膜下层,如活检时抓取组织深度不够,往往活检结果为非特异性炎症,阳性率极低,有 20%～50%不能确诊。近年来,应用在溃疡底部、边缘及增生组织顶部深凿式大数量(8～10 块组织)活检,加上抗酸菌检查,使结肠镜对肠结核的诊断率达 60%,有的报道达 71%。

肠结核内镜下有三大特征性改变:①充血糜烂-溃疡渗出-息肉样增生及疤痕形成的演变过程。②回盲瓣侵犯及鱼口样畸形。③主病灶远端节段性病变。

5.胶囊式内镜检查。

6.腹腔镜

虽不能观察肠腔内的情况,但可直接观察肠管表面呈灰白色粟粒样结节、腹膜或脏器表面的粘连、腹水、肠系膜淋巴结等,可抽取腹水及取组织进行病理检查。据报道,阳性率可达 95%。但对于腹腔粘连较重的病例,进行检查不仅困难,而且有损伤肠管的危险。

7.聚合酶链(PCR)技术

可对肠结核组织中的结核杆菌 DNA 进行检测,其敏感性 75%,特异性 96%,准确性 87%。可用于与克罗恩病的鉴别诊断。

8.诊断性治疗

临床上如高度怀疑肠结核,但又不能确诊,可行抗结核试验性治疗,一般以 6 周左右为宜。

肠结核需与溃疡性结肠炎、盲肠癌、克罗恩病、阿米巴性或血吸虫性肉芽肿等相鉴别。有时鉴别甚难,因此肠结核的最后诊断必须符合下列条件之一才能成立:①病变组织经细菌培养或动物接种证实有结核菌生长。②病变组织中找到结核菌。③镜下见结核结节及干酪样坏死。④手术证实有结核病灶,活检有阳性发现。

五、治疗

肠结核的治疗主要是消除症状,改善全身情况,促使病灶愈合,防止并发症。包括抗结核治疗及外科手术治疗。

由于溃疡型肠结核多继发于肺结核,故对肺结核的治疗要加以重视。如为开放性或空洞性肺结核且痰菌阳性者,要进行隔离,并嘱患者不要吞咽自己的痰液。先行抗结核治疗,常用化疗药有:雷米封 0.3g,口服,每日 1 次;利福平 0.45g,口服,每日 1 次。联合化疗,疗程 6～9 月。对严重肠结核或伴有肠外结核者,一般加用链霉素 0.75g,肌肉注射,每日 1 次或吡嗪酰胺 0.5g,口服,每日 3 次或乙胺丁醇 0.25g,口服,每日 3 次。中毒症状过重时,可使用糖皮质激素,待症状改善后逐步减量,6～8 周后应停药。若合并有腹水者可使用链霉素、雷米封、糖皮质激素腹腔内给药,同时使用利尿药。此外活动性肠结核患者,须卧床休息,积极改善营养,必要时给以营养支持、输血、补充蛋白质,以增强抵抗力。

以往认为 90%的腹腔结核靠内科抗结核治疗即可,但目前发现 40%的腹腔结核患者都有腹部并发症,均需要外科治疗。

需要指出的是,除非是急症手术,术前都应进行一段时间抗结核治疗和营养支持治疗(因肠结核患者营养状态一般均较差),以便使患者病情稳定、营养状况得以改善后再手术,以免结核杆菌扩散、病情加重。

其手术指征为:①出现并发症如完全性肠梗阻、穿孔、出血、肠瘘、吸收不良综合征等,内科保守治疗无效的。②肠道大出血经内科治疗仍不能止血者。③诊断不清行剖腹探查。④对怀疑恶性肿瘤,尤其腹部可扪及包块的。

手术方式应根据患者的一般状况及术中探查情况决定。原则上应切除病变肠管并做肠吻合。

(1)出现并发症应根据情况决定手术方式。出血的患者应首先明确出血部位,可应用血管造影或核素显像;肠瘘患者应首先找到瘘管位置,其次在充分补充营养(TPN 等支持)后手术。

(2)结核肠穿孔一旦确诊,应立即手术。手术中应尽可能切除病变肠管,行端端吻合,不主张作侧-侧吻合。对于不能彻底切除病变的患者,应切除其病变的主要肠段及穿孔部位,不主张行简单的短路手术。以防形成肠管盲袢,结核菌在盲袢内的繁殖,导致病灶复发。

实际上合并肠穿孔时,多数患者腹腔污染严重,肠壁充血肿胀明显,此时若强行作肠段切除或穿孔修补术,术后常发生肠瘘、导致治疗失败,而被迫再次手术。这种情况下,可先清理腹腔,放置多根多孔橡皮引流管,穿孔多可自行愈合。通畅引流、术后加强营养支持和抗结核治疗是提高治愈率、降低死亡率的关键。肠结核穿孔的死亡率极高,达 38%～50%,应引起高度重视。

(3)病变肠管炎症浸润广泛时,可先行末端回肠横结肠端侧吻合术,二期切除病变肠管。

(4)对于较大的容易破溃的肠系膜淋巴结结核病灶,应设法切除或清除其中的干酪样物质,避免以后病灶破溃继发腹膜炎,或以此为支点继发粘连性肠梗阻等并发症。

(5)如病变在回盲部,或腹部肿块与恶性肿瘤无法鉴别时,需行回盲部切除或右半结肠切除。

(6)关腹前,可用甲硝唑、庆大霉素反复冲洗腹腔后,再以 PAS 液冲洗。这样既减少细菌对腹腔的污染,又可预防结核菌在腹膜和肠壁上的种植。

(7)术中肠管多数粘连严重,肠管扩张水肿,因此操作时,动作要轻柔,减少直接用手接触肠管的时间,缩短肠管暴露时间。

(8)术后常规应用抗结核治疗。

第五章　结肠疾病

第一节　结肠息肉

结肠息肉系指生长自结肠黏膜而隆起于黏膜表面的病变。通常源于上皮细胞的过度生长并从黏膜表面向腔内扩展。无论其呈广基、亚蒂或长蒂等状，均仅表示肉眼外观形态，而不表明病理性质，故临床上在病理性质未明之前，对于炎症、感染性肉芽肿、组织增生和癌肿有隆起性病变者，通常用“息肉”来描述。结肠息肉自然病程较长，症状不甚典型，位于不同部位的息肉，可导致不同的临床症状。幼年型息肉可自行脱落，成年型随年龄增长而发病率逐渐上升。部分可以发生癌变或与癌肿关系密切，被公认为癌前病变。有些具有遗传性或伴随全身疾病。

一、病因

结肠息肉在世界各地区的发病率不同，在结、直肠癌高度危险的国家中，结肠腺瘤的发病率随年龄增长。在美国年龄超过 60 岁者 40%～50%发现有结肠腺瘤性息肉，西欧同样多见。而在大肠癌发病率低的地区，结肠腺瘤性息肉少见，南部非洲黑人中几乎为零，在日本、哥伦比亚地区则可达 10%，南亚地区较少见。具体病因如下。

1.饮食因素和生活习惯

长期进食高脂肪、高蛋白、低纤维性饮食者结、直肠息肉的发生率明显增高，多进食新鲜水果蔬菜以及维生素 C 者息肉的发生率减少。因为饱和脂肪酸增多，粪便形成减少，使致癌物质等有害成分在肠腔内存留时间延长，结果导致息肉及结肠癌的发病率增高。长期大量饮酒，免疫功能低下及冠心病患者息肉发病率高。加强体育锻炼，可增加迷走神经的兴奋性，使肠蠕动加快，有害物质对肠黏膜的作用时间减少，息肉发病率随之降低。

2.胆汁代谢紊乱

行胆囊切除术后患者，胆汁的流向和排出时间发生改变，大肠内胆汁酸的含量增加，实验显示胆汁酸以及胆汁酸的代谢产物脱氧胆酸和石胆酸均有诱发结、直肠黏膜产生腺瘤性息肉或癌变的作用。行毕氏Ⅱ式手术及迷走神经切断术者，因为改变了生理状态下的胆汁排泄过程，延长了排泄时间，使胆酸含量增加，高浓度胆酸作用于胃肠黏膜可使息肉及癌的发病率增高。

3.遗传因素

在结、直肠癌患者中，约有 10%的患者具有家族患癌病史。同样，家族成员中有人患有腺瘤性息肉时，其他成员发生结直肠息肉的可能性明显升高，尤其是家族性息肉病具有明显的家族遗传性。另外，曾经患过其他部位癌肿，如消化道癌、乳腺癌、子宫癌以及膀胱癌的患者结直肠息肉的发生率也明显升高。

4.肠道炎性疾病

结肠黏膜的慢性炎症病变是导致炎症性息肉发生的主要原因，最多见于慢性溃疡性结肠炎、克罗恩病以及阿米巴痢疾、肠道血吸虫和肠结核等，也见于结肠手术后吻合口部位。

5.基因异常

家族性息肉的发生可能与第5对染色体长臂内一种被称为APC的等位抑癌基因的功能丧失和阙如有关。正常情况下，该等位基因需要同时发挥作用以抑制肿瘤的生长，当该基因出现缺如或发生突变时，对肿瘤的抑制作用消失，从而发生结直肠腺瘤性息肉病和癌变。

6.年龄

年龄的增长与息肉的发生呈正相关，＞30岁结肠息肉的发病率增加，55～80岁发病率最高，病理尸检及结肠镜检证实男性多于女性，息肉的好发部位依次是直肠和乙状结肠→降结肠→盲肠，近年来右半结肠息肉有增多趋势，50～65岁腺瘤性息肉癌变多发生在乙状结肠和直肠，＞65岁多发生在右半结肠。有人报道直肠和乙状结肠息肉30％患者同时伴有右半结肠息肉。

7.其他

如胚胎异常，幼年性息肉病多为错构瘤，可能与胚胎发育异常有关。

二、病理

1.增生性息肉

增生性息肉是最常见的一种息肉，又名化生性息肉。分布以远侧大肠为多，一般均较小，直径很少超过1cm，常为多发、无症状，约占全部结肠息肉的1/5，但占直肠和乙状结肠息肉的大多数。这种息肉只是正常黏膜对外界刺激的反应，非肿瘤性，属良性病变。其外形为黏膜表面的一个小滴状凸起，表面光滑，基底较宽，多发性亦常见，组织学上此种息肉是由增大而规则的腺体形成，腺体上皮细胞增多造成上皮皱缩呈锯齿形，细胞核排列规则，其大小及染色质含量变化很小，核分裂象少见。其重要特点是肠腺隐窝的中、下段都有成熟的细胞出现。增生性息肉不发生恶变。

2.炎症性息肉

炎症性息肉又名假息肉，是黏膜长期慢性炎症引起的息肉样肉芽肿，这种息肉多见于溃疡性结肠炎、慢性血吸虫病、阿米巴痢疾及肠结核等病的病变肠道中。常为多发性，多数较小，直径常在1cm以下，病程较长者，体积可增大。外形多较窄、长、蒂阔而远端不规则。有时呈桥状，两端附着于黏膜，中段游离。组织学表现为纤维性肉芽组织，上皮成分亦可呈间叶样变，尚不能肯定。溃疡性结肠炎的溃疡愈合之后形成的假性息肉，呈岛状、丝状、柱状突起或黏膜桥形成，这种炎性息肉与小腺瘤样息肉难于区别。另外，淋巴性息肉和类脂性肉芽肿均属炎症性息肉范畴。

3.腺瘤性息肉

腺瘤可分为管状、绒毛状以及介于两者之间的绒毛管状腺瘤三型。可发生于结肠、直肠的各个部位，可单发亦可多发，有带蒂、无蒂、亚蒂。有的乳头状或分叶状，形成桑椹样外观。随着年龄增长而增大。典型的管状腺瘤较小，球形，有蒂，其表面可呈分叶状；绒毛状腺瘤大，无蒂或短蒂，表面绒毛状。混合型腺瘤由两种形态混合组成。所有腺瘤均为异型增生，其增生程度分轻、中、重三级。大多数学者认为，结肠癌一般需经过腺瘤期，然后再癌变。Kuzulea 等研究表明不典型增生性腺瘤演变成早期癌需3～5 年。故腺瘤性息肉被明确为癌前病变。经组织学检测证明，腺瘤性息肉的癌变与息肉的大小、不典型增生程度及绒毛成分含量有关。息肉越大，绒毛成分越多，癌变率越高。绒毛状腺瘤癌变率最高，其次是绒毛管状腺瘤，管状腺瘤最低。腺瘤性息肉早期癌变的形态学表现：组织易破碎，脆性增加、表面有糜烂或浅溃疡、组织僵硬、体窄基宽。有糜烂或溃疡的无蒂形腺瘤比有蒂形腺瘤癌变率高，表面及蒂部坚硬感提示癌变，部分患者上述表现共存。腺瘤性息肉大小与癌变通常为正相关。腺瘤性息肉直径＜1cm者，癌变率＜1%～3%，直径在 1～2cm 的腺瘤癌变率达 10%，直径＞2cm 的腺瘤性息肉癌变率高达 50%。息肉组织类型的不同，癌变率亦不同，管状腺瘤性息肉的癌变率低于 5%，混合型腺瘤癌变率在 10%～20%；而绒毛状腺瘤癌变率则高达 50%。临床实践发现腺瘤性息肉的癌变率不仅与腺瘤的大小、组织类型有关，而且与年龄的关系也十分密切。随年龄的增长，腺瘤性息肉的癌变率增加。因此，对结肠腺瘤性息肉，特别是高龄患者，无论其发生部位、息肉的大小、组织类型如何，一经发现应予高度重视，积极治疗。

4.幼年性息肉

约 90%发生于 10 岁以下儿童，以男孩为多见。外观为圆形或卵圆形，表面光滑。90%生长于距肛门 25cm 的范围内，直径多数＜1cm，绝大多数有蒂，约 25%为多发性，组织学上表现为分化好而大小不规则的腺体，有的形成囊性扩张，内储黏液，间质增生，并有较多炎性细胞浸润，有时表面有溃疡形成。此类息肉一般不发生恶变。

5.淋巴性息肉

淋巴性息肉亦称良性淋巴瘤，多见于 20～40 岁成人，亦可发生于儿童，男性略多，多发于直肠，尤其是下段直肠，多数为单发，亦可多发，大小不等，直径可自数毫米至 2～5cm。表面光滑或分叶状或有表浅溃疡形成。多数无蒂，有蒂时亦短粗。组织学上表现为分化良好的淋巴滤泡组织，局限于黏膜下层内，表面覆盖正常黏膜。可以看到生发中心，往往较为扩大，有核分裂象，但周围淋巴细胞中无核分裂象，增殖的滤泡与周围组织分界清楚。淋巴息肉不发生癌变。较少见的是良性淋巴性息肉病。表现为数量很多的淋巴性息肉。呈 5～6cm 的小球形息肉，多发病于儿童。组织学变化与淋巴性息肉同。

6.家族性结肠息肉

家族性结肠息肉病归属于腺瘤性息肉综合征，是一种常染色体显性遗传性疾病，偶见于无家族史者，全结肠与直肠均可有多发性腺瘤，多数腺瘤有蒂，乳头状较少见，息肉数从 100 个左右到数千个不等，自黄豆大小至直径数厘米，常密集排列，有时成串，其组织结构与一般腺瘤无异。

三、诊断

1.症状与体征

除幼年性息肉多见于12岁以下儿童，尤其是5岁以下小儿外，其余结肠息肉多见于40岁以上成人，男性稍多。大部分病例并无引人注意的症状。仅在体格检查或尸体解剖时偶然发现，部分病例可以具有以下一个或几个症状。

(1)便血：最常见的症状是反复便血，间断性便血或大便表面带血，多为鲜红色，致大出血者不少见；继发炎症感染可伴多量黏液或黏液血便，可有里急后重，便秘或便次增多，长蒂或位置近肛者可有息肉脱出肛门，亦有引致肠套叠外翻脱垂者。便血以左侧结肠内的息肉较多见，尤以绒毛状腺瘤及幼年性息肉比较多见，常常呈鲜红色，发生于排便后或粪便表面有条状鲜红色血迹，为出血的息肉压迫粪便形成的痕迹，便时无疼痛。息肉部位较高者，出血常与后半部分软便混合，也可有黏液便，偶伴腹部隐痛，多为息肉牵拉肠壁或肠腔部分受阻所致，单发息肉出血量不多，较少发生继发性贫血等全身性改变。儿童期无痛性血便，以结肠息肉引起者最多见。

(2)粪便改变：包括大便习惯改变和大便形状异常。前者包括大便时间、次数的改变以及便秘或不明原因的腹泻。特别是便秘与腹泻反复交替出现，或者引起腹痛的时候，更要引起警惕。同时，正常的粪便应该呈圆柱形，但如果息肉在结肠腔内，压迫粪便，则排出时往往会变细，或呈扁形，有时还附着有血痕。大肠息肉可以造成较多黏液排出，有时息肉为多发性或体积较大者，亦可引起腹泻或造成排便困难。有些较大的绒毛状腺瘤可以有大量的黏液分泌排出，每天排出的黏液可达1～3L，排出液内钠、钾含量很高，因此在临床上可造成失水、低氯、低钾、低钠的症状，严重时可以昏迷，休克甚至死亡。

(3)腹痛：比较少见，少数患者可有腹部闷胀不适，隐痛或腹痛症状。有时较大息肉可以引起肠套叠以至造成肠梗阻而出现腹痛。

(4)息肉脱垂：在直肠内带有长蒂的息肉可以在排便时脱出肛门外，息肉部位较低者，排便时可将蒂状息肉推出肛门外，在肛门口见肉红色圆形肿物，便后可自行回缩，若不能还纳可发生嵌顿坏死。此种症状小儿比较多见。

(5)结肠黑变病：一种少见的非炎症性的、良性可逆性疾病。与长期喝减肥茶、便秘有关，易伴发肠癌和结肠息肉。

2.辅助检查

多数大肠息肉无特殊症状，因此诊断除便血或黏液脓血便史以外，主要依靠临床检查。检查步骤一般由简入深。首先做直肠指诊及直肠乙状结肠镜检查。一般距肛门25cm以内的息肉均可以发现，并能进行肉眼观察及活组织检查。对肛门25cm以上的息肉进行X线钡剂灌肠检查及纤维结肠镜检查。X线钡剂灌肠检查，通过充盈、排空和空气对比三个步骤，对诊断高位息肉及鉴别诊断很有价值，可发现≥1.0cm 的息肉。若发现一个大肠腺瘤后，约有 1/3 病例可以有第 2 个腺瘤，因此乙状结肠镜检查发现腺瘤时应该检查全部结肠。X 线钡剂灌肠检查及纤维结肠镜检查各有其优缺点，钡剂灌肠检查比较易行，患者更易耐受，并发症也少。但即使是气钡双重对比造影对小息肉也比纤维结肠镜容易漏诊，并且不能进行活组织检查。X 线检查时如发现息肉是广基的，或直径＞2cm，或表面有溃疡形成，或有浸润现象时，都应高度疑为恶性，需再行纤维结肠镜检查。粪便隐血试验在结肠息肉的诊断中意义不大，有报道阳性率仅占 35.13%。螺旋 CT 的三维成像技术对于结肠息肉的诊断可能有帮助。另外，可以进行血尿常规检查，肠息肉伴有慢性出血者可有血红蛋白降低，大便隐血阳性，有时大便可带有多量黏液。

3.鉴别诊断

(1)家庭性结肠腺瘤性息肉病：又称家族性结肠息肉病或家族性腺瘤病。有家族遗传史，在直肠或结肠内布满息肉，大小不等，可因长期出血而贫血，做 X 线钡剂灌肠或结肠镜检即可明确诊断。

(2)Gardner 综合征：本病为常染色显性遗传病，是一种伴有骨和软组织肿瘤的肠息肉病。临床表现与家族性结肠腺瘤性息肉病的特点相同，息肉数目一般＜100 个，体积较大，也有高度恶变倾向，但癌变年龄稍晚一些，骨瘤见于头颅、下颚蝶骨、四肢长骨。软组织肿瘤有表皮样囊肿、皮脂囊肿、纤维瘤、硬纤维瘤等。有的同时有甲状腺或肾上腺肿瘤。90%的患者伴有眼底色素性病变。

(3)Turcot 综合征：本病为常染色体隐性遗传病，较少见。临床表现除有家族性结肠腺瘤病外，伴有其他脏器的肿瘤，通常是伴有中枢神经系统的肿瘤，如脑或脊髓的胶质细胞瘤或髓母细胞瘤。因此也有胶质瘤息肉病综合征之称，结肠腺瘤的癌变率高，常在十几岁时已发生癌变而导致死亡。

(4)Peutz-Jeghers 综合征：又称黑色素斑-胃肠多发性息肉综合征。本病为常染色体显性遗传病，40%患者有家族史，多为双亲与子女同胞间有同时发病的。大多见于儿童或青年发病，主要临床表现为黏膜皮肤黑色素沉着和胃肠道多发性息肉病。色素沉着主要分布在口唇、颊黏膜和手指、足趾掌面，呈褐色，黑褐色。由于本病息肉广泛，恶变率相对较低，因而一般予以对症治疗。若息肉大或有并发症出血或肠梗阻时，可外科治疗，结肠息肉可在内镜下电灼切除；大息肉可手术，分别切开肠壁摘除息肉，避免日后发生肠套叠。对本病患者，术后仍需长期随诊，因息肉可复发。

(5)Cronkhite-Canada 综合征：又称息肉病-色素沉着-秃发-指甲萎缩综合征。本病为获得性、非家族性的疾病。主要特点如下。整个胃肠道都有息肉；外胚层变化，如脱发、指甲营养不良和色素沉着等；无息肉病家族史；成年发病，症状以腹泻最常见，见 80%以上病例有腹泻，排便量大，并含脂肪或肉眼血液，大多有体重减轻，其次是腹痛、厌食、乏力，性欲和味觉减退。

(6)肛裂：多有便秘史，排便时肛门有疼痛感，粪便表面有血迹，色鲜红，不与粪便相混杂，有时亦从肛门滴血，用手指按压肛门两侧，使肛门外翻，在肛门正中线前后方可见有裂缝存在，病史较长者可见到前哨痔。根据便秘、疼痛、便血三症状和肛裂、前哨痔、乳头肥大三体征等典型表现即可区分。

(7)痔:类似息肉便血,用肛镜检查或用手指压迫肛门两侧使其外翻可发现痔静脉扩张。

(8)梅克尔憩室出血:有腹痛等炎症表现,平时一般无出血,可与息肉自动脱落出血相鉴别。

(9)溃疡性结肠炎:该病见于年龄较大儿,粪便中除血液外尚有大量黏液和脓,粪便稀薄,排便次数多,并有里急后重感,纤维结肠镜检查可见黏膜充血及散在的溃疡面。

(10)痢疾、过敏性紫癜和血小板减少性紫癜:根据病史、查体及化验检查一般容易区分。

四、治疗

1.治疗及治疗风险防范

大肠腺瘤一经发现,均应及时予以去除。根据腺瘤的大小、部位、数目,有无癌变等情况,去除的方法应有所不同。经内镜摘除腺瘤是最简便、首选的方法。内镜下介入治疗包括以下几种方法:①注射疗法(无水乙醇、硬化剂);②套扎疗法;③微波治疗法;④激光治疗法;⑤高频电切、电凝法。由于纤维结肠镜的问世和发展,与纤维结肠镜配套应用的器械的不断完善,不但可通过肠镜采取活组织检查标本,并可对<2.0cm直径的有蒂腺瘤进行圈套电灼切除术。对有蒂腺瘤套摘后,需注意基底部有无出血,必要时可对基底部加做电凝止血。广基腺瘤的处理应视大小和部位区别对待。<1.0cm的广基腺瘤癌变可能极小,可一期咬取活组织做病理检查后电灼切除。对1.0～2.0cm的基腺瘤,宜先做活组织检查,确定非恶性或无癌变后,一二期经内镜电灼切除。对位于距肛缘8cm以内>1.0cm的广基腺瘤可经肛管或经局部切除,整块切除肿瘤,包括四周0.5～1.0cm正常黏膜做整块活检,避免分块切取活检。如广基腺瘤>2.0cm,位于距肛缘8cm以上的结直肠内时,要经腹做肠段切除术。对大肠多发性息肉的处理,首先应通过内镜进行活组织检查,以明确息肉的性质。如息肉确系腺瘤,那么原则上多发性腺瘤应做病变肠段的结肠部分或结肠次全切除术,除非腺瘤仅2～3个,分布极分散,而腺瘤又较小,可以考虑经纤维结肠镜予以电灼切除,并严密随访观察。定期复查。如腺瘤数较多,即使较小,亦仍应做结肠部分切除或结肠次全切除术,一般反对姑息性的结肠分段切除术,如息肉非肿瘤性,则无恶变危险,可暂予随访观察,定期复查,无须手术处理。

结肠息肉特别是腺瘤性息肉即属癌前病变,一旦检出均应处理,原则上经内镜下切除或破坏。大多数息肉可通过内镜处理后治愈。内镜下无法切除和破坏的息肉应积极手术治疗。手术治疗原则为:①单个息肉可行切除加病检同时进行。②多发息肉或息肉较大有恶变征可经肛门肛窥肠镜进行病理活检以除外恶变。③低位或长蒂脱出息肉可用肛窥、直乙镜、套扎或经肛门直接切除。④广基或多发息肉可经腹、会阴、骶尾部行肠壁肠段部分切除。⑤高位息肉可行纤维结肠镜高频电切。⑥息肉有癌变应按肿瘤行根治性切除术。摘除或切除的腺瘤应仔细切片检查,若无癌变则无须进一步治疗。腺瘤性息肉癌变一般为高分化型,常发生于带蒂息肉的顶部,不侵及黏膜肌层。如果发现只局限在息肉表面黏膜层的癌变(原位癌),只要腺瘤已全部摘除，同样不需进一步手术治疗，但需随访观察，原则上在初次结肠镜检时，应同时将发现的全部腺瘤性息肉清除。随访适宜于1年内进行，以发现前次治疗遗漏的任何病变及可能出现的新病变。如随访正常，下次随访检查的间隔时间为2～3年。

2.预后

结肠息肉的病情演变及转归，应根据其病理类别而定，常见几种病变的转归与预后简述如下：腺瘤，由于可能为多发性或有癌变并存，而且目前有越来越多的证据，认为随着时间的推移，在一定条件下，良性息肉样肿瘤都会发生恶变。容易发生恶变的情况如下。

(1)多发腺瘤直径＞2.5cm，或手指、器械触之较硬，或充血明显，或表面有溃疡，即应考虑有癌变的可能性，而其癌变的可能性应与腺瘤性质和大小的不同而有所不同。

(2)乳头状腺瘤发生癌变的可能性颇大，被认为是癌前期病变，其恶变率一般认为在30%左右。因其临床表现为排出黏液，甚至可大量黏液排出或可发生大量黏液性腹泻，每日可达3000mL以上，而导致严重脱水、电解质紊乱、循环衰竭、酸中毒等代谢紊乱。如果不及时给予补充治疗并对腺瘤进行处理，可以造成生命危险。

(3)儿童型息肉，以儿童期多见，成年后反少见，但值得注意的是国内曾有过此种息肉恶变的个例报道。

(4)炎症性息肉、增生性息肉，除炎性息肉可能会发生癌变，尚难定论或存在可能性之外，增生性息肉临床上无症状，多是肠镜检查时偶尔发现，由于其病体小，多在0.5cm左右，常不引起身体的不适。

(5)家族性息肉病，是一种少见的遗传性息肉病。结、直肠内布满息肉状的腺瘤，癌变只是迟早而已，而且癌变常可不限于一处，为多中心，实际上部分患者就医时已经是大肠癌。

第二节　结肠扭转

一、乙状结肠扭转

乙状结肠扭转是乙状结肠以其系膜为中轴发生旋转，导致肠管部分或完全梗阻，甚至血运发生障碍。乙状结肠是结肠扭转最常见的发生部位，约占65%～80%，其次为盲肠和横结肠。60岁以上的老年人是年轻人发生率的20倍。

(一)病因与病理

乙状结肠常发生扭转的解剖学基础：①肠管有较大的活动度；②肠系膜较长，但系膜根部较窄，对造成扭转起着支点的作用；③肠腔内常有粪便积存，由于重力作用，体位突然改变或强烈的肠蠕动可诱发扭转。扭转以逆时钟方向多见，扭转超过180°可造成肠梗阻；超过360°肠壁血运可能受到影响，扭转形成的肠梗阻为闭袢性肠梗阻。

(二)临床表现

乙状结肠扭转的主要症状为腹痛和进行性腹胀，临床上分为亚急性(约80%)和急性

(20%)两类。亚急性乙状结肠扭转多见于老年男性,常有慢性便秘史。部分患者曾有类似发作,并随排便排气而腹痛自行消失的病史。发病大多缓慢,主要表现为中下腹部的持续性隐痛、阵发性加剧和进行性腹胀。查体可见腹部明显膨隆,不对称,有时可触及有压痛的囊性肿块,无显著腹膜刺激征,主要为低位不完全或完全性肠梗阻表现。急性乙状结肠扭转多见于青年人,起病急骤,剧烈腹痛,呕吐出现早而频繁,腹胀反而较轻,主要为典型的绞窄性低位肠梗阻表现,查体可发现急性腹膜炎刺激征,腹胀不对称。

(三)诊断

对于男性老年患者,长期便秘或既往曾有类似腹痛史,低位肠梗阻表现,部分患者触及左中下腹囊性包块,应考虑乙状结肠扭转。腹部平片显示左中下腹充气的巨大乙状结肠肠袢,常可见两个处于不同平面的液气平面,左、右半结肠可有不同程度积气。钡剂灌肠见钡剂在直肠与乙状结肠交界处受阻,尖端呈锥形或喙突状。患者有腹膜刺激征时常提示肠壁可能已出现缺血坏死,应禁行此项检查,以免引致肠壁破裂穿孔。纤维电子结肠镜对疑为乙状结肠扭转者可明确诊断,并对肠扭转进行复位,而且可排除诱发乙状结肠扭转的肠道病变。急性乙状结肠扭转的临床表现常与其他严重急腹症混淆,术前不易区别,常需急诊手术探查。

(四)治疗

按肠梗阻治疗原则进行处理,包括禁食、胃肠减压、纠正水、电解质平衡失调等,同时应明确是否存在肠绞窄,以便采取不同的措施对扭转的乙状结肠进行处理。在发病早期无绞窄性肠梗阻表现时,可试用非手术复位。某医师报道乙状结肠扭转 124 例,患者平均年龄 72 见。分别采取乙状结肠镜插管、灌肠复位、乙状结肠内镜等非手术疗法成功治疗 66 例,成功率达 53%。

非手术复位方法有以下几种:①温盐水低压灌肠法:该方法对肠套叠的复位成功率较高,但对乙状结肠扭转只有 5%~10%复位成功率。将 37℃的生理盐水与肥皂水水混合均匀,灌进直肠和乙状结肠。水进入乙状结肠促使扭转复位,但压力不可过高,以免扭转肠管发生破裂。灌肠水不能进入乙状结肠时,复位不能成功。若 400~500mL 盐水无法灌进结直肠内,即说明乙状结肠可能存在梗阻。由于该方法操作简便,兼有诊断意义,临床上对病情较轻,无休克,扭转肠管无绞窄坏死的情况下可作为试验性方法使用。②乙状结肠插管法:取左侧卧位,将乙状结肠镜伸入直肠上方,可看到扭转部位多距肛门缘 15~25cm。如扭转部位的肠黏膜完好,可将直径 7mm,长 40~60cm 的涂有润滑剂肛管,经乙状结肠镜插入直肠,缓慢旋转管端,使之通过扭转处,插入扭转肠袢内。当排出大量气体和稀粪时,表示已经解除肠梗阻,扭转可自行复位。肛管留置于乙状结肠内 2~3 天,每天肛管冲洗,以免短期内再发生扭转。该方法复位率可达80%~90%。③纤维电子结肠镜复位:直视下边充气边缓慢插入纤维结肠镜,将镜头插入扭转上方的肠袢内,以盐水冲洗,吸出气体和粪便,使扭转复位,并可检查扭转上下方的肠壁情况。如黏膜完好可在乙状结肠内放置肛管,固定于肛门周围。此法盲目性小,比较安全,成功率也很高。

无论是乙状结肠插管法或纤维电子肠镜复位,都应在进入直乙结肠后注意肠黏膜颜色变化,若黏膜颜色蓝黑、高度淤血水肿甚至溃疡糜烂则提示已有肠坏死,应迅速撤镜改行手术治疗。

由于乙状结肠扭转属闭袢性肠梗阻,且一旦出现绞窄性乙状结肠扭转则死亡率可达50%～70%;另一方面,非手术复位后的复发率可高达55%～90%,故多数学者主张对乙状结肠扭转采取手术治疗。手术适应证:①急性乙状结肠扭转有肠坏死及腹膜炎征象;②肠腔内出现血性肠内容物;③反复发作的乙状结肠扭转;④经非手术复位失败。

扭转复位加单纯的侧腹膜固定或系膜折叠术等并不能降低术后复发率,目前已很少采用。如患者一般情况尚好,术中可用大量生理盐水加抗菌药物灌洗全结肠,然后行乙状结肠切除并一期吻合,临床上已证实为一行之有效的方法,可免除造瘘之苦。如术中见有肠坏死,或积粪较多,污染严重,患者一般情况较差,可行坏死肠段切除双腔造瘘术较为安全;若坏死肠段远端的直肠无法拉出造瘘,则行 Hartmann 手术。对复位后患者,由于复发的概率高,若能耐受手术,应在复位后1～2周择期开腹或腹腔镜下乙状结肠切除术。

二、盲肠扭转

Rokitansky 于 1841 年首次报道盲肠扭转。临床上盲肠扭转少见,其发病率仅是乙状结肠扭转的 1/10。

(一)病因与病理

在发育过程中盲肠未固定于后腹壁,易与回肠末端一起成为游离肠袢,这种活动盲肠常是盲肠扭转的病理基础,Wolfer 曾在 125 例尸解中发现 11.2%的活动盲肠足以产生扭转。另外,腹腔内粘连、升结肠狭窄、肿瘤、肠蠕动异常和慢性便秘等因素可促使盲肠扭转的发生。盲肠扭转大多数以回结肠血管为轴,呈顺时针扭转 360°或更多,这种扭转形成闭袢性肠梗阻,可合并有血运障碍。也有少数是活动盲肠向前向上翻转折叠而产生肠梗阻,但该情况一般不会出现血运障碍。盲肠壁薄径粗,闭袢性肠梗阻时肠壁承受的张力大,常易发生坏死穿孔。

(二)临床症状和诊断

发病者多为青年,女性较多见,表现为急性机械性肠梗阻。发作急骤,右下腹绞痛,阵发性加剧。发病初期体查时可在中腹或上腹部扪及胀气压痛的盲肠,肠鸣音亢进并有高调;后期腹胀明显,重度、不对称的腹胀是盲肠扭转的重要特征。可渐出现恶心、呕吐、肛门停止排气排便。X 线腹部平片可显示单个卵圆形胀大肠袢,有液气平面,肠袢的位置和形状提示有可能为胀大的盲肠,结肠无积气积液,小肠可有不同程度胀气。当上腹部的胀大盲肠严重积气积液时,常易被误认为是胃扩张,遇此情况应在透视下抽吸胃管,若影像无变化即可排除胃扩张。钡灌肠检查见钡剂停留在升结肠处不再下降,呈尖端锥形或喙突状,有时也可有少量钡剂进入扩张的盲肠内即可诊断,该方法的成功率达 91%,但若疑有盲肠坏死即不宜作此检查。据统计,盲肠扭转坏死时并有腹膜刺激征者仅 22%,因而不能把腹膜刺激征作为判断有否盲肠坏死的依据。盲肠扭转的早期诊断与治疗效果密切相关,由于该病较罕见,早期诊断殊为不易,临床上应提高警惕。

(三)治疗

首先按肠梗阻治疗原则进行一般处理,包括禁食、胃肠减压、制酸、抑制胃肠道分泌,纠正水、电解质平衡失调、应用抗生素等。盲肠扭转早期可试用纤维结肠镜复位,但不应期望过高。由于盲肠扭转约18%~29%发生坏死,诊断明确后应积极准备手术治疗。手术原则为解除梗阻、切除坏死肠段及防止复发。有以下几种方法:①若开腹后见盲肠无坏死,复位后将盲肠缝合固定在右下侧后腹壁即可。据统计,盲肠固定术后约有4%~7%的复发率,因而也有人主张加行盲肠内插管造口,不仅可收到术后肠管减压效果,还可使肠管造口部位盲肠壁与腹膜形成粘连,防止复发。②若盲肠已坏死,应考虑切除盲肠后一期行回升结肠或回横结肠吻合术,必要时加行回肠插管造口术,可吸引减压吻合上方回肠,减少吻合处张力和瘫痪性肠梗阻,保证吻合口愈合。③若盲肠和结肠坏死并有小肠极度膨胀、病情危重的患者,手术目的是挽救患者生命。可切除坏死和血循环不良的盲肠和结肠,行双腔造口术。④若复位后只有盲肠小块坏死,其他部分血循环良好。可局部切除坏死组织,将盲肠切口边缘与腹膜皮肤缝合,行盲肠造口术。

第三节 结肠癌

结肠肿瘤是常见的恶性肿瘤之一,据世界流行病学调查,发现结肠肿瘤在北美、西欧、澳大利亚、新西兰等地的发病率最高,居内脏肿瘤前两位,但在亚、非、拉美等地发病率则很低。我国的发病率与死亡率低于胃肿瘤、食管肿瘤、肺肿瘤等常见恶性肿瘤。近年各地资料显示随着人民生活水平的提高,饮食结构的改变,其发病率呈逐年上升趋势。中国和日本的大肠肿瘤发病率明显低于美国,但移民到美国的第一代即可见到大肠肿瘤发病率上升,第二代基本接近美国人的发病率。

一、病因及发病机制

与其他肿瘤一样,结肠肿瘤的病因仍未明确,但对其发病的危险因素已有深入的研究。目前认为结肠癌是由环境、饮食以及生活习惯与遗传因素协同作用的结果,由致癌物作用,结合细胞遗传因素导致细胞遗传突变而逐渐发展为癌。

1.环境因素

(1)饮食习惯:一般认为高脂肪食谱和纤维素不足是主要发病原因。研究显示,饱和脂肪酸的饮食可增加结肠中胆汁酸与中性固醇的浓度,并改变大肠菌群的组成。胆汁酸经细菌作用可生成3-甲基胆蒽等致肿瘤物质,固醇环也可经细菌作用被芳香化而形成致肿瘤物质。食物纤维包括纤维素、果胶、半纤维素、木质素等,吸收水分,增加粪便量,稀释肠内残留物浓度,能够缩短粪便通过大肠的时间而减少致肿瘤物质与肠黏膜接触的时间,若膳食纤维不足时,也是结肠肿瘤的发病因素之一。

(2)肠道细菌:肠道细菌特别是厌氧菌对结肠癌的发生具有重要作用。动物实验证明在鼠中以 1,2-二甲肼(DMH)诱发结肠癌的成功率为 93%,但在无菌鼠中 DMH 诱发结肠癌的成功率为 20%,从而显示了肠道内细菌在肠癌发生中占有重要地位,而在肠道细菌中则以厌氧菌尤其是梭状芽孢杆菌极为重要。结肠癌患者不但粪便中厌氧菌明显增加,细菌的 β-葡萄糖醛酸苷酶、7α-脱羟酶和胆固醇的脱氢酶活性均增高。体内有毒物质、包括致癌物质,经肝解毒,以 β-葡萄糖醛酸苷的形式经胆汁排泄至肠道又被激活使之起毒性作用。

(3)化学致癌物质:肠癌的发生与某些化学物质有密切的关系,亚硝胺是导致肠癌发生最强烈的致癌物质,动物实验显示其是诱发胃肠道癌肿的重要物质,与食管癌、胃癌和结、直肠癌的发生均有密切关系。在化学致癌物质中还有香烟应予以重视,已知肼类化合物在动物实验中可诱发结肠癌,DMH 是众所周知的致癌物。每支香烟含烟草 1g,每 20 支香烟含 DMH 3mg,长期吸烟经呼吸道黏膜吸收,诱发结、直肠癌的可能性不容忽视。

(4)微量元素和维生素的缺乏:硒、锌、钙、铁及氟化物被认为对结肠癌发生有重要作用。硒可改变致癌原代谢,抑制细胞增殖,保护机体以免受氧化剂损害,影响免疫功能及伤害肿瘤代谢。鼠类补充较多硒可以降低结肠肿瘤发生率和肿瘤数目。美国一项研究表明,在饲料作物较多的地区结、直肠癌的死亡率较低。铁有提高结、直肠癌危险的可能,铁可能有突变原性,可能通过产生自由基而攻击 DNA 及损伤染色体而起作用。一项病例对照研究表明,铁可能和腺瘤形成有关。抗氧化剂维生素(A、C、E、D)等可以抑制自由基反应而防止对 DNA 的氧化剂损伤,同时可以使腺瘤患者的结肠上皮过度增生逆转为正常。

2.内在因素

(1)基因变异:从正常的结肠上皮细胞发展为肿瘤,必然经历细胞异常增生的过程,结肠上皮细胞异常增高的增生是一种常见的现象,但并不认为这是癌前病变,增生性息肉并不是发生结肠癌的诱因,增生性变化不伴有基因的突变,但可伴有基因的甲基化过低。DNA 甲基化过低意味着增加 mRNA 的转录,结果是 DNA 甲基化过低伴有增生过程。目前认为在结肠癌发生中甲基化过低是早期的基因改变,有证据表明某些发生在增生性息肉中的增生现象与肿瘤发生中的现象是相仿的。

(2)癌前病变的存在

①腺瘤:结、直肠腺瘤是与结、直肠癌关系密切的一种良性病变。在结、直肠癌高发的国家或地区,腺瘤的发病率明显增高,反之在结、直肠腺瘤低发的国家或地区,结、直肠癌的发生率也是低的。

②血吸虫性结肠炎:血吸虫病是与结、直肠癌肿关系非常密切的另一种良性病变,特别在我国一些血吸虫病流行区中表现突出。由于血吸虫卵长期积存于结直肠黏膜上,慢性炎症、反复的溃疡形成和修复,导致黏膜的肉芽肿形成,继之发生癌变。

③慢性溃疡性结肠炎:溃疡性结肠炎的肠肿瘤发生率高于一般人群,炎症的增生性病变的发展过程中,常可形成息肉,进一步发展为肠肿瘤;克罗恩病时,有结肠、直肠受累者可引起肿瘤变。据资料统计,有结肠息肉的患者,结肠肿瘤发病率是无结肠息肉患者的 5 倍。家族性多发性肠息肉瘤,肿瘤变的发生率更高。近几年来,有报道结肠肿瘤阳性家族者,其发病率是一

般人群的4倍,说明遗传因素可能参与结肠肿瘤的发病。

二、病理

1.早期结肠癌

癌细胞限于结、直肠黏膜下层者称早期结、直肠癌(pT1)。WHO消化道肿瘤分类将黏膜层内有浸润的病变亦称之为"高级别上皮内瘤变"。

2.进展期结肠癌

大体分为①隆起型:凡肿瘤的主体向肠腔内突出者,均属本型;②溃疡型:肿瘤形成深达或贯穿肌层之溃疡者均属此型;③浸润型:肿瘤向肠壁各层弥漫浸润,使局部肠壁增厚,但表面常无明显溃疡或隆起。

3.组织学类型

①腺癌:包括乳头状腺癌、管状腺癌、黏液腺癌和印戒细胞癌;②未分化癌;③腺鳞癌;④鳞状细胞癌;⑤小细胞癌;⑥类癌。

三、临床表现

(1)左半结肠管腔窄,血供差,吸收能力差,肿瘤以浸润型多见。

①便血、黏液血便:70%以上可出现便血或黏液血便。粪便黏稠成形。

②腹痛:约60%出现腹痛,腹痛可为隐痛,当出现梗阻表现时,亦可表现为腹部绞痛。

③腹部肿块:40%左右的患者可触及左下腹肿块。

④梗阻:出现梗阻较早,可呈急性。

⑤中毒症状:贫血、低热、乏力、消瘦、水肿等症状出现较晚,较轻。

(2)右半结肠管腔较宽大,血供淋巴丰富,吸收能力强,肿瘤成隆起型(菜花样)向肠腔内发展多见。

①腹痛:70%~80%患者有腹痛,多为隐痛。

②贫血:因癌灶的坏死、脱落、慢性失血引起,50%~60%的患者血红蛋白低于100g/L。

③腹部肿块:腹块亦是右半结肠癌的常见症状。腹部肿块同时伴有梗阻的病例临床上并不多见。

④梗阻:出现较晚。

⑤中毒症状:贫血、低热、乏力、消瘦、水肿等症状出现较早。

四、诊断及鉴别诊断

1.早期诊断

结肠癌是生长较慢的肿瘤,原发癌肿的倍增时间平均620d,表面产生症状前肿瘤已经历很长时间的生长。早期症状缺乏特异性,不易引起重视,从出现症状至明确诊断,平均60%患者需6个月以上,据文献报道早期病例一般占2%~17%。识别并警觉早期症状对具有以下任何一组症状的患者都须予以进一步检查:①原因不明的贫血、乏力、消瘦或发热;②出现便血或黏液血便;③排便习惯改变、便频或排便不尽感;④沿结肠部位腹痛不适;⑤沿结肠部位有肿块。

2.实验室检查

(1)血常规:了解有无贫血。

(2)尿常规:观察有无血尿,结合泌尿系影像学检查了解肿瘤是否侵犯泌尿系统。

(3)大便常规:检查应当注意有无红细胞、脓细胞。

(4)粪便隐血试验:针对消化道少量出血的诊断有重要价值。

3.内镜检查

所有疑似结肠癌患者均推荐纤维结肠镜或电子结肠镜检查,但以下情况除外。

(1)一般状况不佳,难以耐受。

(2)急性腹膜炎、肠穿孔、腹腔内广泛粘连以及完全性肠梗阻。

(3)肛周或严重肠道感染、放射性肠炎。

(4)妇女妊娠期和月经期。

内镜检查之前,必须做好准备,检查前进流质饮食,服用泻药或行清洁洗肠,使肠腔内粪便排净。内镜检查报告必须包括:进镜深度、肿物大小、距肛缘位置、形态、局部浸润的范围,结肠镜检时对可疑病变必须病理学活组织检查。由于结肠肠管在检查时可能出现皱缩,因此内镜所见肿物距离肛门距离可能存在误差,建议结合 CT 或钡剂灌肠明确病灶部位。

4.影像检查

(1)结肠钡剂灌肠检查:特别是气钡双重造影检查是诊断结肠癌的重要手段。但疑有肠梗阻的患者应当谨慎选择。

(2)B 型超声:超声检查可了解患者有无复发转移,具有方便快捷的优越性。

(3)CT 检查:CT 检查的作用在于明确病变侵犯肠壁的深度,向壁外蔓延的范围和远处转移的部位。目前,结肠病变的 CT 检查推荐用于以下几个方面。①提供结肠恶性肿瘤的分期;②发现复发肿瘤;③评价肿瘤对各种治疗的反应;④阐明钡剂灌肠或内镜发现的肠壁内和外在性压迫性病变的内部结构,明确其性质;⑤对钡剂检查发现的腹内肿块作出评价,明确肿块的来源及其与周围脏器的关系。

(4)MRI 检查:MRI 检查的适应证同 CT 检查。推荐以下情况首选 MRI 检查。①结肠癌肝转移病灶的评价;②怀疑腹膜以及肝被膜下病灶。

(5)PET-CT:不推荐常规使用,但对于常规检查无法明确的转移复发病灶可作为有效的辅助检查。

(6)排泄性尿路造影:不推荐术前常规检查,仅适用于肿瘤较大可能侵及尿路的患者。

5.血清肿瘤标志物

结肠癌患者在诊断、治疗前、评价疗效、随访时必须检测 CEA、CA199;建议检测 CA242、CA724;有肝转移患者建议检测 AFP;有卵巢转移患者建议检测 CA125。

6.病理组织学检查

病理活检明确占位性质是结肠癌治疗的依据。活检诊断为浸润性癌的病例进行规范性结肠癌治疗。如因活检取材的限制，活检病理不能确定浸润深度，诊断为高级别上皮内瘤变的病例，建议临床医师综合其他临床情况，确定治疗方案。确定为复发或转移性结肠癌时，检测肿瘤组织 k-ras 基因状态。

7.开腹探查

如下情况，建议行开腹探查。

(1)经过各种诊断手段尚不能明确诊断且高度怀疑结肠肿瘤。

(2)出现肠梗阻，进行保守治疗无效。

(3)可疑出现肠穿孔。

(4)保守治疗无效的消化道大出血。

8.诊断要点

(1)腹部不适、腹痛或腹胀，大便习惯改变，或腹泻或便秘或腹泻便秘交替出现，大便带血或黏液或黏液血便。消瘦、贫血，中晚期可有慢性或急性肠梗阻。

(2)腹部可触及质硬、表面不光滑、活动度不大的包块。位于横结肠或乙状结肠的包块活动度大。

(3)大便隐血试验阳性，癌胚抗原可升高。

(4)大便黏液中的癌组织 T 抗原免疫荧光测定有一定参考价值。

(5)乙状结肠镜或纤维结肠镜检，可见结肠溃疡、肿块、狭窄等，活体组织病理学检查可确定诊断。

(6)X 线钡剂灌肠造影可见结肠腔充盈缺损、黏膜破坏、肠壁僵硬、肠腔狭窄梗阻征象。

9.鉴别诊断

结肠癌应当主要与以下疾病进行鉴别。

(1)溃疡性结肠炎：本病可以出现腹泻、黏液便、脓血便、大便次数增多、腹胀、腹痛、消瘦、贫血等症状，伴有感染者尚可有发热等中毒症状，与结肠癌的症状相似，纤维结肠镜检查及活检是有效的鉴别方法。

(2)阑尾炎：回盲部癌可因局部疼痛和压痛而误诊为阑尾炎。特别是晚期回盲部癌，局部常发生坏死溃烂和感染，临床表现有体温升高，白细胞计数增高，局部压痛或触及肿块，常诊断为阑尾脓肿，需注意鉴别。

(3)肠结核：在我国较常见，好发部位在回肠末端、盲肠及升结肠。常见症状有腹痛、腹块、腹泻、便秘交替出现，部分患者可有低热、贫血、消瘦、乏力，腹部肿块，与结肠癌症状相似。但肠结核患者全身症状更加明显，如午后低热或不规则发热、盗汗、消瘦乏力，需注意鉴别。

(4)结肠息肉：主要症状是便血，有些患者还可有脓血样便，与结肠癌相似，钡剂灌肠检查可表现为充盈缺损，行纤维结肠镜检查并取活组织送病理检查是有效的鉴别方法。

(5)血吸虫性肉芽肿：多见于流行区，目前已少见。少数病例可癌变。结合血吸虫感染病史，粪便中虫卵检查，以及钡剂灌肠和纤维结肠镜检查及活检，可以与结肠癌进行鉴别。

(6)阿米巴肉芽肿：可有肠梗阻症状或查体扪及腹部肿块与结肠癌相似。本病患者行粪便检查时可找到阿米巴滋养体及包囊，钡剂灌肠检查常可见巨大的单边缺损或圆形切迹。

五、治疗

(一)外科治疗

1.结肠癌的手术治疗原则

(1)全面探查，由远及近。必须探查记录肝、胃肠道、子宫及附件、盆底腹膜及相关肠系膜和主要血管淋巴结和肿瘤邻近脏器的情况。

(2)建议切除足够的肠管，清扫区域淋巴结，整块切除。

(3)推荐锐性分离技术。

(4)推荐由远及近的手术清扫。建议先处理肿瘤滋养血管。

(5)推荐手术遵循无瘤原则。

(6)推荐切除肿瘤后更换手套并冲洗腹腔。

(7)如果患者无出血、梗阻、穿孔症状，且已失去根治性手术机会，则无首先姑息性切除原发灶必要。

2.早期结肠癌的手术治疗

(1)$T_1N_0M_0$ 结肠癌：建议局部切除。术前直肠腔超声波检查属 T_1 或局部切除术后病理提示 T_1，如果切除完整而且具有预后良好的组织学特征(如分化程度良好、无脉管浸润)，则无论是广基还是带蒂，不推荐再行手术切除。如果是带蒂但具有预后不良的组织学特征，或者非完整切除，标本破碎切缘无法评价，推荐行结肠切除术加区域淋巴结清扫。

(2)直径超过 2.5cm 的绒毛状腺瘤癌变率高，推荐行结肠切除加区域淋巴结清扫。

(3)所有患者术后均须定期行全结肠镜检查以排除是否存在多发腺瘤或多发肠癌。

注：局部切除标本必须由手术医师展平、固定，标记方位后送病理检查。

3.$T_{2\sim4}$，$N_{0\sim2}$，M_0 结肠癌

(1)首选的手术方式是相应结肠切除加区域淋巴结清扫。区域淋巴结清扫必须包括肠旁、中间和系膜根部淋巴结三站。建议标示系膜根部淋巴结并送病理学检查；如果怀疑清扫范围以外的淋巴结有转移必须完整切除，无法切除者视为姑息切除。

(2)对具有遗传性非息肉病性结、直肠癌(HNPCC)家族史，或有明显的结肠癌家族史，或同时多原发结肠癌的患者建议行更广泛的结肠切除术。

(3)肿瘤侵犯周围组织器官建议联合脏器整块切除。

(4)结肠新生物临床诊断高度怀疑恶性肿瘤，由于某些原因未得到病理学诊断，如患者可耐受手术，建议行剖腹探查。

(5)行腹腔镜辅助的结肠切除术推荐满足如下条件：①由有经验的外科医师实施手术；②原发灶不在横结肠(除非进行临床试验)；③无严重影响手术的腹腔粘连；④无局部进展期或晚期病变的表现；⑤无急性肠梗阻或穿孔的表现；⑥保证能进行全腹腔的探查。

(6)对于已经引起梗阻的可切除结肠癌，推荐行Ⅰ期切除吻合，或Ⅰ期肿瘤切除近端造口远端闭合，或造口术后Ⅱ期切除，或支架置入术后Ⅱ期切除。如果肿瘤局部晚期不能切除或者临床上不能耐受手术，建议给予姑息性治疗。

4.肝转移外科治疗的原则

(1)结肠癌确诊时合并肝转移：在下列情况下，建议结肠癌原发灶和肝转移灶同步切除，肝转移灶小、且多位于周边或局限于半肝，肝切除量低于 50%，肝门部淋巴结、腹腔或其他远处转移均可手术切除时可考虑应用。

在下列情况下，建议结肠癌原发灶和肝转移灶分阶段切除①先手术切除结肠癌原发病灶，分阶段切除肝转移灶，时机选择在结肠癌根治术后 4～6 周；②若在肝转移灶手术前进行治疗，肝转移灶的切除可延至原发灶切除后 3 个月内进行；③急诊手术不推荐原发结肠癌和肝转移病灶同步切除；④可根治的复发性结肠癌伴有可切除肝转移灶倾向于进行分阶段切除肝转移灶。

(2)结肠癌根治术后发生肝转移：既往结肠原发灶为根治性切除且不伴有原发灶复发，肝转移灶能完全切除且肝切除量低于 70%(无肝硬化者)，应当予以手术切除肝转移灶，可先行新辅助治疗。

(3)肝转移灶切除术后复发：在全身状况和肝条件允许的情况下，对于可切除的肝转移灶术后的复发病灶，可进行二次、三次甚至多次的肝转移灶切除。

(4)肝转移灶手术方式的选择

①肝转移灶切除后至少保留 3 根肝静脉中的 1 根且残肝容积≥50%(同步原发灶和肝转移灶切除)或≥30%(分阶段原发灶和肝转移灶切除)。

②转移灶的手术切缘一般应当有 1cm 正常肝组织，若转移灶位置特殊(如紧邻大血管)时则不必苛求，但仍应当符合 R_0 原则。

③如是局限于左半或右半肝的较大肝转移灶且无肝硬化者，可行规则的半肝切除。

④建议肝转移手术时采用术中超声检查，有助于发现术前影像学检查未能诊断的肝转移病灶。

5.肺转移外科治疗的原则

(1)原发灶必须能根治性切除(R_0)。

(2)有肺外可切除病灶并不妨碍肺转移瘤的切除。

(3)完整切除必须考虑到肿瘤范围和解剖部位，肺切除后必须能维持足够功能。

(4)某些患者可考虑分次切除。

(5)不管肺转移瘤能否切除，均应当考虑联合化疗[术前化疗和(或)术后辅助化疗]。

6.术前准备

患者术前必须进行全面检查，以了解浸润范围和有无远处转移，包括腹部肿块、腹水、肝、梗阻、淋巴结肿大。胸部摄片有无肺部转移，以及检查盆腔有无转移。同时应全面了解重要脏器的功能，包括心、肺、肝、肾功能和凝血机制，有无糖尿病、贫血、营养不良等情况，以便判断有无手术禁忌证和估计手术的风险。根据全面检查结果，术前应尽可能纠正各种存在的失衡和缺陷，以提高手术安全性。此外，在精神上应鼓励患者，使其明确手术与各种治疗措施的必要性，去除恐惧心理，树立战胜疾病的信心和对医师的信任，更好地配合治疗，以期获得较好的疗效

肠道准备是结肠手术前极为重要的一个部分，它是保证手术后吻合口一期愈合的关键，包括机械性肠道清洁与抗生素准备两部分，对于无梗阻的患者术前不必禁食，可于术前 3d 给全流食，同时口服甲硝唑片 400mg 和庆大霉素 8 万 U，每日 2 次。手术前晚及术晨温盐水灌肠净止。

7.结肠癌的手术方式

(1)右半结肠切除术：主要适用于盲肠、升结肠和结肠肝曲肿瘤。切除范围应包括大网膜、15cm 末端回肠、盲肠、升结肠、肝曲和右侧横结肠及其系膜血管和淋巴组织。

手术多取右侧脐上下经腹直肌切口，进腹后先全面探查了解播散情况和有无其他伴发病变，在确定肿瘤可切除后，于肿瘤近、远端肠系膜缘穿过纱带或粗丝线，结扎、阻断肠腔，向肿瘤段肠腔内注入氟尿嘧啶 1000mg。首先分离、结扎、切断回肠和结肠动、静脉，结肠中动脉右侧支和胃网膜血管，清除血管根部淋巴结，切开胰腺下缘与横结肠系膜根部反折处，显露肠系膜上血管，清除其根部淋巴结。切断胃结肠韧带，沿横结肠向右游离肝曲，注意勿损伤位于后上方的十二指肠水平部，切开右侧结肠旁沟处腹膜反折，游离全部右侧结肠，注意勿损伤后内方的右侧输尿管。最后在横结肠中部切断结肠和距回盲瓣 15cm 处切断回肠，整块切除右半结肠及其系膜、淋巴结和大网膜，做回肠横结肠端端吻合术，封闭系膜裂孔。

术中注意事项：分离右侧结肠系膜显露后腹壁时，注意勿损伤十二指肠、右肾、精索内血管和输尿管。行回、横结肠吻合时，严防污染，吻合口应无张力，肠端血供要良好。在吻合方式上可以选择端端或端侧吻合。

(2)横结肠切除术：主要适用于横结肠中部肿瘤。切除范围为全部大网膜、横结肠包括肝曲、脾曲及其系膜和淋巴结。

手术步骤基本同右半结肠切除。探查腹腔后，结扎切断胃网膜血管，切开横结肠系膜与胰腺下缘交界处向下分离至结肠中动脉根部，予以结扎切断，清除周围淋巴结、然后沿横结肠向右分离肝曲，注意保护上后方的十二指肠水平部；沿横结肠向左分离脾曲，注意勿损伤脾。整块切除横结肠及其系膜，淋巴结和大网膜，行升结肠和降结肠端端吻合，闭合系膜裂孔，逐层关腹。

(3)左半结肠切除术：适用于结肠脾曲和降结肠肿瘤。切除范围为横结肠左段、结肠脾曲、降结肠及其系膜和淋巴结。乙状结肠是否切除需根据肿瘤部位而定。

取左侧经腹直肌切口，腹腔探查，阻断肿瘤近远端肠腔，注入氟尿嘧啶 1000mg。分离、结扎、切断胃网膜血管分支，沿横结肠系膜根部与胰体下缘交界处切开后腹膜，自上而下清除腹主动脉周围脂肪淋巴组织，在结肠左动静脉根部结扎切断。根据肿瘤位置的高低决定乙状结肠血管是否结扎切断。然后切开左结肠外侧后腹膜，游离左侧结肠，分别在横结肠中部和乙状结肠或直肠上端离断，整块切除大网膜和左半结肠及其系膜和淋巴结，将横结肠近端与乙状结肠或直肠上端行端端吻合术。在清扫淋巴结和结扎切断结肠左血管时需注意勿损伤其内后方

的左侧输尿管、精索静脉或卵巢静脉。脾曲肿瘤和降结肠上段肿瘤无需切除乙状结肠，降结肠下段癌需一并切除乙状结肠。

(4)乙状结肠切除术：适用于乙状结肠癌。切除范围包括乙状结肠及其系膜和淋巴结。左下腹正中切口，进腹探查、阻断肿瘤段肠腔，注入氟尿嘧啶 1000mg，其操作同上述手术。沿乙状结肠系膜根部切开两侧后腹膜，游离乙状结肠及其系膜，向上分离至降结肠下端和直肠上端，移去乙状结肠及其系膜和淋巴结，行降结肠直肠端端吻合术。如吻合有张力，需游离脾曲。

(5)梗阻性结肠癌的手术处理：肿瘤导致梗阻是结肠癌最常见的一种并发症，也是一部分患者最早的临床表现或作出诊断时的状况。由于结肠梗阻形成一个闭锁肠襻，肠腔极度扩张，肠壁血供易发生障碍而致缺血、坏死和穿孔。癌肿部位越近回盲部，闭锁肠襻越短，发生穿孔的危险性越大。因此对结肠梗阻患者宜采取积极态度，在胃肠减压，补充容量、纠正水电解质紊乱和酸碱平衡失调后，宜早期进行手术。在手术处理上可遵循下列原则。①右侧结肠癌并发急性梗阻时应尽量争取做右半结肠切除一期吻合；②对右侧结肠癌局部确已无法切除时，可选做末端回肠与横结肠侧侧吻合术-内转流术(捷径手术)；③盲肠造口术由于减压效果不佳，目前已基本被废弃；④左侧结肠癌引起的急性梗阻在条件许可时应尽量一期切除肿瘤；切除手术有 3 种选择，一是结肠次全切除，回肠乙状结肠或回肠直肠吻合术；二是左半结肠切除，一期吻合、近端结肠失功能性造口术，二期造口关闭；三是左半结肠切除，近远端结肠造口或近端造口，远端关闭，二期吻合；⑤对肿瘤已无法切除的左侧结肠癌可选做捷径手术或横结肠造口术。

8.腹腔镜技术在结肠癌手术中的应用

1989 年 Mouret 施行首例腹腔镜下胆囊切除术以来，此技术很快得到了迅猛的发展。腹腔镜技术是在传统外科的基础上，由于其视野的屏幕显示和特制手术器械的操作而形成的一种特定的手术入路和手术方式。Darzi A 认为从操作上看腹腔镜手术完全可以达到与开腹手术一样的清扫范围，因此结肠癌的手术适应证基本上与传统手术相同，即传统开腹手术能根治切除的结肠癌行腹腔镜手术同样能达到根治的目的。

术前准备同开腹手术，全身麻醉后，所取体位因肿瘤部位不同而不同，左半结肠癌取右斜仰卧位、右半结肠癌取左斜仰卧位。术者位于病灶的对侧，有时左右换位。观察孔位于脐，操作孔位置常为左右上腹及左右麦氏点，可根据病灶的位置及术中的需要加以选择或改变。腹腔镜结肠肿瘤手术的原则、清除范围及游离过程与开腹手术相似，只是游离顺序有所改变。同开腹手术一样遵循无瘤原则，即不触摸和隔离技术，先处理血管，游离系膜最后处理肿瘤段肠管及吻合。

(二)内科治疗

1.结肠癌辅助治疗

Ⅰ期($T_{1\sim2}N_0M_0$)患者不推荐辅助治疗。

2.结肠癌辅助化疗

(1)Ⅱ期结肠癌的辅助化疗。Ⅱ期结肠癌患者，应当确认有无以下高危因素：组织学分化差(Ⅲ或Ⅳ级)、T_4、血管淋巴管浸润、术前肠梗阻/肠穿孔、标本检出淋巴结不足(少于 12 枚)。

①Ⅱ期结肠癌，无高危因素者，建议随访观察或者单药氟尿嘧啶类药物化疗。

②Ⅱ期结肠癌，有高危因素者，建议辅助化疗。化疗方案推荐选用氟尿嘧啶/LV、卡培他滨、氟尿嘧啶/LV/奥沙利铂或 CapeOx 方案。化疗时限应当不超过 6 个月。有条件者建议检测组织标本 MMR 或 MSI，如为 dMMR 或 MSI-H，不推荐氟尿嘧啶类药物的单药辅助化疗。

(2)Ⅲ期结肠癌的辅助化疗。Ⅲ期结肠癌患者，推荐辅助化疗。化疗方案推荐选用氟尿嘧啶/CF、卡培他滨、FOLFOX 或 FLOX(奥沙利铂＋氟尿嘧啶＋醛氢叶酸)或 CapeOx 方案。化疗不应超过 6 个月。

3.晚期/转移性结肠癌化疗

目前，治疗晚期或转移性结肠癌使用的药物：氟尿嘧啶/LV、伊立替康、奥沙利铂、卡培他滨和靶向药物，包括西妥昔单抗(推荐用于 k-ras 基因野生型患者)和贝伐珠单抗。

(1)在治疗前检测肿瘤 k-ras 基因状态，EGFR 不推荐作为常规检查项目。

(2)联合化疗应当作为能耐受化疗的转移性结肠癌患者的一二线治疗。推荐以下化疗方案：FOLFOX/FOLFIRI/CapeOx±西妥昔单抗(推荐用于 k-ras 基因野生型患者)，FOLFOX/FOLFIRI/CapeOx±贝伐珠单抗。

(3)三线以上化疗的患者推荐进入临床研究。对在一二线治疗中没有选用靶向药物的患者也可考虑伊立替康联合靶向药物治疗。

(4)不能耐受联合化疗的患者，推荐方案氟尿嘧啶/LV±靶向药物，或氟尿嘧啶持续灌注，或卡培他滨单药。

(5)晚期患者若一般状况或器官功能状况很差，推荐最佳支持治疗，不建议化疗。

(6)如果转移复发局限于肝，建议考虑针对肝病灶的局部治疗。

(7)结肠癌局部复发者，推荐进行多学科评估，判定能否有机会再次切除，是否适合术前放化疗。如与放疗联合，可以根据患者身体状况选择氟尿嘧啶类单药或联合化疗，如仅适于化疗，则采用上述晚期患者药物治疗原则。

4.靶向治疗

尽管现在有了新的化疗药物和更加合理的化疗方案，晚期结肠癌的疗效得到进一步提高，但随之而来的不良反应增加、患者生活质量变差，是一个目前不得不面对的难题。因此肿瘤临床还需要更加有效、耐受性好的全身治疗药物。分子靶向治疗是专门针对在肿瘤发生中起关键作用的靶分子及其调控的信号传导通路，增强了抗癌治疗的特异性和选择性，避免了一般化疗药物的无选择性毒性作用和耐药性。目前已经用于临床研究的生物学制剂，按照作用靶点和作用机制主要有以下 3 类。①抑制血管生成，如贝伐单抗；②抑制 EGFR 通路，如西妥昔单抗、吉非替尼等；③诱导细胞凋亡，如塞来昔布、罗非昔布等。

第六章　泌尿外科疾病

第一节　膀胱炎

一、间质性膀胱炎

间质性膀胱炎(IC)是一种慢性非细菌性膀胱炎症，以尿频、尿急、夜尿和(或)盆腔疼痛为主要临床表现，尿培养无细菌生长。Hunner(1915)最先报道间质性膀胱炎，所描述的膀胱壁上出血区后来称为 Hunner 溃疡。这种典型的溃疡只在少数患者中出现。随着对疾病的进一步认识，目前认为其发生率远高于过去的估计。美国间质性膀胱炎的发生率应该为 52～67/10 万。

1987 年 Holm-Bentzen 认为有许多患者即使没有间质性膀胱炎的膀胱镜下典型变化，但其膀胱疼痛仍可能来自于膀胱壁的病变。近期研究提示，慢性无菌性前列腺炎、前列腺痛和慢性盆腔疼痛综合征可能是 IC 的不同形式。

间质性膀胱炎被认为是一种不知原因的综合病症，在诊断上相当困难，在治疗上也常常不能完全治愈。间质性膀胱炎可能是由不同原因所产生的一个共同结果。

(一)病因及发病机制

尽管对 IC 的认识已有一个世纪，但对 IC 的病因及发病机制仍不清楚，根据目前的研究进展，大致有以下几种假说。

1.隐匿性感染

虽然还没有从患者中检测出明确的病原体，但有证据表明 IC 患者尿中微生物(包括细菌、病毒、真菌)明显高于正常对照组。目前大多数人认为感染可能不是 IC 发病的主要原因，但它可能与其他致病因素共同作用。

2.遗传因素

北美人 IC 发病率明显高于日本人，犹太女性发病率远高于其他种族，而黑人很少患 IC，提示 IC 可能与种族有关。

3.神经源性炎症反应

应激状态如寒冷、创伤、毒素、药物作用下，交感神经兴奋，释放血管活性物质，引起局部炎症和痛觉过敏；血管活性物质也可进一步活化肥大细胞，使血管扩张、膀胱黏膜损害引起炎症反应。

4.肥大细胞活化

肥大细胞的活化与聚集是IC主要的病理生理改变。肥大细胞多聚集于神经周围,在急性应激状态下,肥大细胞活化并脱颗粒,释放多种血管活性物质如组胺、细胞因子、前列腺素、胰蛋白酶等,可引起严重的炎症反应。有20%～65%的患者膀胱中有肥大细胞的活化。

5.自身免疫性疾病

IC是一种自身免疫性疾病的理由有:①多见于女性;②患者同时患其他自身免疫性疾病的比例较高;③患者中对药物过敏的病例占26%～70%,许多患者可检出抗核抗体;④组织学检查伴有结缔组织的病变;⑤应用免疫抑制剂治疗有一定疗效。

6.膀胱黏膜屏障破坏

移行上皮细胞上的氨基多糖层(GAG)具有保护层的作用,能够阻止尿液及其中有害成分损害黏膜下的神经和肌肉。膀胱黏膜屏障损害后上皮细胞功能紊乱,渗透性改变,结果尿中潜在的毒性物质进入膀胱肌肉中,使感觉神经去极化,引起尿频,尿急等临床症状。这种潜在的毒性物质中主要是钾离子,钾离子并不损伤或渗透正常尿路上皮,但对膀胱肌层有毒性作用。

7.尿液的毒性作用

IC患者尿液中有特殊的毒性物质对膀胱造成损害,如抗增殖因子(APF)。

(二)病理

间质性膀胱炎的病理检查的作用只在于排除其他疾病,包括原位癌、结核、嗜酸性膀胱炎等,而对于诊断间质性膀胱炎,病理检查并不能提供多少帮助。

IC患者膀胱的病理变化可以分为两个时期。早期在膀胱镜下少量充水可见黏膜外观正常或仅有部分充血,但是经过再次注水扩张后可见广泛膀胱黏膜下点状出血或片状出血。在组织学上无明显改变,黏膜与肌层内亦无明显肥大细胞增多。到后期黏膜与肌肉内可见多种炎性细胞浸润,如浆细胞、嗜酸性粒细胞、单核细胞、淋巴细胞与肥大细胞,且有研究发现肥大细胞在黏膜与肌层内有所不同,前者较大,其内组胺成分增多,且具有迁移能力。电镜下可见典型血管内皮细胞受损伴有基底膜及弹力组织的新生,并可以看到嗜酸性粒细胞及肥大细胞脱颗粒现象。炎性细胞可以浸润膀胱全层及肌肉神经组织,肌束及肌内胶原组织增多,严重的纤维化可以导致膀胱容量缩小。

(三)临床表现

IC多发生于30～50岁的中年女性,小于30岁者约25%,18岁以下罕见,亦可累及儿童。男性较少见,男、女患病比例为1∶10。

本病发病较急,进展较快,但在出现典型症状后病情通常维持稳定而不会进一步加剧。即使不经治疗,有超过一半的患者会出现自然缓解的情况,但很快又会再次发作。

症状可分为膀胱刺激症状和疼痛症状两个症状群,主要表现为严重的尿频、尿急、尿痛等膀胱刺激症状和耻骨上区疼痛,也可有尿道疼痛、会阴和阴道疼痛,60%患者有性交痛。疼痛十分剧烈,与膀胱充盈有关,排尿后症状可缓解。一些不典型的患者症状可表现为下腹坠胀或压迫感,月经前或排卵期症状加重。体格检查通常无异常发现,部分患者有耻骨上区压痛,阴道指诊膀胱有触痛。

患者膀胱刺激症状和疼痛症状两个症状群可同时具备，亦可只以一种为主。症状与其他的膀胱炎症相似但更顽固、持续时间更长。

（四）诊断

间质性膀胱炎的诊断如上所述是一个排他性的诊断，需要排除很多症状相似的疾病。因而诊断比较困难。而不同的医生诊断的标准也可能不同，结果导致诊断上的混乱。基于此原因，美国 NIADDK 于 1987 年制定了 IC 的诊断标准，并于 1988 年进行了修订。

美国 NIADDK 的关于 IC 的诊断标准为：

必需条件：①膀胱区或下腹部、耻骨上疼痛伴尿频；②麻醉下水扩张后见黏膜下点状出血或 Hunner 溃疡。

全麻或连硬麻下膀胱注水至 80～100cmH_2O 压力，保持 1～2 分钟，共两次后行膀胱镜检，应发现弥漫性黏膜下点状出血，范围超过三个象限，每个象限超过 10 个，且不在膀胱镜经过的部位。

应排除的情况：

(1)清醒状态下膀胱容量大于 350mL；

(2)以 30～100mL/min 注水至 150mL 时无尿意；

(3)膀胱灌注时有周期性不自主收缩；

(4)症状不超过 9 个月；

(5)无夜尿增多；

(6)抗生素、抗微生物制剂、抗胆碱能或解痉剂治疗有效；

(7)清醒时每天排尿少于 8 次；

(8)3 个月内有前列腺炎或细菌性膀胱炎；

(9)膀胱或下尿路结石；

(10)活动性生殖器疱疹；

(11)子宫、阴道、尿道肿瘤；

(12)尿道憩室；

(13)环磷酰胺或其他化学性膀胱炎；

(14)结核性膀胱炎；

(15)放射性膀胱炎；

(16)良性、恶性膀胱肿瘤；

(17)阴道炎；

(18)年龄小于 18 岁。

该诊断标准过于严格，使得临床上 60%的患者不能满足 NIADDK 的诊断标准。Hanno 等对一组 IC 患者分析后发现，269 例患者中只有 32%～42%符合 NIADDK 的诊断标准。而 Schuster 则认为儿童 IC 患者并非罕见。常用的膀胱镜检查、麻醉下的膀胱水扩张，作为诊断的“金标准”，亦非绝对。一项前瞻性研究显示，该项检查敏感性在 IC 中为 42%，而在正常对照中阳性率高达 45%。即使患者有典型 IC 症状，麻醉下膀胱水扩张也不一定能发现典型的瘀斑。

因而临床上诊断需依靠病史、体检、排尿日记、尿液分析、尿培养、尿动力学、膀胱镜检查及病理组织学检查来综合评估。

基于膀胱黏膜屏障破坏是间质性膀胱炎发病机制的假说，Parsons 提出了一种筛选和诊断 IC 的方法——钾离子敏感试验钾离子敏感试验（PST），方法是分别用无菌水和 0.4mmol/L 钾溶液行膀胱灌注，并记录尿路刺激症状的程度。正常人由于有完整的 GAG 层保护不会出现症状，IC 患者因为 GAG 层缺陷，钾离子透过移行上皮，到达深层组织，产生刺激症状和毒性反应。PST 阳性率为 75%，操作简单且几乎无损伤，有较大应用价值，但仍有 25%的患者不能检出，且假阳性率较高，因而其应用价值存在许多争议。急性膀胱炎和放射性膀胱炎患者其膀胱上皮的通透性均增加，可产生阳性反应。

人们还希望能找到类似肿瘤标记物样的 IC 标记物。Erickson 等在同一组人群中检测了多种尿标志物，他们认为目前只有糖蛋白 51(GP51)和抗增殖因子（AFP）能完全区别 IC 和正常对照。对符合 NIDDK 诊断标准的 IC 患者，GP51 和 AFP 具有较高的敏感性和较强的特异性，但是对于临床上不符合 NIDDK 诊断标准的患者，仍需做进一步的研究。GP51 和 AFP 有可能成为 IC 的诊断标志物。

Parsons 设计了盆腔疼痛与尿急尿频症状评分系统（PUF），PUF10～14 者 PST 阳性率 74%，PUF≥20 者 PST 阳性率达 91%，因此 PUF 也可作为 IC 筛选的有效工具。

（五）治疗

间质性膀胱炎的治愈非常困难，应向患者说明治疗的目的只是缓解症状，改善生活质量，很难达到完全缓解和根治。每一种治疗方法并非适用于所有的患者，几种方法联合应用可取得较好的效果。治疗间质性膀胱炎应该是越早越好。

1.饮食调节

饮食调节是最基本的治疗方法，IC 患者应以清淡饮食为主，避免刺激性食物和饮料，对食物过敏的患者尤为重要。但并非所有的患者都有食物过敏史，且过于严格的饮食控制可能导致营养不良。因此饮食调节的治疗方案应该个体化。

2.口服药物治疗

(1)抗组胺药物：由于间质性膀胱炎的膀胱壁上有肥大细胞增多趋势，释放炎症物质引起疼痛，因此可以使用抗组胺药物来加以抑制。抗组胺药物一般用于发病初期，或是严重的急性期，可以得到迅速解除疼痛的效果。

羟嗪是一种 H_1 受体阻滞剂，能够抑制肥大细胞和神经细胞分泌，有镇静与抗焦虑作用。开始剂量 25mg，睡前服用，一周后增加至 50mg，1 个月后若无不良反应则白天另加服 25mg。不良反应有全身软弱、嗜睡、急性尿潴留。孕妇与精神抑郁者不用此药。症状消失后停药数日或 1 个月后可以复发，故应每晚服 25mg 作维持量。

（2）抗抑郁药物：抗抑郁药物对于膀胱放松，减少膀胱的紧张有帮助，因此患者可以得到在情绪上以及膀胱发炎反应上的缓解。

阿米替林是一种三环类抗抑郁药，用于治疗间质性膀胱炎，作用机制有：①阻断触突前神经末梢对去甲肾上腺素及5-羟色胺的再摄取，并阻滞其受体，可达到镇痛目的；②阻滞 H_1 受体有镇静抗炎作用；③对抗胆碱与兴奋β-受体，可以降低膀胱逼尿肌张力。初始剂量为25mg，睡前服，3周内逐渐增加到75mg(每晚一次)，最大可至100mg。

（3）钙通道阻滞剂：钙通道阻滞剂可以松弛膀胱逼尿肌及血管平滑肌，改善膀胱壁血供。

硝苯地平开始剂量为10mg，每天3次；若能耐受，可缓慢增加到20mg，每天3次。血压正常者服用缓释剂型，血压不易下降与波动，疗程为3个月，疗效约1个月后出现。

（4）阿片受体拮抗剂：盐酸钠美芬是一种新的阿片受体拮抗剂，可以抑制肥大细胞脱颗粒释放组胺、5-羟色胺、白三烯和细胞素等。初始剂量从0.5mg，1天2次逐渐增加到60mg，1天2次。初期每周增加2mg，到3个月后可每周增加10mg。服药初期都有不良反应，失眠最常见，有恶心，可以自行消失。

（5）多硫戊聚糖钠(PPS)：是一种结构类似于GAG的药物，口服以后部分经尿中排出，有助于膀胱上皮结构与功能的恢复。推荐剂量100mg，3次/d；最大可至600～900mg/d。大多数服药3个月内症状明显改善，并可持续3年，研究表明服用时间越长则疗效越好，症状愈严重者比症状轻微者效果较好，治疗3年有74%～88%的症状和整体反应改善率。不良反应少，主要是肠胃道反应，约有5%的患者发生脱发、腹痛、腹泻和恶心，禁用于有出血倾向和有抗凝治疗的患者。

（6）甲磺司特：抑制辅助(性)T细胞介导的过敏反应。每天300mg，12个月后明显增加膀胱容量，减少尿频和疼痛等症状。

（7）其他药物：还有糖皮质激素类药物、抗癫痫药物、抗胆碱药物，麻醉药、解痉镇静药等。一般联合使用，以增加疗效。

3.膀胱扩张及膀胱药物灌注

（1）膀胱扩张：在硬膜外麻醉或全麻下先行膀胱镜检查，然后向膀胱内以80～100cmH_2O压力注入盐水逐步扩张膀胱，持续30分钟。扩张之后，通常会有2～3天的强烈膀胱不适感，之后膀胱疼痛消失，尿频、尿急的症状也有较为明显的改善。此种情形乃由于膀胱以水扩张后对于位在膀胱壁上之感觉神经末梢所造成之破坏。

此方法既有助于诊断又可同时治疗，可使30%～50%患者症状缓解，因而可作为药物以外治疗的首选。对膀胱容量小的患者效果更好，但多次扩张并不能进一步改善症状。但经过几周之后此种神经又重新长出突触，患者便又恢复以前的下尿路症状。结合膀胱药物灌注，疗效会更好。

（2）膀胱内药物灌注：膀胱内灌注的优点有：直接作用于膀胱的药物浓度较高；不易经由膀胱吸收，全身不良反应少；且不经由肝、肠胃、肾的吸收或排泄，因而药物交互作用少。缺点是有导尿的并发症，如疼痛、感染等。常用药物有：

①二甲基亚砜与肝素：二甲基亚砜(DMSO)具有抗炎、止痛、抑菌作用，可迅速穿透细胞膜。肝素可增强GAG层的保护作用，同时有抑制细胞增殖和抗炎、抗黏附作用。ATP是膀胱损伤性神经递质，由膀胱扩张后上皮细胞伸张时激活释放来传递膀胱感觉，在间质性膀胱炎时，ATP释放增加，这个过程可以被二甲基亚砜与肝素阻断。故可以解释二甲基亚砜与肝素对间质性膀胱炎超敏症状的治疗作用，而且肝素比二甲基亚砜具有更加明显的剂量依赖效应。

以50%二甲基亚砜50mL加生理盐水50mL，每2周灌注一次，每次15分钟，疗程在8周以上。一组研究资料显示，经过治疗2个月后间歇1个月，试验组93%表现客观好转，53%主观好转，相应地仅用盐水灌注的结果为35%与18%。停止治疗复发率为35%～40%，再继续治疗有效，应在尿路感染被控制及行膀胱活检间隔一段时间后进行，除了呼吸有大蒜味外没有其他不良反应。

肝素25000U加入生理盐水10mL膀胱灌注，每周3次每次保留1小时。许多患者治疗4～6个月后才出现疗效，没有出现不良反应，特别是没有出现凝血障碍。现在主张采用“鸡尾酒疗法”，溶液由50% DMSO 50mL、$NaHCO_3$ 10mL(浓度75mg/mL)、曲安西龙40mg、肝素1万～2万单位配制而成。膀胱灌注30～50mL溶液，保留30～60分钟后排空。

②羟氯生钠：该药物以前是用来治疗膀胱结核，机制是通过其氧化作用使膀胱表面部分破坏。羟氯生钠灌注后所引起的膀胱表面愈合过程可以减轻患者的症状。0.4%溶液是常用浓度，宜用时配制，因为疼痛刺激常需在麻醉下进行治疗。方法是0.4%羟氯生钠量约为膀胱容量的50%，灌入后停留5～7分钟后抽出，如此反复3～4次，最后用生理盐水反复冲洗膀胱，灌注后数小时或数天患者尿痛与尿频症状会加重。不同作者建议治疗应间隔数周或数月。有效率约50%～70%，症状消失持续6～12个月。

③卡介苗(BCG)：BCG造成明显黏膜剥落，作用机制仍尚未完全清楚，可能是经由强化免疫系统达成。BCG目前尚未经FDA核准用于治疗IC，但已进入临床实验。已有双盲及对照实验指出6个月时有60%缓解率(对照组只有27%)，而且有反应的患者到2年时仍有89%维持缓解。

④透明质酸：透明质酸可用于暂时性修补缺陷的上皮黏膜(GAG)，化学结构类似肝素。膀胱灌注的报告可解除IC的症状。目前正在美、加进行双盲对照实验，不良反应低。

⑤硝酸银：以其杀菌、收敛、腐蚀作用治疗IC，禁用于有输尿管反流者与近期内膀胱活检者。浓度1/2000、1/1000、1/100、2/100不等，1%以上需用麻醉，每次量约50～80mL，停留2～10分钟，间隔6～8周。这种治疗随访一年仍有效的占50%。

⑥辣椒辣素与肉毒杆菌毒素：近年来有人认为使用辣椒辣素，或是RTX来抑制膀胱内C神经传入纤维，有助于减少膀胱内的发炎反应，进而使得膀胱肌肉的发炎及膀胱挛缩的症状得到改善。但由于辣椒辣素以及RTX对于膀胱仍然具有相当程度的刺激作用，灌注时会有不舒适感，部分患者可能无法接受。因此在灌注时，可先在膀胱内灌注麻醉药来抑制膀胱的疼痛反应，再加上辣椒辣素或是RTX进一步进行C神经纤维的去过敏作用。使用的浓度以较低浓度(8～10mmol/L)为好，但需要多次治疗。

肉毒杆菌毒素过去用在膀胱过度活动症，注射在膀胱的肌肉里面，可以抑制肌肉的不稳定收缩，使得膀胱容量增大。但有部分的患者逼尿肌的收缩力也会因此降低，因此也会产生排尿较为困难的短期后遗症。最近有报告使用肉毒杆菌毒素注射在膀胱黏膜下，发现这种治疗方法可以有效地抑制膀胱的感觉，使得膀胱容量增大。但对于逼尿肌的收缩力仍然有抑制的效果，使得患者在治疗之后仍然具有排尿困难的并发症。

4.外科手术治疗

如果患者已经变成慢性间质性膀胱炎同时其膀胱容量已经缩小至 150mL 以下，患者的下尿路症状又因为膀胱挛缩而变得十分严重时，可以考虑行膀胱切除手术或肠道膀胱扩大整形术。

(1)经尿道电切、电凝及激光治疗或膀胱部分切除术：适用于膀胱壁病变局限，特别是 Hunner 溃疡病变，但是这种病变比较局限的病例很少见。尽管术后症状可以得到改善，但是复发率也高。

(2)膀胱神经切断术：起初的神经切断术包括髓交感神经链切断术，腹下神经节切除术，髓前神经切断术，髓前外侧束切断术，神经后根切断术。因这些手术常会有会阴感觉神经切除术的后果和影响括约肌的功能，而且也未产生明显效果，因而被放弃。

(3)膀胱松解术：优于其他神经切断术，是因为它不损伤膀胱底的感觉或括约肌的功能，可以安全地应用麻醉下能扩张膀胱到正常适当容量的患者。

(4)膀胱扩大成形术：不仅扩大了膀胱，而且置换了大部分病变的膀胱壁，膀胱病变部分切除应充分彻底，必须紧靠三角区与膀胱颈，使剩下的边缘仅够与肠管吻合。短期治疗效果较好，但有较高的复发率，最终需膀胱全切术。

(5)膀胱切除加尿流改道：在其他治疗方法失败后可应用膀胱全切及尿流改道术。

二、非特异性膀胱炎

膀胱炎常伴有尿道炎，统称之为下尿路感染。许多泌尿系统疾病可引起膀胱炎，而泌尿系统外的疾病(如生殖器官炎症、胃肠道疾病和神经系统损害等)也可增加膀胱感染率。

(一)急性膀胱炎

急性膀胱炎的高发人群包括 4 种：学龄期少女、育龄妇女、男性前列腺增生者、老年人。致病菌以大肠埃希菌属最为常见，其次是葡萄球菌、变形杆菌、克雷伯杆菌等。

1.病因

膀胱炎由多种因素引起：①膀胱内在因素，如膀胱内有结石、异物、肿瘤和留置导尿管等，破坏了膀胱黏膜防御能力，有利于细菌的侵犯。②膀胱颈部以下的尿路梗阻，引起排尿障碍，失去了尿液冲洗作用，残余尿成为细菌生长的良好培养基。③神经系统损害，如神经系统疾病或盆腔广泛手术(子宫或直肠切除术)后，损伤支配膀胱的神经，造成排尿困难而引起感染。

膀胱感染的途径以上行感染最常见。发病率女性高于男性。因女性尿道短，常被邻近阴道和肛门的内容物所污染，即粪便-会阴-尿路感染途径。尿道口解剖异常，如尿道口后缘有隆起的处女膜(称为处女膜伞)阻挡或尿道末端纤维环相对狭窄,这些梗阻因素可引起尿道膀胱反流;女性尿道口与阴道口过于靠近,位于处女膜环的前缘(称为尿道处女膜融合)易受污染。性交时摩擦损伤尿道,性交时尿道口受压内陷,尿道远段 1/3 处的细菌被挤入膀胱;也可能因性激素变化,引起阴道和尿道黏膜防御机制障碍而导致膀胱炎。另外阴道内使用杀精子剂会改变阴道内环境,致使细菌易于生长繁殖,成为尿路感染的病原菌。男性前列腺精囊炎,女性尿道旁腺炎亦可引起膀胱炎。

2.病理

在急性膀胱炎早期,膀胱黏膜充血水肿,有白细胞浸润,可有斑片状出血,以膀胱三角区和尿道内口处最明显。后期的膀胱黏膜脆性增加,易出血,表面呈颗粒状,局部有浅表溃疡,内含渗出物,但一般不累及肌层,经抗生素治疗后可不留痕迹。

3.临床症状

急性膀胱炎可突然发生或缓慢发生,排尿时尿道有烧灼样疼痛、尿频,往往伴尿急,严重时类似尿失禁。尿混浊、尿液中有脓细胞,有时出现血尿,常在排尿终末时明显。耻骨上膀胱区有轻度压痛。单纯急性膀胱炎,无全身症状,无发热。

女性患者急性膀胱炎发生在新婚后,称之为“蜜月膀胱炎”。急性膀胱炎的病程较短,如及时治疗,症状多在 1 周左右消失。

4.诊断

急性膀胱炎的诊断,除根据病史及体征外,需做中段尿液检查,尿液中常有大量脓细胞和红细胞。将尿液涂片行革兰染色检查,初步明确细菌的性质,同时行细菌培养、菌落计数和抗生素敏感试验,为以后治疗提供更准确的依据。急性膀胱炎的患者血液中白细胞可升高。急性膀胱炎时忌行膀胱镜检查。

急性膀胱炎需与急性肾盂肾炎区别,后者除有膀胱刺激症状外,还有寒战、高热等全身症状和肾区叩痛。

少数女孩患急性膀胱炎伴有膀胱输尿管反流,感染可上升而引起急性肾盂肾炎,成年人中比较少见。

5.治疗

急性膀胱炎,需卧床休息,多饮水,避免刺激性食物,热水坐浴可改善会阴部血液循环,减轻症状。用碳酸氢钠或枸橼酸钾等碱性药物,可降低尿液酸度,缓解膀胱痉挛。黄酮哌酯盐(泌尿灵),可解除痉挛,减轻排尿刺激症状。

根据致病菌属,选用合适的抗菌药物。喹诺酮类抗菌药为广谱抗菌药,对多种革兰阴性、阳性菌均有效,耐药菌株低,是目前治疗单纯性膀胱炎的首选药物。单纯性膀胱炎国外提倡单次剂量或 3 日疗程,目前采用最多的治疗方案是 3 日短程疗法,避免不必要的长期服药而产生耐药细菌和增加不良反应,但要加强预防复发的措施。若症状不消失,尿脓细胞继续存在,培养仍为阳性应考虑细菌耐药或有感染的诱因,要及时调整更换合适的抗菌药物,延长应用时间以期早日达到彻底治愈。

预防和预后：要注意个人卫生，使致病细菌不能潜伏在外阴部。由于性生活后引起女性膀胱炎，建议性交后和次日早晨用力排尿；若同时服磺胺药物 1g 或呋喃妥因 100mg，也有预防作用。

（二）慢性膀胱炎

1.病因

常为上尿路慢性感染的继发病，同时也是某些下尿路病变，如前列腺增生、尿道狭窄、膀胱内结石、异物等的继发病。在女性，如有处女膜伞、尿道口处女膜融合、尿道旁腺积脓等也是诱发本病的重要因素。

2.病理

慢性膀胱炎的病理变化与急性膀胱炎大致相似，但黏膜充血较轻，出血和渗出较少，化脓性变化较广泛，黏膜苍白变薄，有的呈颗粒状或束状，表面不平，有小结节和小梁形成。黏膜溃疡较浅，边缘不规则，基底呈肉芽肿状，可有假膜样渗出物覆盖，或有尿盐附着。少数病例因膀胱壁纤维化致膀胱容量缩小。

3.临床症状

慢性膀胱炎有轻度的膀胱刺激症状，且经常反复发作。通常无明显体征，或出现非特异性体征。

4.诊断

对慢性膀胱炎的诊断，需详细进行全面的泌尿生殖系统检查，以明确有无慢性肾脏感染。男性患者需除外阴茎头包皮炎、前列腺精囊炎，女性患者除排除尿道炎、尿道憩室、膀胱膨出外，还应作妇科检查，排除阴道炎、宫颈炎和尿道口处女膜伞或处女膜融合等情况。尿液混浊，尿液分析可发现有意义的菌尿症，尿培养一般为阳性，但脓尿少见。膀胱镜检查表现为膀胱黏膜失去其正常的浅橘黄色光泽，变成暗红色。较严重的水肿呈高低不平外观。更严重时黏膜僵硬，失去弹性。慢性膀胱炎症引起的溃疡底部较浅，表面有脓性分泌物覆盖，溃疡周围有明显充血。

鉴别诊断：①结核性膀胱炎发展缓慢，呈慢性膀胱炎症状，对抗菌药物治疗的反应不佳，尿液中可找到抗酸杆菌，尿路造影显示患侧肾有结核所致改变。②间质性膀胱炎，患者尿液清晰，极少部分患者有少量脓细胞，无细菌，膀胱充盈时有剧痛，耻骨上膀胱区可触及饱满而有压痛的膀胱。③嗜酸性膀胱炎的临床表现与一般膀胱炎相似，区别在于前者尿中有嗜酸性粒细胞，并大量浸润膀胱黏膜。慢性膀胱炎与腺性膀胱炎的鉴别诊断，主要依靠膀胱镜检查和活体组织检查。

5.治疗

选择有效、敏感的抗生素进行抗感染治疗。保持排尿通畅，增加营养，提高机体免疫力。对久治不愈或反复发作的慢性膀胱炎，在感染控制后则需要做详细全面的泌尿系检查，对有尿路梗阻者应解除梗阻、控制原发病灶，使尿路通畅。对神经系统疾患所引起的尿潴留和膀胱炎，根据其功能障碍类型，进行治疗。针对妇科疾病如阴道炎、宫颈炎和尿道口处女膜伞或处女膜融合等进行有效治疗。

预防和预后：基本预防措施同急性膀胱炎。预防和治疗原发病甚为重要。如能清除原发病灶，解除梗阻，并对症治疗，大多数病例能获得痊愈，但需要较长时间。

三、特异性膀胱炎

（一）结核性膀胱炎

结核性膀胱炎是结核分枝杆菌所致的膀胱特异性炎症，多继发于肾脏结核，由肾脏内结核分枝杆菌下行感染致病，少数病例可由前列腺结核蔓延所致。

1.病理

膀胱结核病变初始表现为膀胱黏膜充血水肿，结核结节形成，以患侧输尿管周围最为明显。以后逐渐蔓延到三角区和对侧输尿管口附近，甚至累及整个膀胱。随着病变的逐渐发展，结核结节相互融合、干酪样化，并形成溃疡。溃疡表面可有坏死、出血，其边缘不规则成潜行性，与正常黏膜之间界限清楚。

2.临床表现

结核性膀胱炎的症状实际上代表了泌尿系统结核的典型症状，其症状的轻重程度与病变本身的性质、侵犯的部位及组织损害的程度有关。

(1)膀胱刺激症状：结核性膀胱炎的主要症状和早期症状，表现为尿频、尿急、尿痛。一般以尿频为初发症状，患者排尿次数逐渐增加，以夜间为甚，夜尿可由每晚 3～5 次逐渐增多到 10～20 余次。在尿频的同时亦有尿急，必须立即排尿，否则难以忍受。尿频、尿急症状的发生早期主要是由于病肾侧的输尿管口或三角区有轻度的结核病变，以及由病肾排出带有结核分枝杆菌或脓细胞的尿液刺激膀胱所致。随着病变逐渐加重，如广泛形成黏膜溃疡、结核结节形成等时，尿频也随之加重，有时每小时需排尿数次，排尿终末尿道或耻骨上膀胱区有灼热感或疼痛感，以及排尿不净感。

(2)血尿：血尿一般发生于尿频、尿急、尿痛之后，主要是由于膀胱收缩排尿引起黏膜溃疡出血所致。多为镜下血尿或隐约可见的肉眼血尿，严重肉眼血尿并混有大量血凝块者比较少见。终末血尿多见，有时亦可表现为全程血尿。

(3)脓尿：尿液镜检可见大量的脓细胞。严重者尿液中可混有干酪样物质，呈现米汤样混浊。有时还可混有血丝或脓血尿。

(4)全身症状：当伴有全身性活动结核时，可出现结核中毒症状，如乏力、低热、盗汗和红细胞沉降率加快等。若病情发展到一侧肾结核和对侧肾脏严重积水时，可出现慢性肾功能不全症状。约 50%～80%男性患者可能合并生殖系统结核。

3.诊断

膀胱结核患者大多数有肺结核或其他部位结核感染病史。若出现迁延不愈、常规抗生素治疗效果欠佳或症状加重的慢性膀胱炎患者，尿液检查有脓细胞且难以消除，而普通尿细菌培养阴性，尿 pH 提示酸性尿者，均应考虑是否存在膀胱结核。

结核性膀胱炎是泌尿生殖系统结核的一部分，因此诊断时除应了解膀胱结核本身的情况外，更应该对泌尿生殖系统进行全面的检查，同时还应了解肾外结核感染状况。

(1)实验室检查：持续脓尿，普通培养无细菌生长或涂片亚甲蓝染色未见细菌，应首先考虑结核病。应用抗酸染色对 24 小时尿沉渣进行检查，至少 60%的病例可找到抗酸杆菌，但结果必须用阳性培养来加以确认。用晨尿进行结核菌培养，可以获得较高的阳性率。如果临床表现强烈提示结核病的存在，而培养结果为阴性，应重复进行尿液培养。血常规一般正常，重症患者可出现贫血。血沉常增快。

(2)影像学检查

①X 线检查：KUB 可显示肾脏、输尿管、膀胱区的钙化灶，但需与泌尿系统结石相鉴别。IVU 对诊断典型的肾结核以及了解双侧上尿路积水情况以及分侧肾功能有重要作用。膀胱造影可了解膀胱结核性挛缩的情况。

②CT 检查：CT 能清楚显示扩大的肾盏、肾盂空洞和钙化等集合系统的破坏以及膀胱缩小的情况，同时还观察到肾盂、输尿管和膀胱壁纤维化增厚。膀胱结核早期 CT 表现为病变位于肾结核同侧的输尿管口及其附近，多累及输尿管内口、输尿管间嵴和输尿管口皱襞，有时可见膀胱壁结节、膀胱壁局部僵硬和略增厚，膀胱体积多无变化。中晚期膀胱结核 CT 扫描见患侧膀胱壁较大范围增厚、僵硬、平直，膀胱挛缩甚至膀胱腔闭塞等。CT 还可观察到膀胱周围的病变情况。

③磁共振成像(MRI)：临床上采用的磁共振尿路成像(MRU)不仅能反映出尿路梗阻的部位，还能反映两侧肾脏功能。晚期泌尿系统结核 MRI 表现为肾盏、肾盂变形，肾盏排列乱，肾实质内可有高信号脓腔，输尿管有扩张，膀胱腔缩小。

(3)膀胱镜检查：膀胱镜是确诊结核性膀胱炎的重要方法。膀胱镜可以观察膀胱黏膜病变程度，测量膀胱容积，发现膀胱挛缩，还可获得清洁尿液标本以进行检查。

膀胱镜下典型的结核性膀胱炎病变表现为黏膜上形成结核结节或暗红色大小不等的溃疡面。这些病变开始在患侧输尿管口附近，但很快蔓延至膀胱三角区和其他部位。膀胱溃疡处肉芽组织偶被误诊为肿瘤，应取组织活检进一步确诊。输尿管病变严重时可以缩短、管口僵硬、被拉向外上方、管口的正常活动消失、出现高尔夫球洞样形状，这也是膀胱结核的一种典型改变。有时可见输尿管口喷出混浊尿液，或半固体状脓液。

4.治疗

对于绝大多数早期泌尿系结核患者，当肾结核得到有效治疗后，结核性膀胱炎多能得以恢复；但如果结核病变晚期已经引起膀胱挛缩、对侧肾积水、膀胱瘘等并发症，则需根据不同病情改变相应的治疗措施。

(1)一般治疗治疗：时应注意保持充分的营养摄入和休息。

(2)药物治疗：药物治疗适应证包括：①临床检查提示为早期肾结核合并结核性膀胱炎者；②其他部位有活动性结核暂不宜手术者；③手术治疗前后的抗结核药物治疗。

药物选择及使用方法具体可参见肾结核治疗。药物治疗期间，应定期作血尿常规、肝肾功能、血沉以及相应的影像学检查。

(3)手术治疗:随着有效抗结核药物的联合应用,结核性膀胱炎需行手术治疗的病例越来越少。

手术治疗包括结核肾的处理以及挛缩膀胱和对侧肾积水的处理。前者主要有病肾切除术、肾部分切除术和病灶清除术等;而后者主要有膀胱扩大术和输尿管膀胱再植术等。上述各种手术都必须等到抗结核药物治疗后确认膀胱结核痊愈时方可进行。

一般来说,肾功能正常、患者全身情况尚好者,则在抗结核药物配合下先行结核肾切除,待病情改善后再治疗膀胱挛缩、对侧肾积水。如肾积水严重,已发生肾功能不全或继发感染难以控制者,特别是对输尿管梗阻造成无尿者,则应先积极处理对侧积水肾,待肾功能好转或感染控制后再行病肾切除术。

(二)放射性膀胱炎

放射治疗是恶性肿瘤的主要治疗方法之一。放射性膀胱炎是盆腔恶性肿瘤放射治疗后的一种常见并发症。

1.病因

放射性膀胱炎的发生与放疗剂量和持续时间密切相关。多数学者认为膀胱组织对射线的耐受量为60Gy,超过此剂量易发生膀胱炎。此外,后装治疗腔内放射源位置不当、多盆野外照射同时行腔内治疗以及部分患者的膀胱对放射线耐受量偏低等也是导致放射性膀胱炎发生的原因。

放射性膀胱炎的发病时间差异较大,可能与设备剂量大小、个人膀胱敏感性不同以及防护措施的差异等有关。发生时间短者为放疗后数月,长者可到放疗后10～20年,但一般多发于放射治疗结束后2～3年。

2.病理

放射性膀胱炎可分为急性和慢性两种类型。急性型出现于放疗后4～6周,慢性型发生于放疗后3个月～10年。由于放射损伤防护的增强,近年来急性型放射性膀胱炎的发病率逐年降低。

放射性膀胱炎病变部位常见于膀胱后壁、三角区及其周围组织,因其靠近照射部位以及血液供应较少。膀胱黏膜表现为上皮脱落,浅表溃疡形成,表面被覆血性纤维素性炎性渗出物,其下方可见少许坏死和薄层肉芽组织;深部为大量增生的纤维组织伴玻璃样变,并累及肌层和外膜。部分血管内血栓形成,并有大量嗜酸性粒细胞、中性粒细胞、淋巴细胞及浆细胞浸润。

放射线所致急性黏膜水肿将导致毛细血管扩张、黏膜下出血、间质纤维化和完全平滑肌纤维化,进而弥漫性动脉内膜炎,使膀胱发生急性和慢性缺血。晚期膀胱壁纤维化可导致膀胱容量严重减少,出现膀胱挛缩。

3.临床表现

放射性膀胱炎的主要临床表现为突发性、持续或反复无痛性血尿,多伴有尿频、尿急等膀胱刺激症状。尿中带有大小不等的凝血块,少数患者可因膀胱内血凝块堵塞尿道而出现排尿困难乃至尿潴留，患者可有明显下腹耻骨上膀胱区触痛。反复出血者可出现不同程度贫血，严重者出现双下肢凹陷性水肿，伴有细菌感染者可出现膀胱刺激症状加重、发热及白细胞升高等。

晚期形成溃疡后，由于膀胱过度膨胀和机械作用可引起穿孔，可导致腹膜炎。膀胱壁溃疡破溃或肿瘤侵犯膀胱与邻近器官形成瘘管，如膀胱阴道瘘或直肠瘘。此即放射性膀胱炎后期三大并发症：膀胱出血、溃疡穿孔、膀胱阴道/直肠瘘。晚期可出现膀胱挛缩和输尿管狭窄，如若输尿管远端受侵，发生狭窄可导致肾积水，两侧受侵且积水严重者可发展至尿毒症并导致死亡。

放射性膀胱炎按临床表现可分三度：①轻度：有膀胱刺激症状，膀胱镜见黏膜充血水肿；②中度：黏膜毛细血管扩张，血尿且反复发作，膀胱壁黏膜有溃疡形成；③重度：膀胱壁溃疡破溃穿孔形成膀胱阴道/直肠瘘。

4.诊断

患者有明确的照射史，照射剂量在60Gy以上，放疗后发生膀胱刺激症状及血尿等。膀胱镜检查可见膀胱后壁三角区及周围黏膜明显充血水肿，病灶区黏膜血管扩张紊乱，走行迂曲可呈怒张或团簇状，部分患者见坏死灶、弥漫性出血点及溃疡，少数患者可有团状隆起新生炎性肉芽组织。膀胱内充满絮状物、膀胱三角区后及侧壁可见小结节。通过尿液细胞学检查、膀胱镜及影像学检查可以与膀胱肿瘤复发、转移相鉴别。

（三）治疗

20世纪70年代以前，对于严重的出血性放射性膀胱炎多采用激光、冷冻或髂内动脉栓塞术等治疗方法。但因膀胱损伤病灶弥漫，故上述疗法的效果均不确切。现在多选择甲醛膀胱灌注、高压氧疗法治疗、超选择髂内动脉栓塞术等新疗法，取得了一定疗效。

1.一般疗法

饮食中不摄入辣椒、茶、酒等刺激膀胱的食物。补充液体以增加尿量并碱化尿液，可有效防止膀胱内血块形成堵塞膀胱。积极止血、抗感染等对症及支持治疗。轻度放射性膀胱炎患者采用支持疗法的有效率可达70%以上。

2.清除膀胱内血块

膀胱出血较重者可留置导尿管进行间断或持续性膀胱冲洗，预防膀胱内血块形成。冲洗液中可加入纤维蛋白溶解抑制剂6-氨基己酸，控制难治性膀胱出血。更为严重者，可用1%～2%明矾溶液、硝酸银、凝血酶和前列腺素等进行膀胱灌注，有一定止血作用。1%铝铵溶液或铝的钾盐溶液持续冲洗膀胱可减轻局部水肿、炎症和渗出。

膀胱内血块形成后，多可通过管腔较粗的导尿管冲洗排出；若出血持续时间较长、出血量较大，已在膀胱内形成较大质韧或陈旧血凝块，可在局麻或硬膜外麻醉状态下经尿道粉碎血凝块并用Ellick膀胱冲洗器冲净。

3.甲醛膀胱灌注

膀胱内甲醛灌注是控制放射性膀胱炎局部出血的一种有效治疗方法。其作用机制主要根据放射性膀胱炎为膀胱黏膜浅表性炎症，局部血管内皮细胞增生、管腔狭窄或闭塞致供血不足而发生黏膜的糜烂出血，当甲醛溶液灌注膀胱时，可使黏膜收缩、蛋白质变性凝固，形成一层保护膜，使糜烂的膀胱黏膜得以修复，从而达到止血的目的。此外，甲醛自身还具有较强的抗炎杀菌作用，亦有利于膀胱黏膜的再生修复。治疗时可选用 1%～10%的甲醛溶液进行膀胱灌注，常用浓度为 4%～5%。

甲醛溶液灌注时对膀胱黏膜创面具有刺激作用，会使患者感觉较为剧烈的下腹痛和膀胱刺激症状，这将影响甲醛溶液在膀胱内的保留时间，如应用膀胱黏膜表面麻醉和加强镇静镇痛作用可使甲醛灌注发挥更好的疗效。

4.高压氧治疗

高压氧治疗是治疗严重出血性放射性膀胱炎的一种较新的方法。自 1985 年该疗法应用于出血性放射性膀胱炎的治疗以来，其疗效已得到广泛认可。高压氧治疗就是将患者置于高压氧舱内，在压力为 1.4～3.0atm 的条件下，吸入 100%的氧，针对组织缺氧而进行的治疗。高压氧治疗放射损伤作用在于高氧介导的神经血管再生、健康肉芽组织的生长、血管收缩控制出血以及免疫功能和伤口愈合能力的提高。高压氧治疗放射性膀胱炎的另一优点就是对膀胱的结构和功能没有明显的破坏作用。

一般认为，活动性病毒感染、顺铂或阿霉素治疗史和活动性肿瘤者是高压氧治疗的禁忌证。

5.血管栓塞治疗

超选择性动脉栓塞能有效抑制膀胱难治性出血，有效率达 92%。栓塞疗法是应用明胶海绵等材料完全阻塞髂内血管来控制膀胱内出血的一种方法，但是长时间后由于侧支循环建立后可再次出血，因此远期疗效欠佳。如果能明确出血点，就可以用明胶海绵高选择性阻断髂内血管的分支血管以止血。若能直接栓塞一侧的膀胱上极或下极血管，则可获得更好的止血效果。

栓塞治疗最常见的并发症是臀部疼痛，还可能出现栓子回流入主动脉则可发生下肢动脉远端的栓塞和肢体障碍。此外还有报道一侧或双侧的髂内动脉栓塞可能引起膀胱壁坏死。因此，栓塞疗法仅用于一些出血严重经保守治疗失败而不能手术的患者。

6.外科治疗

首选经尿道电切镜下膀胱电灼止血治疗，同时清除膀胱内的血凝块，保持膀胱空虚以缓解病情。对于某些严重病例，其他方法治疗无效、大出血无法控制危及到患者生命者，必要时可行膀胱全切。

第二节　膀胱结石

膀胱结石是较常见的泌尿系结石，好发于男性，男女比例约为 10：1。膀胱结石的发病率有明显的地区和年龄差异。总的来说，在经济落后地区，膀胱结石以婴幼儿为常见，主要由营养不良所致。随着我国经济的发展，膀胱结石的总发病率已显著下降，多见于50岁以上的老年人。

一、病因

膀胱结石分为原发性和继发性两种。原发性膀胱结石多由营养不良所致，现在除了少数发展中国家及我国一些边远地区外，其他地区该病已少见。继发性膀胱结石主要继发于下尿路梗阻、膀胱异物等。

1.营养不良

婴幼儿原发性膀胱结石主要发生于贫困饥荒年代，营养缺乏、尤其是动物蛋白摄入不足是其主要原因。只要改善婴幼儿的营养，使新生儿有足够的母乳或牛乳喂养，婴幼儿膀胱结石是可以预防的。

2.下尿路梗阻

一般情况下，膀胱内的小结石以及在过饱和状态下形成的尿盐沉淀常可随尿流排出。但当有下尿路梗阻时，如良性前列腺增生、膀胱颈部梗阻、尿道狭窄、先天畸形、膀胱膨出、憩室、肿瘤等，均可使小结石和尿盐结晶沉积于膀胱而形成结石。

此外，造成尿流不畅的神经性膀胱功能障碍、长期卧床等，都可能诱发膀胱结石的出现。尿液潴留容易并发感染，以细菌团、炎症坏死组织及脓块为核心，可诱发晶体物质在其表面沉积而形成结石。

3.膀胱异物

医源性的膀胱异物主要有长期留置的导尿管、被遗忘取出的输尿管支架管、不被机体吸收的残留缝线、膀胱悬吊物、由子宫内穿至膀胱的 Lippes 环等，非医源性异物如发夹、蜡块等。膀胱异物可作为结石的核心而使尿盐晶体物质沉积于其周围而形成结石。此外，膀胱异物也容易诱发感染，继而发生结石。

当发生血吸虫病时，其虫卵亦可成为结石的核心而诱发膀胱结石。

4.尿路感染

继发于尿液潴留及膀胱异物的感染，尤其是分泌尿素酶的细菌感染，由于能分解尿素产生氨，使尿 pH 升高，使尿磷酸钙、铵和镁盐的沉淀而形成膀胱结石。这种由产生尿素酶的微生物感染所引起、由磷酸镁铵和碳磷灰石组成的结石，又称为感染性结石。

含尿素酶的细菌大多数属于肠杆菌属，其中最常见的是奇异变形杆菌，其次是克雷伯杆菌、假单孢菌属及某些葡萄球菌。少数大肠埃希菌、某些厌氧细菌及支原体也可以产生尿素酶。

5.代谢性疾病

膀胱结石由人体代谢产物组成，与代谢性疾病有着极其密切的关系，包括胱氨酸尿症、原发性高草酸尿症、特发性高尿钙、原发性甲状旁腺功能亢进症、黄嘌呤尿症、特发性低柠檬酸尿症等。

6.肠道膀胱扩大术

肠道膀胱扩大术后膀胱结石的发生率高达 36%～50%，主要原因是肠道分泌黏液所致。

7.膀胱外翻-尿道上裂

膀胱外翻-尿道上裂患者在膀胱尿道重建术前因存在解剖及功能方面的异常，易发生膀胱结石。在重建术后，手术引流管、尿路感染、尿液潴留等又增加了结石形成的危险因素。

二、病理

膀胱结石的继发性病理改变主要表现为局部损害、梗阻和感染。由于结石的机械性刺激，膀胱黏膜往往呈慢性炎症改变。继发感染时，可出现滤泡样炎性病变、出血和溃疡，膀胱底部和结石表面均可见脓苔。偶可发生严重的膀胱溃疡，甚至穿破到阴道、直肠，形成尿瘘。晚期可发生膀胱周围炎，使膀胱和周围组织粘连，甚至发生穿孔。

膀胱结石易堵塞于膀胱出口、膀胱颈及后尿道，导致排尿困难。长期持续的下尿路梗阻可使膀胱逼尿肌出现代偿性肥厚，并逐渐形成小梁、小房和憩室，使膀胱壁增厚和肌层纤维组织增生。长期下尿路梗阻还可损害膀胱输尿管的抗反流机制，导致双侧输尿管扩张和肾积水，使肾功能受损，甚至发展为尿毒症。肾盂输尿管扩张积水可继发感染而发生肾盂肾炎及输尿管炎。

当尿路移行上皮长期受到结石、炎症和尿源性致癌物质刺激时，局部上皮组织可发生增生性改变，甚至出现乳头样增生或者鳞状上皮化生，最后发展为鳞状上皮癌。

三、临床表现

膀胱结石的主要症状是排尿疼痛、排尿困难和血尿。疼痛可为耻骨上或会阴部疼痛，由结石刺激膀胱底部黏膜而引起，常伴有尿频和尿急，排尿终末时疼痛加剧。如并发感染，则尿频、尿急更加明显，并可发生血尿和脓尿。排尿过程中结石常堵塞膀胱出口，使排尿突然中断并突发剧痛，疼痛可向阴茎、阴茎头和会阴部放射。排尿中断后，患者须晃动身体或采取蹲位或卧位，移开堵塞的结石，才能继续排尿，并可缓解疼痛。

小儿发生结石堵塞，往往疼痛难忍，大声哭喊，大汗淋漓，常用手牵扯阴茎或手抓会阴部，并变换各种体位以减轻痛苦。结石嵌顿于膀胱颈口或后尿道，则出现明显排尿困难，尿流呈滴沥状，严重时发生急性尿潴留。

膀胱壁由于结石的机械性刺激，可出现血尿，并往往表现为终末血尿。尿流中断后再继续排尿亦常伴有血尿。

老年男性膀胱结石多继发于前列腺增生症，可同时伴有前列腺增生症的症状；神经性膀胱功能障碍、尿道狭窄等引起的膀胱结石亦伴有相应的症状。

少数患者，尤其是结石较大、且有下尿路梗阻及残余尿者，可无明显的症状，仅在做 B 超或 X 线检查时发现结石。

四、诊断

根据膀胱结石的典型症状，如排尿终末疼痛、排尿突然中断，或小儿排尿时啼哭牵拉阴茎等，可做出膀胱结石的初步诊断。但这些症状绝非膀胱结石所独有，常需辅以B超或X线检查才能确诊，必要时做膀胱镜检查。

体检对膀胱结石的诊断帮助不大，多数病例无明显的阳性体征。结石较大者，经双合诊可扪及结石。婴幼儿直肠指检有时亦可摸到结石。经尿道将金属探条插入膀胱，可探出金属碰击结石的感觉和声音。目前此法已被B超及X线检查取代而很少采用。

实验室检查可发现尿中有红细胞或脓细胞，伴有肾功能损害时可见血肌酐、尿素氮升高。

超声检查简单实用，结石呈强光团并有明显的声影。当患者转动身体时，可见到结石在膀胱内移动。膀胱憩室结石则变动不大。

腹部平片亦是诊断膀胱结石的重要手段，结合B超检查可了解结石大小、位置、形态和数目，还可了解双肾、输尿管有无结石。应注意区分平片上的盆部静脉石、输尿管下段结石、淋巴结钙化影、肿瘤钙化影及粪石。必要时行静脉肾盂造影检查以了解上尿路情况，作膀胱尿道造影以了解膀胱及尿道情况。纯尿酸和胱氨酸结石为透X线的阴性结石，用淡的造影剂进行膀胱造影有助于诊断。

尿道膀胱镜检查是诊断膀胱结石最可靠的方法，尤其对于透X线的结石。结石在膀胱镜可一目了然，不仅可查清结石的大小、数目及其具体特征，还可明确有无其他病变，如前列腺增生、尿道狭窄、膀胱憩室、炎症改变、异物、癌变、先天性后尿道瓣膜及神经性膀胱功能障碍等。膀胱镜检查后，还可同时进行膀胱结石的碎石治疗。

五、治疗

膀胱结石的治疗应遵循两个原则，一是取出结石，二是去除结石形成的病因。膀胱结石如果来源于肾、输尿管结石，则同时处理；来源于下尿路梗阻或异物等病因时，在清除结石的同时必须去除这些病因。有的病因则需另行处理或取石后继续处理，如感染、代谢紊乱和营养失调等。

一般来说，直径小于0.6cm，表面光滑，无下尿路梗阻的膀胱结石可自行排出体外。绝大多数的膀胱结石均需行外科治疗，方法包括体外冲击波碎石术、内腔镜手术和开放性手术。

（一）体外冲击波碎石术

小儿膀胱结石多为原发性结石，可首选体外冲击波碎石术；成人原发性膀胱结石≤3cm者亦可以采用体外冲击波碎石术。膀胱结石进行体外冲击波碎石时多采用俯卧位或蛙式坐位，对阴囊部位应做好防护措施。由于膀胱空间大，结石易移动，碎石时应注意定位。较大的结石碎石前膀胱需放置Foley尿管，如需作第2次碎石，两次治疗间断时间应大于1周。

（二）腔内治疗

几乎所有类型的膀胱结石都可以采用经尿道手术治疗。在内镜直视下经尿道碎石是目前治疗膀胱结石的主要方法,可以同时处理下尿路梗阻病变,如前列腺增生、尿道狭窄、先天性后尿道瓣膜等,亦可以同时取出膀胱异物。

相对禁忌证:①严重尿道狭窄经扩张仍不能置镜者;②合并膀胱挛缩者,容易造成膀胱损伤和破裂;③伴严重出血倾向者;④泌尿系急性感染期;⑤严重全身性感染;⑥全身情况差不能耐受手术者;⑦膀胱结石合并多发性憩室应视为机械碎石的禁忌证。

一般采用蛛网膜下腔麻醉、骶管阻滞麻醉或硬膜外麻醉均可,对于较小、单发的结石亦可选择尿道黏膜表面麻醉。小儿患者可采用全身静脉麻醉。手术体位取截石位。

目前常用的经尿道碎石方式包括机械碎石、液电碎石、气压弹道碎石、超声碎石、激光碎石等。

1.经尿道机械碎石术

经尿道机械碎石是用器械经尿道用机械力将结石击碎。常用器械有大力碎石钳及冲压式碎石钳,适用于 2cm 左右的膀胱结石。如同时伴有前列腺增生,尤其是中叶增生者,最好先行前列腺切除,再行膀胱碎石,两种手术可同时或分期进行。

机械碎石有盲目碎石和直视碎石两种,盲目碎石现已很少使用,基本上被直视碎石所取代。直视碎石是先插入带内镜的碎石钳,充盈膀胱后,在镜下观察结石的情况并在直视下将碎石钳碎。操作简便,效果满意且安全。

由于膀胱结石常伴有膀胱黏膜的充血水肿,若碎石过程中不慎夹伤黏膜或结石刺破黏膜血管,有可能导致膀胱出血。因此,碎石前必须充盈膀胱,使黏膜皱褶消失,尽量避免夹到黏膜;碎石钳夹住结石后,应稍上抬离开膀胱壁,再用力钳碎结石。术后如无出血,一般无需留置导尿管。如伴有出血或同时做经尿道前列腺切除手术,则需留置导尿管引流,必要时冲洗膀胱。

膀胱穿通伤是较严重的并发症,由碎石钳直接戳穿或钳破膀胱壁所致。此时灌注液外渗,患者下腹部出现包块,有压痛,伴有血尿。如穿通至腹膜外,只需停留导尿管引流膀胱进行保守治疗和观察即可;如出现明显腹胀及大量腹水,说明穿通至腹腔内,需行开放手术修补膀胱。

2.经尿道液电碎石术

液电碎石的原理是通过置入水中的电极瞬间放电,产生电火花,生成热能制造出空化气泡,并进一步诱发形成球形的冲击波来碎石。

液电的碎石效果不如激光和气压弹道,而且其热量的非定向传播往往容易导致周围组织损伤,轰击结石时如果探头与膀胱直接接触可造成膀胱的严重损伤甚至穿孔,目前已很少使用。

3.经尿道超声碎石术

超声碎石是利用超声转换器,将电能转变为声波,声波沿着金属探条传至碎石探头,碎石探头产生高频震动使与其接触的结石碎裂。超声碎石常用内含管腔的碎石探头,其末端接负压泵,能反复抽吸进入膀胱的灌注液,一方面吸出碎石,另一方面使视野清晰并可使超声转换器降温,碎石、抽吸和冷却同时进行。

在膀胱镜直视下，将碎石探头紧触结石，并将结石压向膀胱壁而可进行碎石。注意碎石探头与结石间不能有间隙。探头不可直接接触膀胱壁，以减少其淤血和水肿。负压管道进出端不能接错，否则会使膀胱变成正压，导致膀胱破裂。

超声碎石的特点是简单、安全性高，碎石时术者能利用碎石探头将结石稳住，同时可以边碎边吸出碎石块。但由于超声波碎石的能量小，碎石效率低，操作时间较长。

4.经尿道气压弹道碎石术

气压弹道碎石于1990年首先在瑞士研制成功，至今已发展到第三代、同时兼备超声碎石和气压弹道碎石的超声气压弹道碎石清石一体机。

气压弹道碎石的原理是通过压缩的空气驱动金属碎石杆，以一定的频率不断撞击结石而使之破碎。气压弹道能有效击碎各种结石，整个过程不产生热能及有害波，是一种安全、高效的碎石方法。其缺点是碎石杆容易推动结石，结石碎片较大，常需取石钳配合使用。膀胱结石用气压弹道碎石时结石在膀胱内易移动，较大的结石需要时间相对比较长，碎石后需要用冲洗器冲洗或用取石钳将结石碎片取出膀胱。

使用超声气压弹道碎石清石一体机可同时进行超声碎石和气压弹道碎石，大大加快碎石和清石的速度，有效缩短手术时间。

5.经尿道激光碎石术

激光碎石是目前治疗膀胱结石的首选方法，目前常用的激光有钕-钇铝石榴石（Nd：YAG）激光、Nd：YAG双频激光（FREDDY波长532nm和1064nm）和钬-钇铝石榴石（Ho：YAG）激光，使用最多的是钬激光。

钬激光是一种脉冲式近红外线激光，波长为2140nm，组织穿透深度不超过0.5mm，对周围组织热损伤极小。有直射及侧射光纤，365μm的光纤主要用于半硬式内镜，220μm的光纤用于软镜。钬激光能够粉碎各种成分的结石，碎石速度较快，碎石充分，出血极少，其治疗膀胱结石的安全性、有效性和易用性已得到确认，成功率可达100%。同时，钬激光还能治疗引起结石的其他疾病，如前列腺增生、尿道狭窄等。

膀胱镜下激光碎石术只要视野清晰，常不易伤及膀胱黏膜组织，术后无需作任何特殊治疗，嘱患者多饮水冲洗膀胱即可。

（三）开放手术治疗

耻骨上膀胱切开取石术不需特殊设备，简单易行，安全可靠，但随着腔内技术的发展，目前采用开放手术取石已逐渐减少，开放手术取石不应作为膀胱结石的常规治疗方法，仅适用于需要同时处理膀胱内其他病变时使用。

开放手术治疗的相对适应证：①较复杂的儿童膀胱结石；②大于4cm的大结石；③严重的前列腺增生、尿道狭窄或膀胱颈挛缩者；④膀胱憩室内结石；⑤膀胱内围绕异物形成的大结石；⑥同时合并需开放手术的膀胱肿瘤；⑦经腔内碎石不能击碎的膀胱结石；⑧肾功能严重受损伴输尿管反流者；⑨全身情况差不能耐受长时间手术操作者。

开放手术治疗的相对禁忌证：①合并严重内科疾病者，先行导尿或耻骨上膀胱穿刺造瘘，待内科疾病好转后再行腔内或开放取石手术；②膀胱内感染严重者，先行控制感染，再行手术取石；③全身情况极差，体内重要器官有严重病变，不能耐受手术者。

第三节 前列腺炎

一、概述

前列腺炎是成年男性常见病。前列腺炎可发生于各年龄段的成年男性，几乎50%的男性在一生中的某个时期曾受前列腺炎的影响。前列腺炎患者占泌尿外科门诊患者的8%～25%。前列腺炎虽不是一种直接威胁生命的疾病，但严重影响患者的生活质量。这值得医学界的重视。

Drach根据Mearea-Stamey提出的下尿路细菌感染定位诊断的“四杯法”，检测前列腺按摩前初始尿10mL(VBl)，中段尿液10mL(VB2)，前列腺按摩液10mL(EPS)，前列腺按摩后尿液10mL(VB3)。根据四个标本中的白细胞数和细菌培养结果，将前列腺炎分为：急性细菌性前列腺炎(ABP)，慢性细菌性前列腺炎(CBP)，慢性非细菌性前列腺炎(CNBP)，前列腺痛(PD)。Drach分类法体现了以感染为前列腺炎主要病因的认识，是第一个规范的前列腺炎分类法，称为传统分类法。但前列腺痛是一个比较模糊的概念，前列腺痛还有尚未认识或未被查出的相关疾病，这种分类法不够准确。

美国国立卫生研究院(NIH)于1995年根据前列腺炎的基础和临床研究制定了一种新的分类法：Ⅰ型相当于传统分类法中的ABP，Ⅱ型相当于传统分类法中CBP，Ⅲ型慢性前列腺炎/慢性骨盆疼痛综合征(CP/CPPS)相当于传统分类法中的CNBP和PD，Ⅲ型分为炎症性ⅢA和非炎症性ⅢB两个亚型。Ⅳ型，无症状性前列腺炎(AIP)。1998年国际前列腺炎合作网络(IPCN)对NIH分类法经过3年的临床研究和应用后正式批准了NIH新分类法表6-1。

表6-1 前列腺炎的NIH新分类

类型	名称	特征
Ⅰ	急性细菌性前列腺炎(ABP)	急性下尿路感染症状和全身症状，菌尿
Ⅱ	慢性细菌性前列腺炎(CBP)	反复发作下尿路感染，细菌定位在前列腺
Ⅲ	慢性前列腺炎/慢性盆腔炎	骨盆区疼痛和不适，各种排尿症状和性功能疼痛综合征(CPPS)异常，无明显感染迹象
ⅢA	炎症性CPPS	EPS/VB3中可见多量的WBC
ⅢB	非炎症性CPP	SEPS/VB3中WBC正常
Ⅳ	无症状炎症性前列腺炎(AIP)	活检/EPS/VB3/呈炎性表现，但无临床症状

新的分类较传统方法有很大的进步，除增加了无症状性前列腺炎外，还将传统分类法中的CNP和PD合并为Ⅲ型，ⅢB型发病机制、病理生理学改变还不十分清楚，CP/CPPS是由具有独特病因、临床特点和结构的一组疾病组成的临床综合征。NIH分类法在检测标本由EPS扩大到精确检测，为无法采集EPS患者提供了检测标本。四杯法曾成为确诊前列腺病原学的金标准，但该方法复杂，耗时，不便临床应用，在实际临床工作中通常推荐二杯法，通过获得前列

腺按摩前后的尿液，进行统计白细胞数和细菌培养。

新的NIH分类法已获得全球多数学者认可，并广泛应用于临床和研究，已经作为前列腺炎的诊疗规范，在治疗策略上对各种不同类型的前列腺炎更有针对性。

二、Ⅰ型急性细菌性前列腺炎

急性细菌性前列腺炎急性细菌性前列腺炎系指由病原体微生物感染而引起的整个前列腺的急性炎症。前列腺导管系统开口于后尿道，外周区导管平行进入后尿道，故更易被感染。纵欲过度、全身感染、酗酒等使前列腺充血的因素均可诱发急性前列腺炎。

（一）病因

病原微生物感染为ABP的主要致病因素。多发生于机体抵抗力差的患者，细菌或其他病原体毒力较强，前列腺感染后病原体迅速大量生长繁殖。其感染途径可以是：①由尿道炎引起的上行感染；②感染尿液逆流到前列腺管；③由邻近器官的炎症，如直肠、结肠、下尿路感染通过淋巴系统引起前列腺炎；④通过血行途径引起感染，如呼吸道、皮肤、软组织的感染源通过血行引起前列腺炎。急性细菌性前列腺炎多见于尿路上行感染，致病菌大多是革兰阴性杆菌，如大肠埃希菌，其次有金黄色葡萄球菌、肺炎克雷伯菌、变形杆菌和假单胞菌。大多数为单一病原菌感染。

（二）临床表现

1.全身症状

表现为全身感染中毒症状，如高热、寒战、乏力，严重者可以出现败血症，低血压症状。

2.排尿症状

表现为尿频、尿急、痛性排尿、尿道灼痛等，可伴有脓性尿道分泌物。前列腺炎症水肿严重时，压迫前列腺段尿道可导致排尿不畅，尿线变细，尿滴沥，甚至排尿困难引起急性尿潴留。

3.局部症状

患者可出现下腹部、外生殖器、会阴部疼痛，直肠胀痛不适，有便意，排大便结束时尿道流出脓性分泌物。

4.并发症

急性炎症可直接扩散至精囊，引起急性精囊炎。急性炎症细胞可经前列腺与精囊的淋巴管在骨盆中的交通支，经淋巴管进入输精管，导致输精管炎或附睾炎。急性前列腺炎如未能控制，继续发展可形成前列腺脓肿，前列腺脓肿可向直肠或尿道破溃。

（三）诊断

1.病史和体格检查

患者一般有典型的临床症状和急性感染病史，表现为高热、寒战、尿频、尿急、尿痛等尿路刺激症状及耻骨上、会阴部、外生殖器疼痛等症状。多数患者常突然发病，可能发病时以全身症状为主，全身症状可能掩盖排尿症状和局部体征，导致误诊为全身发热性疾病。直肠指检可发现前列腺肿胀，部分或整个腺体质地坚韧、不规则，压痛明显。急性炎症期禁忌前列腺按摩，避免炎症扩散，引起菌血症或脓毒血症。若当病程延至7～10天以上，持续高热，血白细胞计数增高时应怀疑前列腺脓肿形成，直肠指检时前列腺明显增大，质地软，有波动感。老年患者反应性差，临床症状不明显或者合并呼吸道感染时，往往会漏诊、误诊而延误病情。

急性前列腺炎还需与急性上尿路感染相鉴别。上尿路感染多见于女性，临床多表现为发热、腰痛、尿培养阳性，但往往无排尿困难症状。BPH患者伴有下尿路感染时，往往表现为尿频、尿急、尿痛、血尿、排尿困难及尿潴留，可是一般不伴有畏寒、发热，DRE时无前列腺波动感及肛温升高。

2.实验室检查

血常规检查白细胞及中性粒细胞计数升高。尿常规检查可发现大量脓细胞，尤以初始尿或终末尿液更为显著。血液和中段尿细菌培养是最为重要的实验室检查，以便了解全身中毒情况，明确感染病原体，以及药物敏感情况，便于制订治疗方案。

（四）治疗

急性前列腺炎的抗感染治疗是首选治疗方法，不过目前尚没有统一的方案。一旦得到临床诊断或血、尿细菌培养结果后应立即应用广谱、易进入前列腺组织和前列腺液的抗菌药物。由于Ⅰ型患者腺体呈弥漫性炎症，组织血管通透性增加，提高了药物从血浆进入前列腺组织内浓度，因此药物选择相对较宽。现在一般应用广谱青霉素类、三代头孢菌素、氨基糖苷类或喹诺酮类等药物，如青霉素80万～160万U，6～8h/次或氨苄西林1.0～2.0g，1次/6h。庆大霉素8万U，1次/12h（20～50岁患者），或4万U，1次/12h（50岁以上患者）。头孢曲松1～2g/d，左氧氟沙星0.5～0.75g/d，环丙沙星0.2～0.4g/d，静脉用药。当上述细菌及药敏试验结果明确后，可根据药敏试验结果进行药物调整。静脉用药后全身发热等症状明显改善后，可改用口服抗生素，如诺氟沙星400mg/bid，氧氟沙星200mg/tid，洛美沙星500mg/bid，头孢妥仑匹酯200mg/bid，头孢地尼200mg/bid，疗程至少4周。严重者可用头孢曲松1g，6h/次，静脉输注至体温正常后改为肌注，1周后口服喹诺酮类等药物。一般讲，疗程宜长勿短，症状较轻的患者也应口服抗生素2～4周。治疗不彻底可迁延成CBP，约有5% ACP最后转变为CBP。

对于急性前列腺炎抗感染疗效不佳者，在考虑致病菌对药物敏感性差的同时，还应考虑是否有前列腺脓肿形成可能，可进行TRUS检查来明确诊断。多在抗生素治疗无效的48小时内进行。当前列腺脓肿形成时，可经直肠超声引导下细针穿刺引流、经尿道切开前列腺脓肿引流、经会阴穿刺引流，经会阴切开引流现已少用。

在抗感染治疗的同时，还应根据不同病情给予相应的对症、支持治疗：高热时可给予物理降温或解热镇痛药并输液治疗；会阴部胀痛不适时予吲哚美辛栓缓解疼痛；急性尿潴留时可用细导尿管，但留置尿管的时间不宜超过12小时。如不能耐受或需长期引流者可行耻骨上膀胱穿刺造瘘引流；排尿困难时给予α受体阻滞剂如哈乐0.2～0.4mg每日1次，或特拉唑嗪2～4mg每日1次，或阿夫唑嗪5mg每日2次，至少服用2周。

急性前列腺炎经过积极治疗者预后一般良好。但部分患者急性前列腺炎可持续存在，因此至少在3个月随访期内行细菌培养以指导治疗。急性前列腺炎的治愈标准为:症状消失、局部肿胀消退,前列腺无触痛,连续3次以上前列腺液检查均为阴性者;有效:临床症状改善,但前列腺常规检查仍达不到正常标准;无效:治疗1周症状、体征仍无改善者。

三、Ⅱ型慢性细菌性前列腺炎

慢性细菌性前列腺炎是由一种或数种病原微生物引起的前列腺非急性感染,直接来自血行感染的较多。致病菌常为革兰阳性球菌,也有革兰阴性杆菌为主的,如大肠埃希菌、变形杆菌等,亦可两者混合感染。目前有证据表明衣原体、支原体也可引起前列腺感染,但较少见。临床表现多种多样。

(一)病因、发病机制

致病因素主要是病原体感染,但机体抵抗力较强或(和)病原体毒力较弱。发病机制以尿路感染患者发生尿液逆流,病原体进入前列腺引起感染。长期反复下尿路感染和存在前列腺结石,可能是病原体持续存在和感染反复发作的重要原因,为主要发病机制。ABP未治愈也可迁延为CBP。病原体主要为葡萄球菌,其次为大肠埃希菌、棒状杆菌属及肠球菌属。经过常规细菌培养确诊为CBP患者仅占CP的5%～8%。

(二)临床症状

1.排尿症状

多数患者有反复发作下尿路感染症状,尿频,尿急,夜尿增多,排尿不尽,尿滴沥。有时尿末或大便后有乳白色前列腺液排出,称为尿道滴白。

2.疼痛

患者可表现为会阴部、骨盆区、耻骨上外生殖器疼痛,有时射精后疼痛不适是突出症状之一。

(三)诊断

1.病史、体格检查

多数患者有反复发作的排尿异常和会阴骨盆区下腹部疼痛症状,下尿路感染症状,反复发作持续3个月以上是CBP的主要特征。直肠指检:前列腺较正常增大或略小,表面不规则,两侧叶不对称,有时可能触及局限性硬节或囊性隆起,并有压痛。常规进行前列腺按摩后获得EPS,进行细胞学检查和细菌培养。

2.实验室检查

(1)尿液检查:前列腺按摩前应先进行尿常规分析和尿沉渣检查,以便了解尿路感染情况。

(2)EPS常规检查:pH正常值6.3～6.5。通常采用湿涂片镜检,正常EPS中白细胞≤10个/HP,卵磷脂小体均匀分布于整个视野;当白细胞>10个/HP,卵磷脂小数量减少时有诊断意义。白细胞增多是炎症诊断的主要指标。白细胞胞质内含有吞噬的卵磷脂小体或细菌碎片成分的巨噬细胞是前列腺炎的特有表现。当前列腺有细菌真菌滴虫等病原体感染时,可在

EPS中检测出这些病原体。

(3)细菌学检查、病原体定位:试验采用四杯法或二杯法试验,结果在EPS/精液和VB3中发现白细胞增高,以及细菌培养阳性者可诊断为Ⅱ型慢性细菌性前列腺炎。二杯法试验结果显示,按摩前后尿液镜检白细胞增高,细菌培养阳性,可诊断为Ⅱ型慢性细菌性前列腺炎。

(4)超声检查:经直肠B超可观察到完整的前列腺图像。腺体呈现不同的超声征象,如高密度、中密度回声提示腺体淀粉样变和纤维化,无回声提示炎症,光点回声提示有钙化或结石。但超声检查对慢性前列腺炎诊断缺乏特异性表现,与临床症状相关性差,因此不列为常规检查项目。

(四)治疗

1.抗生素治疗

Ⅱ型患者应以抗生素治疗为主。药物的选择除了按照EPS和尿细菌培养结果选择应用细菌敏感药物外,还应考虑药物穿透前列腺包膜进入前列腺体内的能力。药物穿透前列腺包膜屏障的能力取决于药物与血浆蛋白结合率、离子化的程度以及药物化学特性、酸性或碱性和脂溶性或水溶性。因此,选用抗生素应具备如下条件:①药物与血浆蛋白结合率低,游离性药物才能进入前列腺组织扩散;②脂溶性药物,因为前列腺含有大量的脂质,脂溶性药物易进入前列腺组织;③药物特性为酸性,酸性药物在偏碱性环境中作用增强。

从药敏试验结果上看,目前对治疗金黄色葡萄球菌性前列腺炎,头孢哌酮钠敏感性较高,对其他细菌作用亦较强。阿米卡星、妥布霉素药物敏感性尚可,但由于肾毒性、耳毒性,其应用受到限制,且在临床治疗中对头孢曲松钠及喹诺酮类耐药性较为严重;而大环内酯类、青霉素类耐药性更为严重,这与近年来广泛应用有关。因此宜选用脂溶性偏酸性及与血浆蛋白结合率低,离子化程度高的抗生素,如喹诺酮类、大环内酯类、四环素类等,采用足量、足疗程地科学给药的原则,提高细菌性前列腺炎的治愈率。

喹诺酮类属两性离子,可在不同的pH环境中发挥作用,在前列腺组织中浓度高于血浆浓度,是Ⅱ型患者首选的抗生素药物。常用的药物有诺氟沙星400mg,2次/日,环丙沙星500mg,2次/日,洛米沙星200mg,2次/日,左氧氟沙星500mg/d,以及新型氟喹诺酮类药物美西沙星400mg/d。美西沙星在前列腺内药物浓度高于其他喹诺酮类药物,抗菌谱广,对革兰阴性阳性及厌氧菌均有效。主要作用于需氧革兰阳性、阴性球菌、厌氧菌、支原体和衣原体等。大环内酯类药物如红霉素500mg,2次/日;克拉霉素500mg,2次/日;四环素类如米诺环素100mg,3次/日;美他环素,2次/日;磺胺类药物如复方磺胺甲噁唑2片,2次/日。磺胺类药物以往为治疗CBP的主要药物,由于各种有效药物的不断问世,其与氟喹诺酮类药物相比效果差,现在临床上已经很少应用。

克拉霉素是一种新型大环内酯类的抗生素,其通过阻碍细胞核蛋白50s亚基的联结,抑制蛋白质合成,而产生抑菌作用。克拉霉素不仅抗菌谱广,对胃酸稳定,口服生物利用度高,并且有较好的组织穿透性,半衰期长,在尿中浓度及前列腺中浓度高,故有利于细菌性前列腺炎的治疗。

Ⅱ型前列腺炎抗生素治疗推荐长疗程，疗程为4～6周。治疗期间对患者进行阶段性疗效评价，疗效不满意者，改用其他抗生素。或不同药物轮番应用。

2.α受体阻滞剂

α受体阻滞剂可缓解后尿道压力和盆底肌痉挛，因此可以减轻或消除尿流逆流病原体进入前列腺，对于下尿路症状和疼痛症状者可以缓解症状，是治疗Ⅱ型的基本药物。因此抗生素联合应用α受体阻滞剂不仅针对Ⅱ型发病机制而且能更有效地改善症状，常用α受体阻滞剂有阿夫唑嗪（alfazosin 桑塔）5mg，2次/天；多沙唑嗪（doxazosin 可多华）4mg，1次/天；坦索罗辛（tamsulosin 哈乐）0.2mg/天。α受体阻滞剂治疗时间至少3个月。

3.其他治疗

包括对持续反复发作者可前列腺按摩，每周2～3次，持续2个月以上前列腺按摩可以缓解局部充血，减少分泌物淤积，清除前列腺内细菌；坐浴疗法；中药治疗根据分型选择如翁沥通、前列安栓、中药灌肠等；至于前列腺穿刺药物注射或经尿道前列腺灌注治疗，一方面为有创治疗，另一方面目前无循证医学证据，不推荐用于临床治疗。各种其他治疗主要起到改善前列腺局部血运、疏通腺管、提高局部组织代谢率等作用。可根据患者病情，在配合有效抗生素治疗的情况下，酌情选一、二种，采取综合治疗，提高Ⅱ型前列腺炎的治愈率。患Ⅱ型前列腺炎的患者应终身禁酒，禁辛辣饮食，避免疲劳和防止会阴部受凉。

四、Ⅲ型慢性前列腺炎/慢性骨盆疼痛综合征

慢性前列腺炎/慢性骨盆疼痛综合征（CP/CPPS，Ⅲ型）是前列腺炎中最常见的类型，约占慢性前列腺炎的90%以上。主要表现为长期、反复的骨盆区域疼痛或不适，持续时间超过3个月，可伴有不同程度的排尿症状和性功能障碍，严重影响患者的生活质量。该型又可再分为ⅢA（炎症性 CPPS）和ⅢB（非炎症性 CPPS）两种亚型。

（一）病因、发病机制

Ⅲ型的发病机制至今尚未完全阐明。目前认为是由具有各自独特病因、临床特点和结局的一组疾病或临床综合征。病因学十分复杂，可能是多种病因，其中一种或几种病因起关键作用，或者某些不同疾病具有相同或相似的临床表现，甚至这些疾病已治愈，而它所造成的损害与病理改变仍然持续独立起作用。多数学者认为主要病因是病原体感染，炎症和异常的盆腔神经肌肉活动共同作用。

1.病原体感染

CP/CPPS 患者虽然常规细菌培养未能分离出病原体，但仍然可能与某些细菌、沙眼衣原体和支原体等病原体感染有关。Kreiger 对 CP/CPPS 患者进行前列腺活检，经 PCR 法检测到细菌16SrRNA，阳性率高达77%，认为细菌感染可能是 CP/CPPS 的重要致病原。病原体可能为厌氧菌及细菌变异为L型有关。沙眼衣原体、支原体、真菌和病毒也可能是致病因素。

2.排尿功能失调

某些因素引起尿道括约肌频繁过度收缩或痉挛，导致功能性梗阻或逼尿肌-括约肌协同失

调，造成前列腺部尿道压力升高，尿液逆流进入前列腺。尿液内容物（病原体、化学物质等）进入前列腺，将引发前列腺组织细菌感染或无菌性炎症反应，也可能是引起排尿异常和骨盆区域疼痛的主要原因之一。

3.神经内分泌因素

CP/CPPS 患者受到炎症刺激时，痛觉冲动经分布在尿道、膀胱神经支配相关的腰骶脊髓，并通过生殖股神经、髂腹股沟神经传出，导致会阴部、腹股沟的肌肉收缩，引起疼痛，因而 CP/CPPS 患者疼痛具有内脏器官疼痛特点，引起前列腺和相应部位出现牵涉痛。同样神经肌肉功能障碍引起盆底会阴部肌肉痉挛，也可产生上述部位疼痛。

4.氧化应激学说

正常情况下，机体氧自由基的产生、利用、清除处于动态平衡，当氧自由基产生过多，或（和）清除相对降低，使氧化应激作用增强，环氧化酶（COX）被激活催化花生四烯酸产生前列腺素 E_2（PGE_2），PGE_2 不仅本身是致病物质，还能增强其他致病物质的作用。Shahed 等发现，CP/CPPS 患者 EPS 内存在氧化应激增强，PGE_2 水平增高，氧化应激作用增强可能是 CP/CPPS 疾病原因之一。

5.盆腔相关疾病因素

Terasaki 采用三维磁共振静脉造影（3D-MRV）发现前列腺被膜上静脉增粗，膀胱后和盆腔侧静脉丛充血，以及阴部内静脉出现狭窄或阻断征象，找出了前列腺痛的盆腔内静脉充血的病因，因此 CP/CPPS 可能与盆腔静脉充血相关。

6.精神心理因素

Ⅲ型患者多数存在明显的精神心理因素，焦虑、抑郁可通过精神-神经递质-神经这一环路，导致自主神经功能紊乱，造成后尿道神经肌肉功能失调，盆底肌痉挛，呈现排尿功能失调及骨盆区域疼痛。

7.免疫反应异常

CP/CPPS 与自身免疫性疾病类似，并与体液免疫有关。抗原来自前列腺本身精浆蛋白物质，如 PSA，细胞因子产生物如白细胞介素（IL）-1、6、8，以及肿瘤坏死因子（TNF-α）。John 等发现ⅢB 型患者血清和精液中 IL-6 与免疫球蛋白浓度升高，提示患者存在自身免疫反应，IL-6IgA 可能是ⅢB 型的标记物。

范治璐等发现Ⅲ型患者 EPS 中免疫抑制因子（IAP）含量比血清内明显减少。IAP 主要由肝细胞及巨噬细胞产生，参与体液免疫反应的全过程，当 IAP 在某一组织内减少时，体液免疫反应可增强，引起自身免疫反应性炎症。这种自身免疫反应在ⅢB 患者尤为明显，前列腺组织免疫反应对 CP/CPPS 的发生发展起一定作用。

（二）临床表现

1.排尿症状

患者常表现尿频、尿急、尿痛，排尿时尿道灼热或疼痛，夜尿增多，排尿不畅，尿线无力或尿线分叉，尿末滴沥，尿末或大便时出现尿道滴白。上述症状时重时轻，反复发作。

2.疼痛

患者常出现会阴部、下腹部、腹股沟区、大腿内侧、阴茎、阴囊、腰骶部疼痛、坠胀痛、酸痛或剧痛。可一处或多处出现疼痛,也可在不同部位交替出现疼痛,严重程度不一,反复发作。

3.精神症状

患者常表现为焦虑、抑郁、紧张、恐惧,出现明显精神心理和人格特征改变,严重者多疑,甚至有自杀倾向。也可出现性心理异常,性欲减退,痛性勃起,射精痛,甚至勃起功能障碍。

(三)诊断

1.病史

Ⅲ型患者主要表现为排尿异常、会阴部、耻骨上区、腰骶部疼痛和精神异常。CP/CPPS尽管病因不同,但都以疼痛为主要表现,反复发作持续3个月以上是CP/CPPS的诊断特征。Ⅲ型患者症状多变,每个患者各不相同,可有某一症状也可同时存在许多复杂症状。同一患者在不同时期也可表现出各种不同症状。症状严重程度可采用NIH慢性前列腺炎症状指数(NIH-CPSI)进行评估。

2.体格检查

患者应进行全面体格检查,尤其是泌尿生殖系统,检查阴茎、尿道外口、睾丸、附睾和精索、外生殖器,以及下腹部、腰骶部、会阴部。直肠指检尤为重要,检查肛门紧张度、疼痛,盆壁触痛,盆底肌肉紧张度,盆腔有无压痛等,以及前列腺大小、质地、压痛,并进行前列腺按摩获取EPS。

3.实验室检查

(1)尿常规检查以排除尿路感染。

(2)EPS检查:pH升高呈碱性,提示ⅢA型EPS中白细胞升高,前列腺炎症时组织水肿,组织内压升高,微循环障碍,前列腺上皮分泌功能损害,因此pH升高,若没有炎症或EPS中尿酸升高,导致pH降低呈酸性,可能提示ⅢB型。

前列腺液常规中白细胞的数量,在一定程度上可反映前列腺有无感染,并有助于前列腺炎的分类。当白细胞>10个/HP,或发现胞质内有吞噬的卵磷脂小体或细胞碎片等成分的巨噬细胞,提示炎症可能为ⅢA型;若白细胞正常则可能提示ⅢB型。但是,白细胞的数量不能完全反映前列腺炎的严重程度。因为前列腺有许多腺管开口,前列腺局部感染可仅造成受累腺体腺管的堵塞。前列腺按摩时,感染病灶的前列腺液因腺管堵塞未能流出,而滴出的前列腺液则来自于无感染的腺体。有的患者经过治疗后,堵塞的腺管畅通了,症状减轻了,前列腺液中的白细胞反而增高,这可能并不意味着病情加重,而是疾病有所改善的表现。此时应继续抗炎治疗。因此,对于EPS中白细胞数量的评估,要结合患者的症状、前列腺局部的体征等因素综合考虑,反复进行前列腺液常规检查,才能做出准确的判断。

(3)细菌学检查:行二杯法或四杯法进行病原体定位。四杯法取患者按摩前初段尿(VBl)、中段尿(VB2),按摩后初段尿(VB3)各10mL,及EPS进行镜检和细胞培养,若标本细菌培养均阴性,而EPS、VB3中发现白细胞,提示ⅢA型,而标本中均未发现白细胞者应考虑为ⅢB型。二杯法为取患者前列腺按摩前中段尿和按摩后初段尿液各10mL，若细菌培养均为阴性，按摩前尿液未发现白细胞，按摩后尿液发现白细胞，应考虑ⅢA型；若按摩前后均未发现白细胞应考虑ⅢB诊断。目前临床上推荐采用二杯法。

(4)其他：病原体检查沙眼衣原体主要采取PCR、LCR技术，支原体检测通常采用培养法，真菌直接涂片染色和分离培养，病毒则采用前列腺组织培养或PCR技术、免疫学检查EPS、IAP、IgA、IgG等。

(5)精液检查：临床工作中可能无法取得EPS，可采用精液细胞学及细菌学检查。

4.器械检查

(1)超声检查：经直肠B超能准确测量前列腺大小以及腺体内部结构。Ⅲ型患者前列腺回声不均匀，常发现前列腺内局部钙化或存在前列腺结石，以及发现前列腺周围静脉丛扩张表现，并能鉴别前列腺良性或恶性病变以及精囊和射精管病变。

(2)尿流动力学：Ⅲ型患者排尿功能障碍症状明显时应考虑尿流动力学检查，可发现最大尿流率、平均尿流率下降，压力-流率测定发现最大尿道闭合压力增高，尿道外括约肌痉挛，逼尿肌-尿道外括约肌协同失调。患者上述尿流动力学改变属功能性尿道梗阻。尿流动力学检查可鉴别器质性慢性排尿功能异常，如膀胱颈部痉挛、不稳定性膀胱、逼尿肌无力、神经源性逼尿肌，括约肌协同失调等器质性尿道梗阻。

(3)膀胱尿道镜检查：当患者有血尿，尿液分析或其他检查提示可疑有膀胱、尿道病变，如恶性肿瘤、结石、尿道狭窄、膀胱颈异常等需外科手术处理者进行膀胱镜检查。Ⅲ型患者不推荐作为常规检查手段。

(4)CT和MRI：对Ⅲ型诊断价值不清楚，不推荐为常规检查。只有当需要鉴别精索、射精管以及盆腔器官病变时才考虑行CT和MRI检查。

(5)前列腺穿刺活检：CP/CPPS患者经多种治疗症状无改善，应行PSA检查。当PSA水平明显增高，或直肠指检发现前列腺体明显异常，可疑前列腺恶变时应行前列腺穿刺活检。Ⅲ型患者不推荐常规行前列腺穿刺病检。前列腺病理检查对前列腺诊断分型并无实际临床价值。

(四)治疗

CP/CPPS病因比较复杂，发病机制迄今为止尚未完全阐明，因此还没有明确的治疗方案，多为经验性治疗。治疗目标主要是缓解疼痛、改善排尿症状和提高生活质量。临床最常用的三种药物是抗生素、α受体阻滞剂和非甾体类抗炎镇痛药，其他治疗方法有M受体阻滞剂、植物制剂、中医中药、抗抑郁药、抗焦虑药、前列腺按摩、生物反馈以及热疗。单一治疗方法效果不理想，多采用一种治疗方法为主，同时辅以其他治疗方法的综合治疗。ⅢA型推荐先应用抗生素2～4周，同时应用α受体阻滞剂、非甾体抗炎镇痛药，也可应用M受体阻滞剂以及植物制剂。选用中医中药、前列腺按摩等手段为辅助治疗。ⅢB推荐以α受体阻滞剂为主(12周)、非甾体抗炎镇痛药、植物制剂、M受体阻滞剂及前列腺按摩为辅，必要时进行心理治疗以及抗抑郁药和抗焦虑药。

1.抗生素治疗

ⅢA 型患者 EPS 细菌培养阴性而白细胞明显增高，因此推测病因可能是病原体感染，可能与某些细菌、沙眼衣原体和支原体等病原体有关。抗生素治疗大多为经验性治疗。推荐首选口服喹诺酮类药物，如环丙沙星等较广谱抗生素，对厌氧菌、沙眼衣原体、支原体等均有杀菌性。喹诺酮类药物治疗 2～4 周，根据效果决定是否继续治疗，只有患者临床症状减轻时才考虑继续使用抗生素，总疗程为 4～6 周。部分患者有可能存在沙眼衣原体、解脲支原体或人型支原体等感染时，可口服大环内酯类或四环素类抗生素治疗，如阿奇霉素、红霉素、克拉霉素、米诺环素等。ⅢB 型不推荐使用抗生素治疗。

2.α 受体阻滞剂

此类药可松弛前列腺、膀胱颈平滑肌和盆底肌痉挛，因此可缓解后尿道压力和盆底肌痉挛，减轻疼痛症状。该药是Ⅲ型患者治疗的基本药物。临床常用有阿夫唑嗪 5mg，二次/日，萘哌地尔（那妥）25mg/d，坦索罗辛（哈乐）0.2mg/d。上述药物均对患者的排尿症状、疼痛以及生活质量有不同程度的改善。但该药有不同程度的不良反应，如眩晕和体位性低血压，因此应根据患者个体差异选择不同剂型。

3.M 受体阻滞剂

Ⅲ型患者有尿频尿急、夜尿增多而无尿路梗阻者，可能有膀胱过度活动，可应用 M 受体阻滞剂，舍尼亭 2mg 二次/日，×6 周。舍尼亭主要成分为酒石酸托特罗定，是一种新型的治疗膀胱过度活动的新药。M 受体阻滞剂与膀胱逼尿肌上的 M 受体结合有效的抑制逼尿肌收缩，使逼尿肌松弛，减少不稳定性膀胱发生，间接的缓解尿频、尿急。M 受体阻滞剂也可与前列腺以及膀胱上 M 受体结合，可改善尿道括约肌功能，解除尿道括约肌痉挛，降低尿道内压从而改善尿频、尿急症状。

4.抗炎镇痛药物

Ⅲ型患者疼痛症状可能是由于机体氧化应激作用增强，COX 被激活，产生致痛物质。因此应用抗环氧化酶药物可缓解疼痛症状。非甾体抗炎镇痛药是治疗Ⅲ型相关症状的经验性用药，主要目的是缓解疼痛和不适。临床应用的药物主要是 COX-2 抑制剂，如吲哚美辛 25mg，3 次/日，最常用，能起到抗炎和缓解疼痛的双重作用；塞来西布（西乐葆）100mg，二次/日；罗非考昔 50mg，1 次/日，均属于特异性 COX-2 抑制剂，抗炎镇痛作用明显，但不推荐长期、大剂量使用。

5.植物制剂药物

主要指花粉制剂与植物提取物，其药理作用较为广泛，如非特异性抗炎，抗水肿，促进膀胱逼尿肌收缩与平滑肌松弛作用，不良反应少。临床常用的植物制剂有普适泰、沙巴棕、槲皮素等。

普适泰（舍尼通）是纯种裸麦花粉提取物，其有效成分为水溶性物质 P5 和 EA-10。这两种物质具有抑制内源性炎症物质合成，促进膀胱逼尿肌收缩和尿道平滑肌松弛作用，常用剂量为 1 片，每日二次。

槲皮素含生物黄酮碱，是抗氧化剂，可直接作用于炎细胞，具有抗氧化应激作用，降低前列腺内前列腺素水平，不要与抗生素联合应用。常用剂量 500mg，二次/日。

沙巴棕具有非特异性抗炎、抗水肿，促进膀胱逼尿肌收缩与尿道平滑肌松弛作用。常用剂量 325mg/日。

6.抗抑郁、抗焦虑治疗

Ⅲ型患者精神心理症状和抑郁焦虑症状明显者，应首先进行心理和行为健康教育，全面地向患者阐明疾病的性质和特点，消除患者对疾病的一些片面认识，使患者不管症状如何严重，做自己该做之事，自己能够做的事，鼓励患者正常工作和生活，目的是打断精神-神经递质-神经这一环路。症状严重者可使用抗抑郁及抗焦虑药物。

情绪障碍的生化基础是脑内 5-羟色胺神经递质减少，5-羟色胺再摄取抑制剂阻断 5-羟色胺再摄取，使突触间隙 5-羟色胺浓度增加，使中枢神经功能恢复。因此应用选择性 5-羟色胺再摄取抑制剂，三环类抗抑郁药和苯二氮䓬类药物，如曲唑酮（5-羟色胺再摄取抑制剂，三环类抗抑郁药）能有效缓解焦虑抑郁症状，常用剂量为 50mg，二次/日，或 100mg/日，3 周；氟西汀（百忧解，5-羟色胺再摄取抑制剂）常用剂量 20mg/日；美舒郁（盐酸曲唑酮，5-羟色胺再摄取抑制剂），常用剂量 50mg/d。而氯丙嗪及吩噻嗪类抗精神病药，是中枢多巴胺受体阻断和 α 肾上腺素能受体阻滞剂，缓解精神症状，同时对尿道横纹肌有松弛作用，缓解尿频尿急症状。常用剂量 25～50mg，二次/日。

7.免疫抑制剂

Ⅲ型患者发病机制可能是一种自身免疫性疾病，因此应用免疫抑制剂可能有效。泼尼松龙 10mg，二次/日，一周后 5mg，二次/日，范治璐报道治疗 13 例，其中 10 例半年内未复发。Dimitrakov 对 200 例Ⅲ型患者采用骁悉治疗，剂量 500mg，二次/日，连续治疗 4 周，85%症状显著减轻。

8.中医中药

采用辨证论治予以清热利湿、活血化瘀和排尿通淋等方法，临床常用的中成药如泽桂癃爽、龙金通淋胶囊等，前列安栓经直肠给药，针灸治疗等。

(1)泽桂癃爽胶囊：其主要成分为泽兰、肉桂、皂角刺等。药理实验表明，能抑制丙酸酮前列腺增生，减轻上皮细胞增生，缩小前列腺体积；同时，对大肠埃希菌、肺炎克雷伯杆菌、铜绿假单胞菌等的生长也有良好抑制作用。它能行瘀散结，化气行水，适用于无菌性前列腺炎及前列腺增生患者。

(2)前列安栓：其主要成分为黄柏、虎杖、栀子和泽兰等，有效成分是以盐酸小檗碱为主的异喹啉类生物碱。它能抑制环氧化酶活性，减少炎性递质浸润，从而缓解症状，改善体征，符合中医清热利湿、化瘀散结止痛的治疗原则。研究发现，直肠静脉与膀胱前列腺静脉丛间有 2～6 条小的静脉交通支，为单向运输。前列安栓采用直肠给药方式时，该药物缓慢溶解，经直肠黏膜吸收，沿直肠与前列腺之间的静脉淋巴网转运到达前列腺，使药物能很好地透过前列腺包膜，在前列腺炎症区内保持较高的有效浓度，一定时间内达到理想疗效。

(3)针灸治疗:通过针灸治疗能有效地控制和缓解前列腺炎的临床症状,减轻患者痛苦。祖国医学认为本病是由“肾虚湿热下注”而成,与脾、肾关系最为密切。治疗以利水培元为主,常用穴位如肾俞、膀胱俞、气海、关元、三阴交等。留针15分钟,每日一次,十次为一个疗程,可以取得显著疗效。

9.其他治疗

(1)前列腺按摩疗法:该疗法就是通过定期对前列腺进行按摩,可促进前列腺排空,排出炎性物质而达到解除前列腺分泌液淤积,改善局部血液循环,促使炎症吸收和消退的一种辅助疗法。对于前列腺体饱满、柔软、分泌物较多的患者,自我按摩不失为一种简单有效的方法。一般每周2～3次,持续2个月以上,推荐联合其他治疗,作为Ⅲ型患者辅助治疗。Ⅰ型患者禁止行前列腺按摩。

(2)生物反馈治疗:Ⅲ型患者存在盆底肌协同失调或尿道外括约肌紧张痉挛,生物反馈治疗就是通过应用功能训练方法减少盆底肌痉挛使之趋于协调,并松弛尿道外括约肌,具体做法:指导患者排尿过程中盆底肌收缩,进行收缩/舒张锻炼,松弛盆底肌,缓解痉挛,改善疼痛和排尿异常,也可借助生物反馈仪,提供反馈信息,使机体不平稳的心理、生理状态向相对平衡的状态转化,以保持身心健康,调整大脑皮质与内脏器官由于应激导致的功能紊乱。该治疗无创伤,可作为Ⅲ型患者的选择性治疗方法。

基于盆底肌紧张性肌痛可能使Ⅲ型患者产生临床症状的原因,生物反馈治疗是应用功能训练方法来改善和协调盆底肌收缩/舒张的一种疗法,使肌肉活动恢复正常的动力学范围,松弛盆底肌,缓解发作时的痉挛痛,生物反馈治疗仪(含有肌电图测量和电刺激功能)可在家中进行治疗,方法是电极安放在直肠内,电流强度15～20mA,早晚各一次,2周为一疗程。

(3)热疗:Ⅲ型患者热疗方法为经尿道、经直肠及会阴途径,应用微波、射频、激光等物理原理进行热疗,产生热力,增加前列腺组织血液循环,加速新陈代谢,有利于消炎和消除组织水肿,缓解盆底肌痉挛,但这些热疗作用只是短期内有一定缓解症状作用,尚缺乏长期的随访资料,应用这类方法对未婚未生育者不推荐。

10.手术治疗

Ⅲ型患者若伤及尿道部,尿流动力学分析提示伴有尿道狭窄或膀胱颈梗阻,可经尿道行尿道狭窄、膀胱颈切开术、前列腺被膜十字切开等手术。前列腺被膜十字切开可以使膀胱颈黏膜及尿道膨出,降低了后尿道最大闭合压,解除了功能性尿道梗阻,减轻或消除了前列腺内尿液反流;同时使前列腺周围区的感染、脓肿及微结石得到充分引流,抗生素在前列腺内的渗透性增高,有效控制炎症。膀胱颈成形术则解除了膀胱颈纤维化挛缩所致的机械性排尿梗阻。前列腺两侧勃起神经束的分支功能也有所恢复,故性功能有所好转。

五、肉芽肿性前列腺炎

肉芽肿性前列腺炎(GnP)占良性前列腺炎症的0.8%～1%。临床上有59%的GnP病例被怀疑为前列腺癌,20%的GnP在组织学上与前列腺癌相似。GnP的一些细胞学特性与前列腺的其他疾病相似,常导致误诊。

(一)分类与病因

对 GnP 的分类还存在争议,例如 Epstein 等将 GnP 分为特异性、非特异性、TURP 术后和过敏性等类型。1990 年,Miralles 等根据病因将 GnP 分为非感染性 GnP(过敏源性或非过敏源性)或特异性/感染性 GnP(由结核或其他生物体所致)。现在得到广泛接受和应用的是 Epstein 和 Hutchins 的分类方法。

多数 GnP 病例的病因未知,但其往往继发于泌尿系感染(71%)、TURP/开放性前列腺切除术、前列腺穿刺活检及卡介苗膀胱内灌注。因此,部分学者认为,NSGnP 的病因是自身免疫,产生一种针对前列腺分泌物中蛋白质(主要是 PSA)的 HLA-DR15 相关的 T 细胞反应。NSGnP 的病因还包括急性非特异性前列腺炎,伴有局部的超敏反应和(或)简单的异物反应。

特异性 GnP(SGnP)常由明确的感染物引起,最常见的是结核分枝杆菌,称为结核性前列腺炎。其他的病原体包括真菌、布鲁氏杆菌、病毒和寄生虫。大肠埃希菌也常参与其中。

(二)病理

GnP 是组织病理学特点为局限(20%)或广泛的慢性炎症病变,包括以前列腺叶为中心的大量上皮组织细胞、多核巨细胞、淋巴细胞和浆细胞浸润结节,伴或不伴组织坏死。

94%的 GnP 靠穿刺活检或 TURP 诊断,NSGnP 是最常见的类型,有时占到所有 GnP 的 62.5%。TURP 术后型是第二常见的类型。这两种类型占到 GnP 诊断病例的 95%。前列腺细针穿刺中出现肉芽肿和其他炎细胞时即可,诊断 NSGnP,同样,有干酪样变时可诊断 TP。其他类型 GnP 的诊断需要更多的临床数据和辅助技术。

TP 的诊断依据干酪样病灶,或在活检标本中应用特殊染色(金胺玫瑰红)。即使应用以上两种办法,穿刺标本中未检出干酪样病灶的可能性仍然很大,原因是组织太小易造成特殊染色阴性。因此,标本中未检出干酪样病灶不能排除 TP,应当进行二次活检专门送培养。当肉芽肿炎症与前列腺分泌物及碎片共存时,NSGnP 与 TP 的边线相似。

(三)诊断

大多数 NSGnP 病例的发病年龄大于 50 岁,中位年龄为 62 岁(18~86 岁)。对于此种疾病,临床上不易明确界定,它包括以下特点:下尿路症状,特别是尿频和排尿困难,急性尿潴留、脓尿和血尿。1/5 的患者具有三联症:突发高热,前列腺炎症状、无痛性前列腺弥漫或结节状肿大。第三点在临床上与前列腺癌较难区分。GnP 能引起明显而短暂的血清 PSA 增高。GnP 主要应与慢性前列腺炎进行鉴别诊断,详见表 6-2。

表 6-2　GnP 与慢性前列腺炎鉴别诊断

方法	GnP	慢性前列腺炎
临床方面	坚硬的无痛性前列腺	前列腺软硬程度不一
细胞学方面		
上皮肉芽肿	+	−

续表

方法	GnP	慢性前列腺炎
上皮组织细胞	+	−
组织坏死	+/−	−
嗜酸性细胞	+	−
细胞性(炎细胞的密度-巨噬细胞、淋巴细胞和浆细胞)	一般很少	通常很多
多核巨细胞胞类型	通常属于异物或 Langhan's 细胞类型	通常属于 Tou-Ton 细胞类型

(四)自然病程和治疗

尽管 GnP 起病突然,但其自然病程缓慢,能够痊愈。因此,应使患者恢复治疗信心。因为大多数 GnP 患者为非特异性,治疗应以抗菌消炎治疗为主,辅以中药治疗。抗生素和消炎药交替使用 2～3 个月,治疗及时则肿块迅速消散。中药治疗以软坚、活血化瘀、补肾阴为主、清热解毒、化湿利水为主。皮质类固醇可能有良好效果,泼尼松 2.5mg,1 次/日,1～2 个月为宜,避免发生不良反应。局部治疗包括热水坐浴和临时置入导尿管;高达 62%的患者能自愈。大约 10%患者对保守治疗无效,最终需行前列腺切除。

第七章　以人为中心的健康照顾

第一节　两个不同的照顾模式

医生采用何种照顾模式为患者服务，是医学的发展和医学模式的转换而决定的。所谓的医学模式是在医学实践基础上产生的，指医学整体上的思维方式，即以何种方式解释和处理医学问题。在不同的医学模式指导下，比如是从生物学角度去观察人类健康和防治人类疾病，还是从生物学、心理学、社会学等全方位去认识，医生对患者的照顾存在两种不同的模式，即以疾病为中心的照顾模式和以人为中心的照顾模式。

一、生物医学模式——以疾病为中心

14～16 世纪的文艺复兴运动为资本主义工业和自然科学带来了长足发展，有力地推动了科学进步，为近代实验医学创造了条件。到了 19 世纪初，在欧洲，霍乱、伤寒等传染病流行，法国化学家巴斯德和德国细菌学家科赫通过研究奠定了疾病的细菌学病因理论，德国病理学家魏尔啸创立了细胞病理学说，生物学、生理学、解剖学、组织学、胚胎学、免疫学、生物化学、病理学等基础医学相继成型。相对古代医学无法探知疾病本质而采用朴素的整体论和哲学方法，类似于中医的“阴阳五行”学说，古希腊医学的“四元素”学说、“四液体”学说等解释人体和疾病，现代医学更具科学性、客观性，使医生开始探求人体生理与病理机制，对疾病进行特异性诊断与治疗，也使医学分支越分越细，并与现代科学技术相结合，发明了各种高科技的诊断、治疗方法。此时占主导地位的医学观是生物医学模式。生物医学模式建立在生物科学的基础之上，认为每一种疾病都应从器官组织或细胞，甚至从分子水平寻找到可以测量到的形态学或化学改变，都能够确定特定的病因，医学的作用就是能够设法应用精密的技术测量这些变化，从而解释患者的症状和体征，并找到治疗的手段使患者恢复健康。在该医学模式中，医生把患者视为生物体进行解剖分析。这种模式把疾病看成是外来的或独立的实体而设法消除，医生的关注中心集中在疾病，医生力求利用高科技的检查方法和大量客观实验数据来诊断疾病，通过药物、手术等方法治疗疾病。

生物医学模式运用定量研究方法、具有客观性及科学性。该模式的理论方法简单直观、易于推广掌握。用量化方法对疾病进行诊治也便于医学交流和发展，高度技术化的诊治手段也可使急危重症患者得到有效救治。在医学发展史上做出了巨大的贡献，推动了整个医学的历史发展。

然而随着医学科学发展和疾病谱改变，生物医学模式逐渐暴露出一些缺陷：①忽略了患者的需求：患者被视为疾病的载体，医生只关注疾病，仅对生理疾病进行评价、只关注疾病的客观变化过程，诊疗过程机械化、失人性化，过分强调精准的诊断和治疗，而忽视了疾病和诊疗措施给患者带来的主观感受及其对疾病的影响。②忽视了人的整体性：现代医学分支的细化使在生物医学模式指导下的各个专科医生把患者从其具体的人文社会环境中孤立出来，只关注一个系统或一个器官的疾病，片面强调症状和体征的客观意义，而忽略了与疾病密切相关的性格、个人经历、经济状况、家庭以及社会支持等因素对疾病的影响，制订的诊疗计划仅限于生物学问题的处理，并不能有效促进健康。③过分强调寻找疾病，导致了过度医疗：在生物学模式指导下，疾病被认为是对正常生理情况的偏离。在这种情况下，医生致力于特异性的精准诊断，利用各种现代化的仪器设备，力求准确分析病因，运用不断发展的各种新治疗手段为患者去除病痛。医疗机构和卫生管理部门在市场经济环境中为了追求更大经济利益，催化了过度检查和治疗，为患者和社会带来了额外的经济负担。④造成患者的依从性降低和医患关系紧张：医生单纯关注疾病相关的资料，过分依赖辅助检查结果，忽视了患者的需求，忽略了患者的社会文化背景，忽视了患者的心理状况。在诊疗过程中，医生的思维局限于生理疾病，对患者的情感因素、人格特征、经济情况、社会地位、家庭及社会支持等因素关注较少，患者关心的问题得不到及时解答，患者就医需求得不到满足，医患关系逐渐疏远、信任度降低，而患者的主观能动性没有被充分调动，患者只是被动地接受检查与治疗，导致患者依从性降低，满意度下降，医患关系紧张。

二、生物-心理-社会医学模式

20 世纪中期以来，随着经济和社会的发展，影响人类健康的疾病从各种急慢性传染病、寄生虫病及营养不良转变为以慢性非传染性疾病为主，疾病谱发生了根本性的转变。这些疾病主要由于生活和社会环境变化所致，均包含一定的心理和社会因素，如生活压力、心理紧张、环境污染、不良生活方式等，所以，越来越多的医务工作人员、卫生管理者开始重视心理、社会问题对患者健康的影响及对健康新概念的理解，也意识到医学模式的变化是历史的必然。早在 1977 年，美国哈佛大学的恩格尔就认为"为了理解疾病的决定因素以及达到合理的治疗和卫生保健模式，医学模式必须考虑到患者及其生活环境，并通过医生的作用和卫生保健制度来对付疾病的破坏作用"，也就是说，人们对健康和疾病的了解不仅包括了疾病的生理（生物医学）解释，还包括患者（心理因素）、患者所处环境（自然和社会环境）和帮助治疗疾病的医疗保健体系。因此，这种超越了生物医学模式的新模式，即生物-心理-社会医学模式，又称恩格尔模式。生物-心理-社会医学模式基于系统原则，在这个框架里可以把健康或疾病理解为从原子、分子、细胞、组织到人，以及由个人、家庭、社区、国家构成从微观到宏观，生物学和社会科学相融合。生物-心理-社会医学模式是对生物医学模式的补充和发展，在面对健康与疾病的问题时，以生物因素为前提，同时注重强调心理与社会因素对健康的影响，认为心理与社会因素是通过生理因素来影响患者的健康的。

这一模式的提出，得到医学界的广泛认可和重视，它强调健康、疾病与人的关系，重视研究疾病对患者生活的影响，心理社会问题对患者健康的影响。它还解释了许多生物医学模式下的身心双重病，对于健康和疾病的理解不再绝对，不再认为疾病只是由生物医学功能紊乱所导致。此模式是一种多因多果、立体网络式的系统论思维方式。此模式认为人的生命是一个开放的系统，它通过与周围环境之间的相互作用及其内部的调控能力决定着健康状况，一个合格的医生应该能够立体、完整地看待健康问题，在生物医学知识基础上，将病患看作一个有思想和感情的社会人，用精湛的医术与真诚的爱心照顾他们，祛除他们躯体的病痛、关注他们的心理问题和社会家庭问题，满足他们的精神需要。

生物-心理-社会医学模式与生物医学模式相比，具有以下几个优势：①生物-心理-社会医学模式是生物医学模式的延伸，而非替代，它是建立在生物医学模式的基础之上，并对其进行补充和发展；②生物-心理-社会医学模式强调健康与疾病的同属关系，它强调了健康与疾病同时共存于人体，任何时候和情况下都可以采取手段来提高自身及他人的健康状况，这一观点促使人们更加积极地采取有效措施维护健康。③生物-心理-社会医学模式使人们对健康的理解不再局限于躯体上，而是强调从生物、心理和社会三方面对健康进行考查，将健康问题置于个人所处的自然和社会环境中去，寻求综合措施维护健康。

在生物-心理-社会医学模式的指导下，健康与健康观也发生了变化。世界卫生组织(WHO)在1948年成立时宣布的宪章中指出：健康不仅仅是指没有虚弱或疾病，而是包括生理、心理和社会方面的完好状态。这一新的概念是从生理、心理、社会三个方面去界定健康，将三者融为一体，它不是孤立地仅从生理方面考虑健康问题，而是综合认识健康本质，避免在健康问题上的生理、心理和社会的分离。健康的概念引领了医学科学认识论的进步和方法论的综合，展现了医学科学发展的社会趋势，揭示了医学的目的不仅是诊断和治疗疾病，还包括预防疾病、增进健康、延长寿命和提高生命质量。新的健康概念是当代医学先进性和科学性的体现。医务人员尤其是全科医生应充分理解其重要含义，在防治疾病、维护健康过程中，要更加重视生理、心理、社会三个方面的整体性和综合性服务。人们的健康观也发生了变化，改变了原来只有患病或患重病才是不健康的想法。

三、以人为中心的照顾模式

在生物医学模式指导下，医生关注的中心集中在疾病上，进而形成了以疾病为中心的照顾模式。这种模式重点关注疾病，忽略了照顾的整体性，导致了人文精神的缺失，缺少了预防保健服务，因此难以满足患者的需求，使医患关系变得淡漠和紧张。这种以医生为中心的模式使得医生试图把患者的疾患从患者本人中孤立出来，以他们自己的病理学参照框架去解释患者的疾患。生物-心理-社会医学模式却改变了过去“只见疾病，不见患者，头痛医头，脚痛医脚，只治疾病不治患者，不关心患者周围环境”的问题，医生关注的中心由疾病转向患者，全面关注患者的生物、心理和社会等各方面的需求，将生物医学、行为医学和社会医学等诸多研究成果，用于立体多维方式观察和理解患者的健康问题。这种以人为中心的模式要求医生进入患者的世界，全面了解照顾对象各个方面的需求。在生物医学模式指导下，医生关注的只是患者的症状和体征，而在生物-心理-社会医学模式指导下，医生不仅要治疗患者的症状和体征，还要关注症状背后的精神、社会因素，如家庭生活环境、工作压力等，不仅用药物对患者进行治疗，还要通过改变其生活方式和缓解其心理压力等各方面来全面照顾，此外对其健康问题还要进行有针对性的预防。

（一）全科医生的“患者”范畴

全科医疗定位于基本医疗卫生，基层的全科医生面对的大多是慢性病、常见病、轻症患者以及健康人，因此全科医生的服务对象包括患者、“亚健康”人群和健康的居民。全科医生应该根据不同服务对象提供他们所需的预防、保健、医疗、康复、健康教育、计划生育等服务。对健康人群提供预防保健，包括健康咨询、生活方式指导、家庭关系协调等非特异性的促进健康的服务，以及对重点人群进行的特异性的疾病预防，为所有居民提供整体性照顾，防治疾病的发生。对于疾病早期的患者，全科医生应该具备高度的敏感性，能够及时识别，早诊断、早治疗，提供适当干预措施，阻止疾病进一步发展，使患者重获健康；对临床期的患者，全科医生应积极治疗其疾病，尽量减少并发症和后遗症、避免残障、提供康复治疗，特别对于病程较长的慢性患者，全科医生应充分理解患者，和患者建立良好的医患关系，提高患者的依从性，鼓励患者发挥其主观能动性，和患者一起制订长期的健康照顾计划。

现代医学通过对与人群疾病有关的情况进行研究，将与疾病相关的“疾病”“病患”“患病”三个概念区分定义，用它们来描述三种不同的情况。“疾病”是指人体存在的生物学上的异常情况，可以通过体格检查、物理和化验检查及其他特殊检查加以确定，疾病是专科医生关注的对象；“病患”即患病的感觉，是指一个人的自我感觉和判断，本人认为自己有病，可能同时存在疾病，也可仅仅是一种心理或社会方面的失调。“患病”是一种社会地位和状态，指患者对病患采取的行动，也使他人和社会知道此人现处于不健康状态，或因为某种原因装病，需要免除社会责任或需要医务人员照顾。三种情况可单独、同时或交替存在。一个人可能有明显的“病患”，感觉胸闷、心悸，他因此告诉别人或来医院治疗，就被认为是“患病”了，但在医院却查不出确切的“疾病”。或是一个人并无明显的“病患”，饮食起居均无异常，别人也不知道他“患病”，但在单位体检时却发现已患甲状腺癌，其实“疾病”已经发生，只是处于早期并未察觉，此时被别人所知，他也就“患病”了。

“以疾病为中心”的生物医学模式仅仅强调了疾病的地位，忽视了病患和患病两种情况，而“以人为中心”的生物-心理-社会医学模式则强调对这三种情况同等对待。全科医师应具备三种眼光：用显微镜检查患者身体器官上可能的病灶；用肉眼审视面前的患者，了解其患病的体验；还要用望远镜观察患者的身后，了解其社会背景情况。这样，全科医师就具有“立体”或“全方位”的思维方式，并将这种思维方式与患者的需求联系在一起。全科医师在日常诊疗过程中必须以体现高度科学性和艺术性的负责式服务的身份出现，才可能胜任自己的工作而赢得服务对象的满意。

(二)以人为中心的健康照顾的基本原则

1.既关注疾病也关注患者

以人为中心的健康照顾绝不仅仅是"头痛医头、脚痛医脚",只寻找有病的器官,将"疾病"从"患者"中孤立出来单纯分析处理。因为人毕竟不是一架需要修理和更换零件的机器、不是疾病的载体,而是有思维、情感、意志、价值观的,生活在家庭、社区等特定环境中。以人为中心的健康照顾既关注疾病也关注患者,甚至关注患者胜于关注疾病,要以维护服务对象的整体健康为目标。因此,全科医生在医疗实践中,首先要向患者提供人文关怀,要关心、了解、尊重和理解患者,在用科学的方法诊治疾病的同时,还要人性化地去了解患者的心理、健康价值观、患病感受和痛苦体验等,让患者发挥他的主动性,配合医生取得最佳疗效。

2.理解患者的角色和行为

患者角色是指从常态的社会人群中分离出来的、处于患病状态的、有求医行为和治疗行为的社会角色。患者角色包括以下四个方面:①患者可以免除或减轻其在健康状况下承担的日常责任;②患者对自身陷入疾病状态这一事实是没有责任的;③患者具有使自己尽快恢复健康的义务;④患者应该寻求有效帮助,在治疗过程中积极与医务人员合作。全科医生应理解患者角色的意义并了解患病的合理性。患者的行为包括患病行为、就医和遵医行为等。患者的行为取决于患者对所患疾病的理解,这与其个性特征、生活背景、健康信念模式和生活目的等相关。全科医生应关注患者的行为并适时加以指导和帮助,应以患者的需求为导向,营造安全、温馨的就医环境,尽可能满足患者的期望。

3.提供个性化服务

以人为中心的照顾模式体现了个性化整体服务的原则。患者需要个性化的整体服务,全科医生首先应了解的个性化倾向,包括了解患者的背景、了解患者就医的主要原因以及了解患者对医生的期望。全科医生在实践中为患者提供个性化服务包括7个方面:①对患者的生理、心理和社会三个方面的整体性服务,这种服务即"全人照顾",而并非单纯的对疾病的诊断与治疗;②根据患者的个性特征和背景、健康问题的性质、主要及次要需求等具体情况,给予相应的服务,遵循循证医学原则为患者提供最佳的诊疗方案;③根据患者的个性化特点,给予患者不同的治疗措施,可能"异病同治"亦可能"同病异治";④根据不同患者的心理特点及人格特征,注重启发和调动患者的主动性,激起患者同疾病斗争的潜能和勇气,树立康复信念,使其形成良好的患病行为和遵医行为;⑤根据患者的健康问题、其原因和转归等特征,对患者本人及其家人进行相关健康问题的教育;⑥正确处理患者的局部与整体利益、暂时与长远利益、个体与群体利益等之间的关系;⑦全科医生应尽量为患者提供心理上、精神上的抚慰与照料,能够把具有健康问题的个体转变成能够解决自身问题的个体。

4.尊重患者的权利

患者接受医疗服务过程中,有提供病情、配合治疗、增进健康、尊重医务人员、遵守医院规章制度、支持医学研究与教学的义务,同时也享有患者应有的、维护健康所需要的一系列权利。现阶段我国患者享有以下基本权利:①患者享有人格和尊严得到尊重的权利;②患者享有必要的医疗和护理权利;③患者享有参与医疗和对疾病认知的权利;④患者享有自主和知情同意的权利;⑤患者享有拒绝治疗和实验的权利;⑥患者享有医疗保密的权利;⑦患者享有监督自己医疗权利实现的权利;⑧患者享有对医疗机构造成影响自身的工作差错、事故有要求赔偿的权利;⑨患者享有一定的社会责任豁免的权利。尊重和保障患者的权利是全科医生应尽的责任和义务。

除此之外,全科医生在医疗实践过程中还应注意做到以下几点:①让患者参与到医疗实践中来:事实上,患者本身就是治疗疾病的重要资源,全科医生应根据患者的背景和理解能力,努力让患者了解并接受病情,与患者共同协商决定临床处理方案,使患者充分了解治疗或处理思路,征求患者同意,使其积极投入到处理和康复过程中;②作出的决策应符合患者的利益:医生在做出疾病的决策时务必将患者的利益放在第一位考虑,而做出最有利于患者的最终决策。

5.构建和发展稳定的患者参与式医患关系

建立长期、稳定、连续的合作伙伴式的医患关系是全科医疗服务的核心,是开展预防工作和慢性病管理的工作基础,也是实施以人为中心的健康照顾的先决条件。医疗服务本质上是一种医患互动的过程,医生、患者和医患关系是该过程的三个关键词。医生对于患者而言应该是容易接近、容易沟通和值得信赖的,同时又能够提供满意的服务和具有高超的技术。在积极的医患互动过程中,患者的各种需求得到满足,患者和医生的合作积极有效,患者对自身问题的了解深入,对医嘱的依从性高,患者战胜疾病的信心增强,其内在潜能得到了充分调动。因此全科医生要设法通过不同的机会建立、巩固、发展良好的医患关系,在平等的医患关系中,全科医生要与患者及时互通有关诊治疾病和预防疾病的信息,为患者提供个体化、综合性、持续性、可及性的全科医疗照顾。

6.以患者需求为导向,注重患者安全,强调服务的健康结局

全科医疗应以患者的需求为导向,以患者及其家庭为照顾单元,协调利用多学科团队的各种资源为患者提供连续性整体服务,做到防治结合,体现整体医学的要求。全科医疗最终的目标应落脚于照顾对象的整体健康结局的改善上。全科医生在为患者制订诊疗计划时应将个人的经验与循证医学证据相结合,疗效评价应以患者的最终结局为目的,选择的诊疗方案应更安全、经济、有效,减少临床危险事件的发生,提高生命治疗。

第二节　以人为中心的健康照顾的实施

在为全体居民实施预防、治疗、康复、保健、健康教育、计划生育等健康照顾时,全科医学是遵循“以人为中心”的照顾模式进行的,它是体现在医疗服务实施全过程和各个方面的。

一、全科医疗的问诊方式

在繁忙的全科医疗工作中,全科医生迫切需要一个简明、系统的问诊方式,以便迅速掌握患者的生理、心理、社会问题。在1986年,Stuart和Lieberman首次推出了BATHE和SOAP (to BATHE)两种开放式的问诊及记录格式。

(一)BATHE问诊方式

这种问诊方式是一种开放式的问诊方式，它强调从患者的背景、情感、烦恼、自我管理能力四方面收集信息，具体如下。

B——代表“背景”，了解患者的就医背景、心理和社会因素等。医生可以用简单的开放式问题引导患者表述出来访的背景。如：“最近你的家里有什么事吗？”“最近你过得怎么样？”“从你觉得不舒服前到现在生活有什么变化吗？”等。

A——代表“情感”，了解患者的情绪状态及情感变化。如“你觉得家庭生活如何？”“你觉得自己的工作怎样？”“你的心情如何？”等。

T——代表“烦恼”，了解健康问题给患者带来的影响及其程度。如“你最担心的是什么？”“你最近的烦恼有哪些？”“这些问题对你的生活造成了哪些困扰？”等。

H——代表“处理”，了解患者的自我管理能力。如“你是如何处理这个问题的？”“你的家人在处理这一问题时给了你什么意见或支持？”

E——“移情”，即换位思考，对患者的不幸表示理解、认同和同情，从而使他感受到医生对他的支持，医生可获得患者的信赖。“是的，我能理解你的心情。”“你可真不容易啊！”等。

(二)SOAP(BATHE)问诊方式

医生可以用这种问诊方式来缓和患者心理、社会的压力。

S——代表“支持”，指全科医生把问题尽量正常化、普通化，以避免引起患者的过分恐惧。如“其实好多人都遇到过和你类似的麻烦”“你可以从什么方面人手来处理此事呢”等。

O——代表“客观性”，指医生须保持科学、客观的态度对待患者的问题，以及适度的职业界限及自我控制，鼓励患者辨清问题的现实性，了解他们的担忧，引导患者客观对待现实问题，并给予他们希望。如“最糟糕的事情又会是什么呢？”“我们一起想，一定会解决的。”等。

A——代表“接受”，指鼓励患者接受现患和其他情况，但不予判断，帮助患者树立对自身、家人的乐观态度。如：“我们完全可以理解这件事”“别对自己太苛刻，我认为你已经做得很好了。”等。

P——代表“关注现在”，指鼓励患者关注当下，不叹过去不畏将来，而是做好现在要做的每一件事。如“如果换个方式，是不是更好些呢？”“如果你坚持自己的想法，应该会有所收获的。”

二、全科医生应诊中的主要任务

早在1979年，英国学者Stott和Davis便提出全科医生在初级保健过程中、体现以人为中心个体化医疗服务的四项主要应诊内容(图7-1)。作者将其分为A、B、C和D四个模块，而为了表述方便和避免重复，原文中按照A、C、D、B的顺序进行讲解。本文亦按此顺序介绍这4个方面，即：①确认并处理现患问题；②对连续性问题进行管理；③适时提供预防性照顾(伺机性健康促进)；④改善患者的就医和遵医行为。

A	B
Management of presenting problems 确认并处理现患问题	Modification of help-seeking behaviour 改善患者的就医及遵医行为
C	**D**
Management of continuing problems 对连续性问题进行管理	Opportunistic health promotion 适时提供预防性照顾

图 7-1　全科医生的四项主要应诊任务

（一）确认并处理现患问题

确认并处理现患问题是所有全科医师在应诊时的核心任务之一，也是全科医生在应诊过程中花费时间最长的部分。一般来说，患者大多因近期的不适或因此怀疑患上某种疾病或感觉原来的疾病加重而就医。因此，全科医生在详细采集患者的病史后就应该分析患者就诊的原因。

全科医生在处理现患时不仅追求生物学问题的诊断，还要从社会和心理层面对患者进行全方位的关怀和照顾。这也是全科医生应该重视的能力。如患者为什么在此刻就诊，有什么其他的诱因，有无生活、家庭或工作的压力，情绪如何，患者对自己的看法、对这一问题的顾虑是什么，患者的健康信念是什么，他希望医师给他什么样的帮助等。从心理、社会的多角度和多层面解剖、分析患者就诊原因的思维方式正是全科医师在应诊中应当具备的能力。

（二）对连续性问题进行管理

在很长的一段时间里，对连续性问题进行系统的管理并未像确认并处理现患问题那样得到临床医生的重视。然而，随着慢性病发病率的增高以及系统管理该类疾病带来的明显获益使全科医生越来越重视这一应诊任务。在每次应诊中全科医生均应关注患者是否存在连续性问题需要管理。这需要医生对患者进行多方面、广泛的了解。对患者的家庭及其生活环境和社会环境的了解，有利于全科医生的管理，而重要的工具莫过于详尽、全面的医疗记录以及（如果条件允许）实现计算机联网共享患者的诊疗记录。

患者是否对其患有的慢性病进行了规范化的治疗、其症状体征是否得到了有效改善、由慢性病所导致的心理压力是否有所缓解及缓解程度等问题均应得到全科医生的重视。即使患者本人没有提出，全科医生也应牢记自己在慢性病管理中的责任，利用每次与患者交流的机会，对患者的慢性病进行适当的检查和评价。这将会有效提高患者对医生的信任、提高患者依从性、改善慢性病的管理状态。这种持续性照顾覆盖了人生的各个时期、疾病的各个阶段。全科医生有责任把慢性病管理的有关知识教给患者，提高患者自我保健和自我管理能力。全科医生应对患者生活方式进行指导。全科医生要警惕暂时性问题对主要慢性病的影响。

（三）适时提供预防性照顾（伺机性健康促进）

这一应诊任务主要分为两部分内容：①促进健康的生活方式；②在症状出现前或出现早期

进行诊断和干预。前一部分内容是，在患者因某一疾病就诊时，医生不仅对该病进行诊断和治疗，而且帮助患者改变其不良生活方式以防止该疾病进展，例如改变饮食习惯、适当运动等。后一部分内容指患者因其他疾病就诊，医生对其尚未出现症状或高危因素进行干预。

一位自然人在一生中的各个阶段都可能存在特定的健康问题和受到相关危险因素的潜在影响，全科医生在日常医疗活动中应当实施以预防为导向的服务。在接诊每一位患者时必须体现预防观念，也要利用各种与患者接触的机会提供预防服务，即针对患者的具体情况给予适当的、即在患者尚未意识到不健康的生活方式对健康的影响时，要给予解说与科学指导。只有重视“医未病”，才可能真正为人们带来健康。全科医生还需根据患者的特定年龄阶段，为其进行周期性的健康检查，比如中年男性最主要的死亡原因包括心脏病、恶性肿瘤、卒中、机动车辆造成的意外伤害，而这些死亡原因大多数可以通过减肥、戒烟、限酒、健康饮食、规律锻炼、驾车时使用安全带等行为来预防。再如对育龄期妇女进行宫颈涂片检查、对绝经期妇女进行骨质疏松的评定。预防性医疗照顾在全科医疗中占有相当重要的地位，只有防患于未然，才能给人们真正的健康，缩减人类疾病治疗的费用。

（四）改善患者的就医遵医行为

就医行为是指人们感到不适或觉察到自己可能患有某种疾病时，寻求医疗帮助的行为。改善患者就医行为就是要让患者知道，在什么情况下应该就医、什么情况下不应该就医。就医过多通常反映了患者敏感、紧张、依赖的心理；而求医过少则反映了患者对自己的健康不重视或缺乏一定的医学知识。如能适时去就医就可以避免患者对医疗资源的浪费，也可以避免患者耽误病情，进而减轻病痛、减少更大的医疗资源的浪费。

遵医行为指患者按照医生的指示及处方进行治疗的行为。遵医行为是患者医疗行为中最为重要的一个方面，常决定其疗效和转归。提高患者遵医行为可以通过以下方法来实现：①提高服务质量、改善服务态度，使患者充分信任医生；②加强患者对处方的理解和记忆，并强化执行力度；③简化药物种类，减轻患者用药负担；④改善医患关系，调动患者的主动性；⑤重视患者的心理行为，有针对性地采取个性化措施提高患者的遵医行为。

全科医生若能在应诊中很好地完成这四项任务，就可以为人们提供持续的、全方位的全科医疗服务。

三、以患者为中心的医疗之家

发展基本卫生保健服务作为解决各国医疗问题的基本途径，是实现人人享有平等医疗的关键。以患者为中心的医疗之家(PCMH)是近年来美国基本卫生保健的改革创新模式，它在控制医疗费用、提高服务质量及患者满意度等方面取得了良好效果。PCMH 是基层医疗活动中一个特别的和重要的实践形式，它集医疗服务整合、医患合作，及实现基层医疗个体化、首诊治疗、综合协调关护等核心内容于一体。

“医疗之家”这一概念源自 1967 年美国儿科学会(AAP)，定义了为患者提供的综合便利、充满家庭般关爱的基本卫生保健服务。2007 年，AAP、美国家庭医师学(AAFP)、美国内科医师学会(ACP)、美国骨科学会(AOA)共同制订了 PCMH 的基本准则。

PCMH 是一种改进的综合性基本医疗，核心是一个由患者的家庭医生带领的团队，其中每一个成员均在综合的、持续的和协调的医疗中负有责任。患者与医疗团队保持长期的合作关系，医疗团队注重全人照顾，即不仅对疾病或症状的治疗，也是对个人健康全面的支持和指导，包括预防、精神健康和健康相关行为。

PCMH 的特点有以下几点。①以患者为中心，医师、患者及 PCMH 之间建立起互相信任的合作关系，保证医疗决策充分考虑了患者的想法、需求和选择，参与决策和自我医疗的患者可以获得医学教育和支持；②综合服务：一个医疗团队要全面负责患者生理和心理的全方位健康需求，包括预防和保健、急性病和慢性病的治疗；③协调合作：医疗体系内所有元素协调组织医疗的实施，这些元素包括专科医疗、医院、家庭医疗、社区服务和护理支持；④服务可及性：短暂的候诊时间后患者即可获得服务，通过非办公时间的医疗、每天 24 小时电子邮件往来或电话沟通、医疗信息技术创新等增加患者对 PCMH 医疗的可及性；⑤致力于医疗质量和安全性：通过使用卫生信息技术和其他工具，临床医师和参与员工的服务质量提高，并且保证了患者和家人对于自身健康获得知情同意的决策。总之，PCMH 不是一个地方，而是一种健康和医疗的理念。PCMH 不是用来限制患者要去哪里接受医疗服务，而在于打破传统的患者就医阻碍，让患者对基本医疗服务更加信任，提高可及性。

第三节　健康信念模型与患者管理

现阶段有一种普遍的错误观点，认为没有疾病就是健康，即使有病没有症状也是比较健康。只有在患病甚至是患重病、即将失去健康时才认识到健康是第一位的，这时患者本人、家属才会关注和重视健康。

一、健康信念模型与就医行为

患者的行为包括患病行为和就医遵医行为，它们通常与患者的健康信念关系密切。何谓健康信念呢？健康信念是指人们对自己健康的价值观念，反映了人们对自身健康的关心程度，主要涉及就医行为的价值和可能性。目前已经证明，健康信念在人们是否会采取措施预防疾病中起着至关重要的作用，人们由于社会角色、文化水平、经济状况、受教育程度和所受到家庭、社会的影响不同而对健康的看法不同。

健康信念模型是 20 世纪 50 年代提出的，起初用来解释人们为什么不愿接受政府提出的结核病筛查计划，现在则经常被用来规划健康促进计划、解释人们能否养成新的健康习惯的原因(图 7-2)。该模型的基本假设是如果某一疾病对健康的威胁很大，而采取就医行为产生的效益很高，那么个人就医、以此获取适当的预防保健和治疗措施的可能性就大；反之，则就医的可能性就小。影响患者采取相应预防保健措施的因素主要有四个：①对该疾病严重程度的认识：认识到的某一特定疾病的严重性关系到一个人是否采取预防保健措施。如果不采取健康保健行动可能.出现严重后果时，人们更可能会选择采取相应的行动。②采取预防措施的利弊和存在的障碍：指一旦采取健康保健行为，能获得什么益处。人们在做针对健康问题的抉择时，常常会权衡利弊。人们只有在认为所采取的行动能够保护他们的健康、使他们免受健康问题的困扰时，才会采取行动。人们认识到一个正面的益处的存在，对于想要接受一项预防措施是非常重要的。同样，认识到采取某种行动的阻碍对于人们是否会采取某项行为也有巨大的作用。③患者采取行动的可能性：指患者认为自己采取某项预防保健行动的能力，或认为自己采取该行动的可能性。低估自己的行动能力或采取行动的可能性是接受并执行健康保健意见的主要障碍之一。④将思想转化为实际行动的触发因素：尽管患者对某 健康问题已经具备了一定的认识，但在真正付诸行动前常常有一个触发因素。例如，有一患者某一天突然来就医，希望医生为他制订锻炼计划、指导他合理饮食并戒除不良嗜好，以改变自己原来不十分合理的生活方式。原来一个他的伯伯刚刚因胃癌去世，而他爸爸又患有癌前病变。该实例就是导致这位患者要求采取预防保健措施的触发因素。媒体的宣传、亲友患病、医生的告诫、他人的建议等等，都可能成为改变行为的触发因素。这些触发因素可提高患者对自己罹患疾病易感性的认识，提高对疾病严重程度的认识，提高对采取行动获益的认识；降低所存在的不利因素和行动障碍，提高患者改变自己行为的自信心。

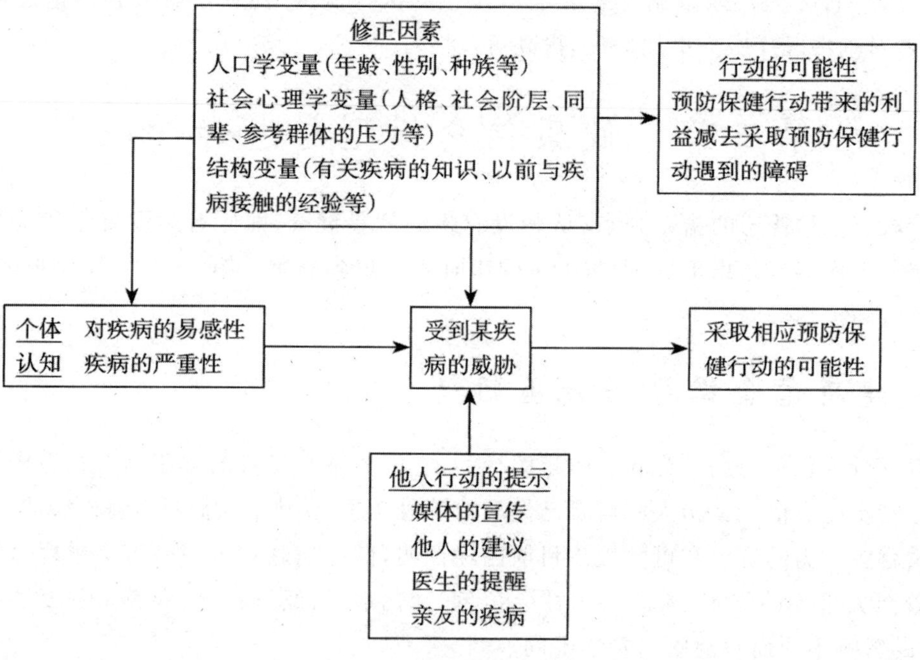

图 7-2 健康信念模型

从患者角度更加简单地说就是：①我会得这个病吗？②这个病将会严重到何种程度？③采取预防措施是否很容易或很难？采取措施我将付出什么代价？④我的行动能否使我更健康？⑤如果行，我现在就行动起来！

所以医生应该了解患者对自身健康的关心程度，及其对有关疾病的严重性和易感性等问题的认识程度，这些都将影响患者的就医行为和疾病的预后。

二、患者管理的原则

全科医生为患者及其家庭提供健康与疾病的咨询服务，负责全面维护健康和形成健康的生活方式，定期进行适当的健康检查，利用各种机会对其进行健康教育，负责常见健康问题的诊治和全过程的管理，并且作为社区医疗卫生团队的核心，在日常医疗保健工作中管理人、财、物，协调医护和医患关系及与社区各方面的关系，与专科形成有效的双向转诊关系，其中对患者的管理是重要环节之一，具有高度个性化，要做好此项工作又需很强的艺术性，全科医生应很好地把握管理原则。

1.协调利用各类资源提供整体服务

全科医生对患者及其家庭比较熟悉，因此对患者家庭资源的把握和利用有其独到的优势；同时也了解社区的健康资源。全科医生可根据需要调动医疗保健体系和社会力量，为患者提供医疗、护理、精神等全方位的合理处置。

2.充分解释和适当引导

向患者详细说明病情、诊断及治疗的含义及其预后，取得患者同意；处理患者时须考虑患者的个性与健康信念，进行适当引导。

3.鼓励患者承担自己的健康责任

改善患者和家属的自我保健意识和能力，通过有针对性的健康教育，使其承担自己的健康责任，积极进行自我保健。

4.改变不良的生活方式

与行为开展康复、营养、群体治疗活动等。

5.注重全科医疗照顾的可及性

要了解患者的医疗付费方式和经济条件，选择最有效、危害最小且较便宜的药物，减少不必要的问询和辅助检查、杜绝浪费，通过评价及时了解药物治疗的不良反应和成本，并经常评价疗效以及有关的伦理学问题。

6.尽量减轻疾病对患者及其家庭的影响

比如在诊疗过程中切身地替患者考虑疾病会给患者及其家庭造成哪些影响或新问题，并考虑如何预防或解决。

三、患者管理的基本技能

患者的管理内容可归纳为以下 7 个方面：安慰与解释、告诫或建议、处方、转诊、实验室检查和其他辅助检查、观察或随访、预防，即 RAPRIOP。

（一）安慰与解释

当患者出现健康问题时往往有不同程度的焦虑、担心，对疾病的诊治和预后会产生各种想法，全科医生此时应从医学和心理学不同角度给予患者支持，站在患者的立场，换位理解患者的心情和处境，表现出对患者的同情，通过安慰与解释消除患者的疑虑，纠正患者不利于健康的态度和信念。解释和心理支持的语言应该有充分的科学依据,谨慎而清晰。

成功的支持取决于医患之间的沟通与信任。医生与患者交流时,语言要通俗易懂,避免使用晦涩难懂的医学术语;应考虑患者不同的知识水平和受教育程度、性格特点等,采用适宜的方法。医生要努力获取患者的信任,良好的医患关系不仅可以提高患者对医学照顾的满意度和遵医程度,也有利于提高支持的有效性。

(二)告诫或建议

全科医疗综合性、连续性照顾的特点使全科医生需向患者提供有关改善生活方式及合理用药等家庭管理的建议、提供经常性的咨询服务、进行必要的健康行为干预。全科医生可以就有关患者健康的生物、心理、社会各方面的问题,针对患者的具体情况和最新的临床诊疗指南,向患者解释病情,提出切实可行的有效建议,告诉患者与其疾病有关的注意事项。

(三)处方

开药物处方是全科医生的一项基本工作。全科医生开处方时要把握社区卫生服务的特性和社区居民的需求特点,遵循国家的处方管理规定。因为任何药物都既有治疗作用同时又有可能出现不良反应,所以必须遵循以下用药原则:少而精和个体化;明确用药目的,简化用药方案;如需用药,能外用不口服,能口服不注射,能注射不输液。要高度重视老年人、小儿、妊娠期和哺乳期妇女等特殊人群的用药特点。还要注意药物治疗对疾病的进一步检查和诊断具有正面肯定和负面干扰的影响。

一旦决定开具处方,医生就有义务向患者解释:为什么开此药物;服药的重要性;如何合理服药;药物的预期作用及效果;可能出现的不良反应及相应处理方法;用药时饮食如何调整;何时需要更换处方;对重要的告知内容要确认患者已经清楚并记录在案,要求患者遇到问题及时联系医生进行鉴别和处理。

(四)转诊

实行双向转诊是全科医生协调性服务的重要内容。要建立正规的转诊程序并规范管理,明确转诊指征,加强全科医生的转诊能力。转诊过程中应保持患者信息的完整记录和连续管理,对患者照顾的责任从全科转移到专科。

转诊的原因经常是:①获得专科医疗;②需要专科医生对复杂问题在诊断和治疗方面得到专科医生的帮助;③进行特殊仪器的检查和治疗,如内镜检查和手术等;④出于患者或其家属的焦急情绪和压力,到相关专家那里证实全科医生的诊断和治疗方案;⑤对有不遵医的患者借专科医生的权威施加影响。

全科医生有关转诊的责任包括:①为患者选择转诊专科和专科医生;②对专科医生提供患者的详尽资料,并明确告知此次转诊的目的与要求;③保持与患者及专科医生的联系,当好患者与专科医生的协调者;④做好转回社区前的准备。

(五)实验室检查和其他辅助检查

实验室检查以及其他辅助检查能帮助全科医生做出临床判断,全科医生需考虑:是否需要做实验室检查,做什么检查。它涉及多种因素,包括社会和心理因素、医生的习惯和态度、医患关系和管理上的因素。全科医疗主张应用适宜技术,注重体格检查,因而实验室检查和其他辅助检查比专科医疗要少得多,也简单得多。全科医师应能够判读并解释基本的检查项目,要注意任何检查项目都会有假阳性或假阴性结果;要选用费用相对低且灵敏度和特异性高的检查方法;有些检查对患者是有损伤的,要加以防范。

(六)观察/随访

观察/随访是指由医生提出、患者认可的持续性观察,可以在诊室进行,亦可以在家中进行,先由医生与患者提前预约随访时间,随访频率依具体病情而定。如对自限性问题一般不需要十分正式的随访预约,医生通常告诫患者过一段时间后仍未完全改善,或情况有任何重大变化,就应随诊。患有急重症问题的患者往往住院治疗,出院后应进行随访,实现管理的连续性。对慢性病患者的常规指导和周期性复查是良好临床管理的基础,从早期发现问题到治疗的任何阶段,随访中需做很多事情:验证诊断的正确性,回顾治疗是否得当,检查患者的遵医行为,预见和确认可能的并发症,评价患者在生理、心理、社会等各方面的功能状态,使之达到相对健康和生命质量的最佳状态。

(七)预防

以预防为导向的健康照顾是全科医学的基本原则之一,全科医生在医疗过程中开展三级预防有其独特的优势。全科医生的临床预防工作包括临床健康咨询、患者教育、免疫接种、疾病筛检、化学预防等,还要组织和管理社区居民自我保健和社区慢性病的综合防治。

第八章　以家庭为单位的健康照顾

第一节　家庭及其对健康的影响

一、家庭的定义

随着社会的发展,家庭的观念和定义也在不断地发生变化。不同的历史时期人们对家庭的定义是不同的,在不同文化背景中,家庭的概念亦不相同。如:在原始社会,家庭被认为是一个氏族或部落。传统上,根据家庭结构和特征把家庭定义为:在同一处居住的,靠血缘、婚姻或收养关系联系在一起的,两个或更多人所组成的单位。在现实生活中,人们发现一些具有家庭功能的团体,如同居家庭等并不符合上述定义。1980 年 Smilkstein 依据家庭的功能将家庭定义为:“能提供社会支持,其成员在遭遇躯体或情感危机时能向其寻求帮助的,一些亲密者所组成的团体。”此定义几乎覆盖了二十多年来所出现的各种各样的家庭形式,并对家庭的功能给予了强调。但从家庭的社会特征来看,似乎又忽略了其某些基本特征,如法律特征。此后又有人提出:家庭是通过生物学关系、情感关系或法律关系连接在一起的一个群体。总之,到目前为止,不同社会文化背景、不同国度对家庭的定义是不同的。

对家庭的定义属于社会学范畴。从社会学角度来看,一个关系健全的家庭应包含:血缘关系、感情关系、婚姻关系、经济关系、亲缘关系、人口生产与再生产关系、社会化关系、伙伴关系 8 种家庭关系。在实际社会生活中,存在着大量关系不健全家庭,如单亲、单身家庭等家庭。通常,关系不健全家庭存在的问题往往也更多。

家庭与其他社会团体不同,是一个特殊的社会团体,具有非常独特的终身性、相似性和情感性。如,家庭血缘关系是一种终身关系,这种关系不会因为家庭某成员的功能低下或家庭功能的改变而终止该成员在家庭中的角色;家庭成员在遗传、行为特点和价值观方面具有一定的相似性,这是家庭有别于其他社会团体的最突出的特点之一;家庭成员之间的关系主要受感情的控制,在感情上相互依赖和影响,家庭成员一般会更多地从感情方面来考虑家庭问题,重视对其家庭成员给予无私的关心和爱护。

二、家庭的功能

家庭作为个体与社会的结合点,同时与两个方面发生联系,因而家庭具有满足家庭成员个人和社会最基本需求的功能。家庭可以独立地满足人们社会生活的需要,家庭功能具有多样性、基础性、独立性的特征并随着社会文化的发展而变化，但其最基本的功能始终是满足家庭成员在生理、心理及社会方面各个层次的最基本需要，可归纳为以下几个方面。

1.满足感情需要

家庭能满足人的爱与被爱的需要。家庭成员以血缘和姻缘为纽带在一起生活，通过成员之间的相互温暖、关怀满足感情的需要。主要表现为家庭成员间的相互理解、表露和交流彼此的深层情绪与感受；家庭成员相互关怀与支持；消除因外部的社会生活挫折所带来的苦恼，以保持家庭成员的心理状态；家庭成员共度娱乐时光，调节心身，恢复体力增进家庭成员间的亲密程度。

2.满足生殖和性需要

生儿育女，延续种族是家庭所特有的功能，同时它还满足了人对性的需要，调节和控制性行为的功能。

3.家庭成员的社会化

家庭具有把其成员培养成合格的社会成员的社会功能。家庭引导其年轻成员学习社会规范、树立生活目标，传授给成员基本的社会技巧和知识，发展他们建立人际关系的能力，学会如何与同代和异代人相处，胜任自己的社会角色等。同其他具有社会化功能的场所（如学校、夏令营、社区等）相比，家庭是完成社会化功能的场所。

4.抚养和赡养家庭成员

通过供给家庭成员衣、食、住、行、安全保护及对病老者的照顾等以满足成员的基本需要。抚养指夫妻间或家庭同辈人间及对下辈人供养与照料。赡养是指子女对家庭中长辈的供养和照顾，体现下一代对上一辈的家庭人员责任和义务。现阶段我国农村地区的老年人在经济上对子女仍有较强的依赖性，又缺乏必要的社会福利性支持，因此子女在老年人生活的照顾及精神上的慰藉方面的负担有加重趋势。

5.赋予成员地位

父母的合法婚姻本身便给予子女一个合法的地位。此外，家庭还能为其成员在社会经济，教育和谋求职业等方面提供某种地位，随着社会的进步，这一功能后一部分将逐渐弱化。

6.经济支持

家庭是社会经济分配的最基本单位，也是社会最基本消费单位。家庭只有具备充分的经济资源，才能满足家庭成员各种需要，包括医疗保健、健康促进的需要。

三、家庭的结构

家庭的结构，主要是指家庭成员的组成和类型及各成员间的相互关系，包括外部结构（即家庭的类型或人口结构）和内在结构两部分。家庭成员的组成和数量决定着家庭结构的类型，可分为核心家庭、主干家庭、联合家庭（主干家庭和联合家庭又统称为扩展家庭）和其他家庭类型等，而家庭成员间的相互关系决定着家庭的内在结构。包括权力结构、角色、沟通类型和价值观四个方面。全科医生在考察家庭结构时必须考虑以上两个同等重要的部分，并根据其特征划分家庭的结构类型，了解家庭成员相互作用的关系和规律等。

（一）家庭外部结构

1.核心家庭

由父母及其未婚子女组成的家庭，也包括无子女夫妇和养父母及养子女组成的家庭。现代社会中核心家庭逐渐成为主要类型。在发达国家，此类型家庭的比例曾高达 80%以上。核心家庭的特征主要表现为体现在：规模小、人数少、结构简单、关系单纯，家庭内部只一个权力和活动中心，便于做出决定等。从医疗保健的角度考虑，核心家庭的家庭资源较其他家庭类型少，家庭关系存在着亲密与脆弱的两重性，一旦家庭出现情感危机，便会陷于危机而难以自拔，最终导致家庭解体。

2.主干家庭

由一对已婚子女同其父母、未婚子女或未婚兄弟姐妹构成的家庭，包括父和（或）母和一对已婚子女及其孩子所组成的家庭，以及一对夫妇的家庭同其未婚兄弟姐妹所组成的家庭，主干家庭在我国是一种主要的家庭形式，占家庭总数的 24.28%，位列第二。主干家庭往往有一个权力和活动中心，还存在一个次中心，但家庭关系不像联合家庭那样复杂。

3.联合家庭

又称复式家庭，由至少两对或两对以上同代夫妇及其未婚子女组成的家庭，包括由父母同几对已婚子女及孙子女构成的家庭，两对以上已婚兄弟姐妹组成的家庭等。如四世同堂的家庭，这种家庭类型的家庭结构相对松散、不稳定，家庭内存在多个权利和活动中心，多种关系和利益交织，决策过程复杂，该类型家庭在中国内地已退而成为一种为数很少的家庭类型。

主干家庭和联合家庭称为扩展家庭。虽然这种家庭类型具有人数多、结构较复杂、关系较繁多的特点，家庭功能亦受多重相互关系的影响，但家庭内、外资源的可用性增大，有利于家庭遇到压力时，提高适应度，克服危机。

4.其他家庭类型

包括单亲家庭、单身家庭、同居家庭、群居体、少年家庭（即由 18 岁以下的少年及其子女组成的家庭）等。这些家庭类型虽不具备传统的家庭形式，但却执行着家庭各种类似的功能，具有家庭的主要特征。

在某些西方国家，这些类型的家庭有明显的上升趋势。在我国，单身家庭和单亲家庭也呈增多趋势。

（二）家庭的内在结构

家庭的内在结构是指家庭内部运作机制，是对内部运作关系的描述，反映家庭成员之间的相互作用及相互关系。这种相互关系可以从四方面进行考虑：即家庭角色、权力结构、沟通方式、家庭价值观。全科医生在接触患者及其家庭时会考虑家庭的内容结构问题，以及这些内部运作机制对健康和疾病的影响。

1.家庭角色

角色是与某一特定的身份相关联的行为模式，它是社会对个人职能的划分。它指出了个人在社会中的地位和位置，代表着每个人的身份。这种身份是社会客观赋予的，而不是自己认定的。

家庭角色是家庭成员在家庭中的特定身份，代表着其成员在家庭中所应执行的职能，反映其在家庭中的相对位置和与其他成员之间的相互关系。家庭角色同其他社会角色一样，要按社会和家庭为其规定的特定模式规范其角色行为，这些特定模式的行为称为角色期待。对于每一位家庭成员来说都存在角色期待，如在家庭中母亲的传统角色被赋予情感和慈爱的形象，她的职责是生育和抚养子女，做"女性"行为的典范。"丈夫"的传统角色被认为是养家糊口、负责作出家庭中重要的决定等。"儿童"的角色被认为是被动和服从，包括孝敬长辈、完成学业、实现父母的愿望等。

随着社会的发展，家庭角色会随着社会潮流、家庭特定环境、文化教育背景以及宗教信仰等因素的变化而改变。如原来由父亲来养家，而现在城市家庭中多由父母双方共同养家；有的家庭中母亲成为家庭中的经济支柱等。

家庭成员通过实现角色期待，完成相应的角色行为，需要一个学习的过程，这个过程称为角色学习，包括学习角色的责任、特权、态度和情感。角色学习是一种综合性的学习，是在相互作用着的社会关系中进行的，它符合社会学习的机制和规律。角色学习是无止境的，需要不断适应角色的转变。如一个女孩子首先要学习做个好女儿，长大结婚后就要学习做妻子、做儿媳、做母亲等等角色。

当家庭中某成员实现不了对其的角色期待或适应不了角色转变时，便会在内心产生矛盾的心理，称角色冲突。角色冲突可由自身、他人或环境对角色期待的差异而引起。如在一个儿媳与婆婆关系紧张的家庭中，儿子因为同时承担着丈夫和儿子的双重角色，而使其处于左右为难的境地，发生角色冲突。角色冲突常会导致个人心理功能紊乱，严重时出现躯体功能障碍，甚至影响家庭正常的功能。

家庭成员在其家庭中角色功能的优劣是影响家庭功能的重要因素之一，全科医生在进行患者的照顾时，应考虑到家庭角色的问题。全科医生做家庭评估时，应依据以下的五个指标来判断家庭角色的功能：①家庭对某一角色的期望是否一致；②各个家庭成员是否都能适应自己的角色模式；③家庭的角色模式是否符合社会规范，能否被社会接受；④家庭成员的角色能否满足成员的心理需要，⑤家庭角色是否具有一定的弹性，能否适应角色转换并承担各种不同的角色。如果对以上各指标做出了肯定的回答，则可以认为该家庭成员的家庭角色功能是充分的。

2.家庭的权力结构

家庭的权力结构是全科医生进行家庭评估进而采取家庭干预的重要参考资料，它反映了谁是家庭的决策者，以及做出决定时家庭成员之间的相互作用的方式。随着社会的变迁，家庭权力结构除了受到家庭所在社会传统习俗影响外，其形成还受感情和经济等因素的影响，专制的家庭权力形式正向民主、自由的家庭权力形式转变。家庭的权力结构可分为四种类型。①传统权威型：由家庭所在社会的文化传统"规定"而形成的权威。如在我国的封建社会，父亲通常是一家之主，家庭成员都认可他的权威，而不考虑他的社会地位、职业、收入、健康等。②工具权威型：负责供给家庭、掌握经济大权的人，被认为是家庭的权威人物。如在家庭中妻子是这个家庭及其成员生活的供养者，则妻子会成为家庭的角色者。③分享权威型：家庭成员分享权力，共同协商做出决定，由个人的能力和兴趣来决定所承担的责任。现代社会比较推崇这一类型。④感情权威型：由家庭感情生活中起决定作用的人担当决策者，其他的家庭成员因对他/她的感情而承认其权威。如中国家庭中的"小皇帝"现象。

家庭权力结构并非一成不变，它有时会随家庭发展的阶段变化、家庭变故、社会价值观的变迁而变化。全科医生在进行家庭评估时应注意这一特点。

3.家庭成员的沟通方式

沟通是家庭成员间相互交换信息、沟通感情、调控行为和维持家庭稳定的有效手段，也是评价家庭功能状态的重要指标。家庭成员间的沟通一般通过信息的发送者、信息和信息的接收者三个元素来实现。在信息传递过程中，任何一个环节出现差错都会出现相应的问题。如发送者表达错误或不明确，接收者收听不清楚或错误理解等，都会导致沟通不良，影响成员间的相互关系。

Epstein 等根据家庭沟通的内容和方式的不同，将沟通分成三个方面。①第一方面描述沟通的内容。内容与情感有关时，称为情感性沟通，如"我很爱你"；内容仅为传递普通信息或与家居活动的动作有关时，称为机械性沟通，如"把鞋子我帮我拿过来"。②第二方面描述信息的表达是否清晰、是否经过掩饰、模棱两可。前者如"吸烟有害，我希望你把烟戒了"，后者如"吸烟是有害的，我不知道你为什么总是吸烟"。③第三方面描述信息是否直接指向接收者，若是直接的，称为直接沟通，如"请你在跟人交流时客气一点儿"；若是影射或间接的，称为掩饰或替代性沟通，如"有人跟人讲话从来都不考虑别人的感受"（讲话刻薄时）。

观察家庭沟通类型的意义在于通过它了解家庭功能的状态。人们发现，情感性沟通障碍一般发生在家庭功能不良的早期；而当机械性沟通也中断时，家庭功能障碍通常已相当严重。演示性和替代性的沟通多出现在功能不良的家庭中。

4.家庭价值观

家庭价值观是指家庭判断是非的标准，以及对某件事情的价值所持的态度。价值观的形成深受传统、宗教、社会文化环境等因素的影响，在相同的社会环境中是极不容易改变的。

家庭是社会的基本单位，个人在家庭中接受人生的第一个教育历程，许多人格、观念的养成皆是在家庭中奠定基础。家庭也是人类发展互动关系的第一个社会世界，人生早期在与父母的人际互动中，承受了来自父母的教导，就在这教导的过程中，价值观有意与无意地被传递着，而个人也主动或被动地接收了一些价值观，这些来自家庭的价值观，将会影响着个体日后的观念、态度与行为。因此，全科医生必须了解家庭的价值观，特别是家庭的疾病观、健康观，如此才能确认健康问题在家庭中的地位，进而与家庭成员一起制订控制健康问题的具体方案。

四、家庭对健康的影响

McWhiney 指出，家庭对其成员健康的影响大致可以归纳为以下 6 个方面。

1.家庭在疾病遗传方面影响

每个人的健康都会受到家族遗传因素和母亲孕期各种因素的影响。当今，先进的医学知识和技术使其中的很多健康问题和疾病可以得到预防。全科医生虽不必是一个遗传病专家，但他应知道适时地利用遗传学的知识和研究结果为其照顾者服务，并能清楚地让其所照顾家庭了解专家建议的含义。

2.家庭对儿童发育及社会化的影响

大量的研究显示，家庭异常和儿童的躯体、行为方面的疾病有着密切的联系。如：在孩子3个月到4岁这个儿童发展的关键时期，如果长期丧失父母照顾和情感关怀，会导致与自杀和社会病态人格等有关的精神障碍。因此全科医生应劝告儿童的父母在孩子很小的时候，应尽量避免与孩子分离。

3.家庭对疾病传播的影响

在过去家庭居所环境狭小、条件较差时，感染性疾病在家庭中传播非常明显，如肝炎、沙眼等疾患在家庭中的传播。Buck 和 Laughton(1959)的研究证实，有神经疾患的人的配偶也有产生类似疾患的倾向。Meyer 和 Haggerty(1962)的研究表明，链球菌感染与家庭压力有关。

4.对成人发病率和死亡率的影响

Helsing 和 Szklo(1981)的一项持续 10 年的控制吸烟、社会经济状况等因素的研究，得出了鳏夫的死亡率比普通对照组高。在同一试验中寡妇的死亡率没有变化。说明婚姻对健康有保护作用，至少对男人是。Kraus 和 Lilienfeld 的研究表明年轻鳏夫多种疾病的死亡率都比普通组高 10 倍。有研究表明家庭因素不仅会影响发病率和死亡率，还影响了患者及家庭对医疗服务的利用。在家庭压力增加时，其成员对医疗服务的利用也增加。

5.家庭对疾病恢复的影响

家庭资源和家庭的支持程度对各种疾病(尤其是慢性病)的治疗和康复有很大的影响。Anderson 等人发现，糖尿病控制不良与低家庭凝聚度和高冲突度有关。家长的漠不关心可导致最严重的糖尿病失控和病孩患抑郁症。

6.家庭对求医和遵医行为、生活习惯与方式的影响

家庭的健康观直接影响其成员健康信念的形成。家庭成员的遵医和求医行为会受到家庭成员或整个家庭的影响。家庭成员的过频就医和对医生的过分依赖往往是家庭功能障碍的表现。同一个家庭的成员会具有相似的生活方式与生活习惯，不良的家庭生活习惯可能影响其成员的健康。

第二节　家庭生活周期及其常见健康问题

一、家庭生活周期的概念

家庭生活周期是指家庭遵循社会与自然的规律所经历的产生、发展与消亡的过程。通常

经历恋爱、结婚、怀孕、抚养孩子、孩子成家、空巢、退休、丧偶独居等时期。Duvall 根据家庭在各个发展时期的结构和功能特征将家庭生活周期分为 8 个阶段，即：新婚期、第一个孩子出生、有学龄前儿童、有青少年、孩子离家创业、空巢期和退休期，对各阶段的界定见表 8-1。

表 8-1 家庭生活周期的不同阶段及其界定

阶段	定义
新婚期	男女结合
第一个孩子出生期	最大孩子介于 0～30 个月
有学龄前儿童期	最大孩子介于 30 个月～6 岁
有学龄儿童期	最大孩子介于 6～13 岁
有青少年期	最大孩子介于 13～30 岁
孩子离家创业期	最大孩子离家至最小孩子离家
空巢期	父母独处至退休
退休期	从退休至死亡

在实际中，并非每个家庭都要经历上述 8 个阶段，家庭可在任何一个阶段开始或结束，对其划分仅是人为的行为。

全科医生了解家庭生活周期及其划分的意义在于：①可以帮助全科医生识别患者家庭是否处于正常发展状态；②可以根据家庭不同的发展阶段，预测和识别家庭在特定阶段可能或已经出现的问题，及时地进行健康教育和提供咨询，采取必要的预防和干预措施。

二、家庭生活周期常见的健康问题

在家庭生活周期各阶段中出现任何重大生活事件，如乔迁新居、喜得贵子、患病等，不仅会对家庭系统及其成员的心理造成影响，还会对家庭成员的健康产生影响。全科医生在为患者提供健康照顾时，除了掌握人体正常的发育过程外，还要了解患者所在家庭的发展特点。

1.新婚阶段

各种家庭角色的学习与适应、性生活协调和计划生育、遗传问题等。

2.第一个孩子出生阶段

父母角色的适应、生活节律变化产生的压力、养育和照顾孩子的压力、母亲的产后康复等。

3.有学龄前儿童阶段

儿童的身心发展问题、孩子的教育、孩子成长中的安全保护问题。

4.有学龄儿童阶段

儿童的身心发展、上学与学业问题、性教育问题等。

5.有青少年阶段

青少年的教育与沟通；青少年的性教育；与异性的交往及恋爱问题等。

6.孩子离家创业阶段

父母与子女的关系改变问题、第二次亲子分离问题。

7.空巢期

父母间关系重新调整和适应问题、孩子离家后父母自我兴趣发展问题、与孩子沟通的问题、计划退休后的生活以及老化带来的一系列问题。

8.退休阶段

社会角色和家庭内角色的转变及适应、经济及生活的压力、各种健康问题、面对老伴和亲友死亡等问题、经济及生活依赖性高，担心被赡养等问题。

三、家庭生活压力事件与家庭危机

1.家庭生活压力事件

家庭成员在遇到问题时可以从其家庭中获得支持，但同时家庭成员也可能从其家庭中遭遇很多的压力。家庭压力更多地来源于生活压力事件：包括家庭生活压力事件、个人生活压力事件、工作生活压力事件和经济生活压力事件等四类。Holmes 和 Rahe 在其研究中让被调查者将 43 个最常见的生活事件按压力感的大小和调适的难易程度排出顺序（表 8-2）。结果发现，15 个最具压力感的事件中有 10 个是来自家庭生活事件，说明家庭成员绝大多数的压力来自于其家庭内部。

表 8-2　生活压力事件评分

家庭生活事件	评分	个人生活事件	评分	工作生活事件	评分	经济生活事件	评分
配偶死亡	100	入狱	63	被开除	47	经济状况的较大变化	38
离婚	73	较重的伤病	53	退休	45	抵押品赎回权被取消	30
分居	65	性功能障碍	39	较大的工作调节	39		
结婚	50	杰出的个人成就	28	换职业	36		
夫妻和解	45	开始/停止上学	26	职责的较大变化	29		
家庭健康的重大变化	44	生活条件的较大变化	25	与上司矛盾	23		
怀孕	40	生活习惯的大变化	24	工作条件的较大变动	20		
与妻子大吵	35	搬家	20				
		转学	20				
姻亲矛盾	29	睡眠习惯的较大变化	16				
子女离家	29	娱乐的较大变化	19				
家庭团聚	15	宗教活动的较大变化	19				

从表 8-2 中可见，生活中不论是“好事儿”还是“坏事儿”同样会给人造成压力，这也就解释

了人们常说的“乐极生悲”现象。此外，需要说明的是，此表中的评分反映的是西方社会文化背景中各种生活事件的压力大小，在不同的社会文化背景下，评分必然会有所不同。

全科医生在其实际的诊疗过程中，应考虑患者的个体差异，并观察重要生活事件对患者的影响及其在疾病发生、发展中的作用，来评估压力作用的程度。

2.家庭危机

当生活压力事件作用于个人和家庭时，就会对其产生影响。家庭成员对压力事件的认知程度及应付压力事件的家庭资源的允足与否，决定了家庭应对压力的调适能力。如果家庭中有足够资源可以用于应对家庭面临的困难，家庭可通过利用资源，功能得到良好的调适，家庭恢复到原来的平衡状态，或达到新的平衡状态。如果家庭内、外资源不足以应对家庭面临的问题或困难时，功能调适不良或不能调适，家庭即可陷于危机状态，又称家庭危机。

家庭出现危机后，通过一定的病态调适，会暂时处于一种病态平衡状态。当一些慢性的压力事件逐渐增加和堆积，其所造成的压力超过个人和家庭所能承受的限度时，家庭便出现耗竭性危机，家庭功能最终会进入彻底的失衡状态。

引发家庭危机出现的因素很多，如家庭成员的增加或减少、不道德事件发生、社会地位的改变等。

第三节　家庭评估

一、家庭评估的概念

家庭评估是通过一定的方法来了解家庭的结构状况、家庭所处家庭生活周期的阶段及其已经出现或即将出现的健康问题、家庭资源和家庭的功能情况。家庭评估是全科医生对患者及其家庭进行完整家庭照顾的重要组成部分，可分为客观评估、主观评估、分析评估和工具评估等几种类型。

1.客观评估

是指对家庭客观的环境、背景、条件、结构和功能进行了解和评价。

2.主观评估

是指用自我报告或主观测验等方法了解家庭成员对家庭的主观感受、愿望和反应。

3.分析评估

是利用家庭学原理、家庭系统理论和家庭发展的一般规律来分析家庭的结构和功能状况。

4.工具评估

是指利用预先设计好的家庭评估工具来评价家庭结构和功能的状况。

在全科医疗服务中，全科医生并不需要对每一个患者的家庭实施家庭评估，有家庭评估的适应证时才进行家庭评估。

二、家庭评估的内容

全科医生进行家庭评估需要有一定的条件，如慢性病长时间控制不良，患者在就诊时表现情绪异常，不遵医嘱服药或坚持治疗，对疾病过分焦虑或忽视疾病的严重性，需要家庭配合的治疗，精神心理问题的患者，传染病患者等。

家庭评估的内容一般包括以下方面。

1.家庭资源

家庭为维持其基本功能，应付紧张事件和危机状态所需要的物质和精神上的支持被称作家庭资源。家庭资源可分为家庭内资源和家庭外资源。

患者及其家庭成员在其发展过程中总会遇到各种压力事件或疾病，在此过程中，患者或其家庭成员在其家庭内或家庭外为维护健康和治疗疾病而寻求各种支持和帮助，这就是在寻求和利用家庭的内外资源。表 8-3 列出了家庭内外资源的种类。

表 8-3 家庭内外资源及其类型

家庭内资源——FAMLIS	家庭外资源——SCREEEM
经济支持：指家庭对成员提供的各种金钱和财物的支持	社会资源：指亲朋好友及社会团体的关怀与支持
维护支持：指家庭对其成员名誉、地位、权利和健康的维护和支持	文化资源：指文化、传统、习俗教育等方面的支持
医疗处理：指为家人提供及安排医疗照顾	宗教资源：指来自宗教信仰、宗教团体的支持
爱的支持：指家人对成员的关怀及精神支持。满足家人的感情需要	经济资源：指来自家庭之外的收入、赞助、保险、福利等
信息和教育：指为家人提供医疗咨询及建议，及家庭内部的健康教育	教育资源：指教育制度、方式、水平等
结构支持：指家庭住所或设施的改变，以适应患病成员需求	环境资源：指居所的环境、社区设施、公共环境等
	医疗资源：指医疗保健机构、卫生保健制度及卫生服务的可及性、可用性

全科医生可通过家庭访谈、绘制家系图、绘制家庭圈等方式，了解患者家庭资源的状况，并帮助患者寻找可利用的资源应对家庭压力事件或度过危机。

2.家庭功能的情况

一般通过评估工具来测量家庭功能状态。

3.家庭内部结构情况

通过收集家庭基本资料、绘制家系图等方法来了解家庭结构情况。

4.家庭动力学评估

通过询问或访谈、家庭成员活动观察、特定的评估工具等方式来了解家庭的内容运作机制。

三、家庭评估常用的方法

全科医学中常用的家庭评估方法有：家庭基本资料的收集、家系图、家庭圈、家庭关怀度指数（APGAR 问卷）、家庭适应度及凝聚度评估量表、P.R.A.C.T.I.C.E.评估模型等。

1.家庭基本资料

全科医生在诊疗中有必要了解和收集家庭的基本资料，包括家庭环境、各家庭成员的基本情况（如性别、年龄、家庭角色、职业、教育、婚姻及主要健康问题等）、家庭经济状况（包括经济来源、家庭年均收入、家庭人均收入、消费观念和健康信念、家庭生活周期、家庭重大生活事件、生活方式等）。

了解和收集家庭基本资料是全科医生做家庭评估最为常用、最为简便的方法。由于全科医生与患者及其家庭成员有着良好的医患关系和长期的照顾关系，对以上资料的收集十分准确。

具体采用文字或图表的形式进行资料收集，则应根据医生的兴趣和当地卫生机构的要求来确定。

2.家系图

家系图是医生在一页纸上总结与家庭有关信息的工具，可用来描述家庭结构、疾病史、家庭成员疾病间有无遗传的联系、家庭关系及家庭重要事件等，使医生能很快掌握家庭的大量信息。它包括了家庭的遗传背景及其对家庭成员的影响，也包括其他的主要医疗、社会问题及其之间的相互作用。

家系图可作为家庭档案的基本资料存于病历中。标准的家系图有 3 代或 3 代以上的家人，包括夫妇双方的所有家庭成员。

具体画法应遵循以下原则：一个家系图中至少三代人；可以从最年轻的一代开始向上追溯，也可以从患者这一代开始分别向上下展开；夫妻之间，男在左，女在右；同代人中年龄大的排在左边，年龄小的排在右边，并在每个人的符号旁边注上年龄、出生或死亡日期、遗传病或慢性病等资料。还可以根据需要，在家系图上标明家庭成员的基本情况和家庭中重要的事件、结婚和离婚日期等；用虚线圈出在同一处居住的成员；使用简明扼要的符号，并说明所使用的所有符号。

家系图是了解家庭外部结构和家庭相关信息的最佳工具，是全科医疗档案的重要组成部分。通过家系图，可以使医生快速地了解家庭的情况；快速地了解、评估家庭情况，从而改善连续性和综合性的照顾；快速识别家庭成员中的危险因素，如高血压病的家族史等；便于识别并进行高危患者的筛查；促进家庭生活方式的改变并加强患者教育。

家系图一般可在 10～15 分钟内完成，其内容可不断积累和完善。

家系图符号和范例，请分别见图 8-1，图 8-2。

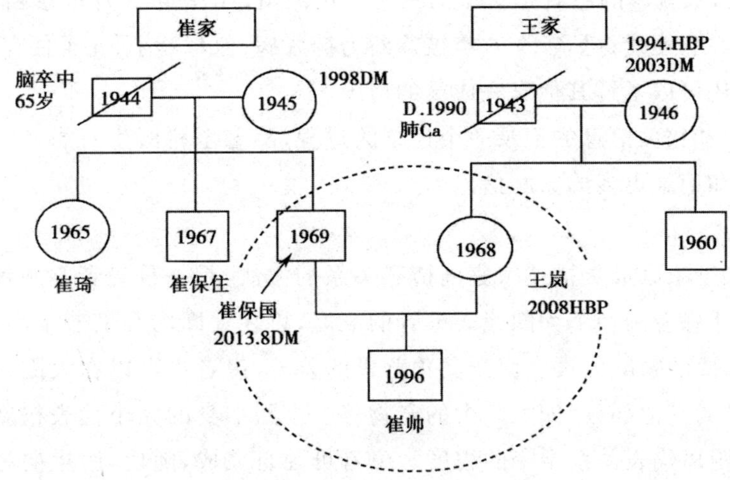

图 8-1　家系图常用符号

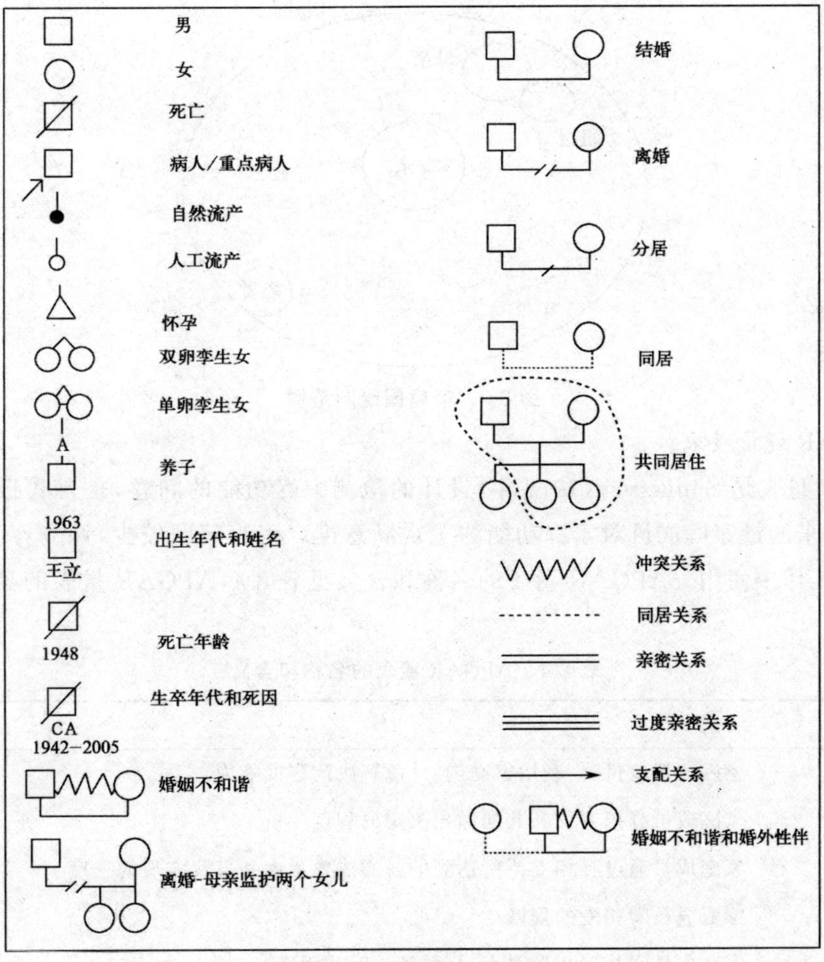

图 8-2　家系图绘制范例

从图 8-2 可见，来就诊的患者是崔家的三儿子崔保国，2013 年 8 月被诊断为 2 型糖尿病；其父亲 65 岁死于心肌梗死；母亲 1996 年被诊断为糖尿病；他与妻子、儿子住在一起(用虚线标出)。从家系图中还可以了解其他家庭成员的情况。

对家系图绘制和相关信息的记录一个连续的过程，随着全科医生对患者个体和家庭照顾的延续，还会了解和记录更多的家庭信息。

3.家庭圈

家庭圈是由某 家庭成员描述家庭内情感关系的方法，是一种患者主观评价的方法。家庭圈的作法是：先让患者画一个大圈代表患者的家庭，再在大圈内画上若干小圈，分别代表患者自己和他认为重要的家庭人员。由于文化背景的差异，患者也可以在大圈内画出他认为对他很重要的"家庭"的其他部分，如家庭中的宠物等。小圈本身的大小代表权威或重要性的大小，圈与圈之间的距离代表关系亲密的程度。患者可独自完成，随后，医生向患者提问题或让患者向医生解释图的含义，从而使医生了解患者的家庭情况。图 8-3 是一位患者绘制的家庭圈，根据患者的解释和描述，我们可以了解其家庭更多的情况。

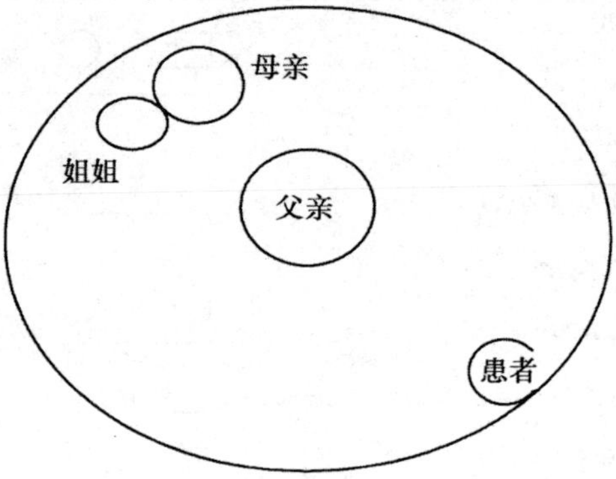

图 8-3 家庭圈绘制范例

4.APGAR 评价量表

APGAR 量表是 Smilkstein(1978 年)设计的检测家庭功能的问卷，是自我报告法中的一种，主要是用来测量家庭成员对家庭功能的主观满意度。因为问题较少，评分容易，因而比较适宜在基层工作中使用。APGAR 量表的名称和含义见表 8-4，APGAR 量表的具体内容见表 8-5。

表 8-4 APGAR 量表的名称和含义

名称	含义
1.适应度	家庭遭遇危机时，利用家庭内、外源解决问题的能力
2.合作度	家庭成员分担责任和共同做出决定的程度
3.成熟度	家庭成员通过互相支持所达到的身心成熟程度和自我实现的程度
4.情感度	家庭成员间相爱的程度
5.亲密度	家庭成员间共享相聚时光、金钱和空间的程度

表 8-5　家庭功能评估 APGAR 量表

内容	2分	1分	0分
	经常	有时	很少
1.当我遇到问题时,可以从家人得到满意的帮助			
2.我很满意家人与我讨论各种事情以及分担问题的方式			
3.当我希望从事新的活动或发展时,家人都能接受且给予支持			
4.我很满意家人对我表达感情的方式及对我情绪的反应			
5.我很满意家人与我共度时光的方式			

该量表共分两部分,第一部分:测量个人对家庭功能的整体满意度,共 5 个题目,每个题目代表一项家庭功能。这 5 个问题有 3 个答案可供选择,若答"经常这样"得 2 分,"有时这样"得 1 分,"几乎很少"得 0 分。将 5 个问题得分相加,总分 7～10 分表示家庭功能良好,4～6 分表示家庭功能中度障碍,0～3 分表示家庭功能严重障碍。另外,通过分析每个问题得分情况,可以粗略了解家庭功能障碍的基本原因,即哪一方面的家庭功能出了问题。第二部分:了解受测者与家庭其他成员间的个别关系,分良好、较差、恶劣 3 种程度。

在使用 APGAR 量表时,应注意两个问题,首先是需要将本量表通俗化和本土化,但又不能失其精髓;其次是,正确对待用该表测评出来的结果,注意其时效性和主观性的特点。

5.家庭适应度及凝聚度评估量

表家庭适应度及凝聚度评估量表(FACES 量表)分为三种,分别用于成人家庭、有青少年的家庭和年轻夫妇双人家庭。每种问卷都由 30 个问题组成,表的右侧有与各个答案相对应的分数。评价的步骤为:先将受试者所答各题的分数用表 8-6 的方法算出凝聚度和适应度的得分;然后,根据表 8-7 找出得分所对应的凝聚度和适应度的性质;最后,则可判断出所评估家庭的适应度及凝聚度。也可以按照 Circumplex 模型(图 8-4)判断该家庭所处的家庭类型。

表 8-6　计算凝聚度和适应度的方法

凝聚度	适应度
①第 3、9、15、19、25、29 题得分之和	①第 24、28 题得分之和
②用数字 36 减去步骤①的结果	②用数字 12 减去步骤①的结果
③其余所有奇数题及第 30 题得分之和	③其余偶数题得分之和(除外第 30 题)
④步骤②和③的结果之和	④步骤②和③的结果之和

6.P.R.A.C.T.I.C.E.评估模型

P.R.A.C.T.I.C.E.评估工具中各字母的含义及其所记录和展示的资料分为以下几种。

P(presenting problem)展现问题:描述家庭中存在的问题,如家庭成员所患健康问题或疾病,及其管理中的相关问题。

R(role and structure of family)家庭结构和家庭角色:家庭成员各自在家庭中扮演的角色以及其在成员健康问题/疾病控制中的角色。

A(affect)影响：家庭成员所患健康问题/疾病对家庭的影响，家庭成员对患病成员的健康问题/疾病的影响与感受。

C(communication)交流：家庭成员间的语言表达和相互交流状况。

T(time in life cycle)家庭生活周期：家庭所处家庭生活周期中的时段。

I(illness in family，past and present)家族的疾病史(过去和现在)：家族疾病史、家庭成员的患病状况、家庭成员对患病成员健康状况的理解和担心情况。

C(coping with stress)应对压力：家庭成员适应婚姻、家庭以及所患健康问题或疾病等带来的压力的情况。

E(ecology)生态学：家庭生态学情况，如家庭内外资源的情况，家庭的支持度等。

在基层医疗服务中，全科医生经常会到患者家庭进行访视或会谈，了解家庭中与健康照顾相关的情况，在此过程中如果能够运用较好的家庭评估或资料收集模式或借助一个较好的家庭评价工具，将更有利于全科医生和相关工作者对患者及其家庭进行有效的干预和进行系统的健康照顾。

P.R.A.C.T.I.C.E.是以问题为中心的家庭评估工具，为全科医生进行家庭评估时组织和记录家庭资料提供了一个基本的结构性框架，使得全科医生可以分步骤地收集特定信息，以对患者及其家庭成员进行系统的照顾。此工具常被用于评估医疗、行为和人际关系等相关问题，在一些国家的全科医学住院医师培训中因其实用性好而得到重视。如在慢性病的管理中，采用P.R.A.C.T.I.C.E.评估工具收集患者及其家庭相关方面的信息。

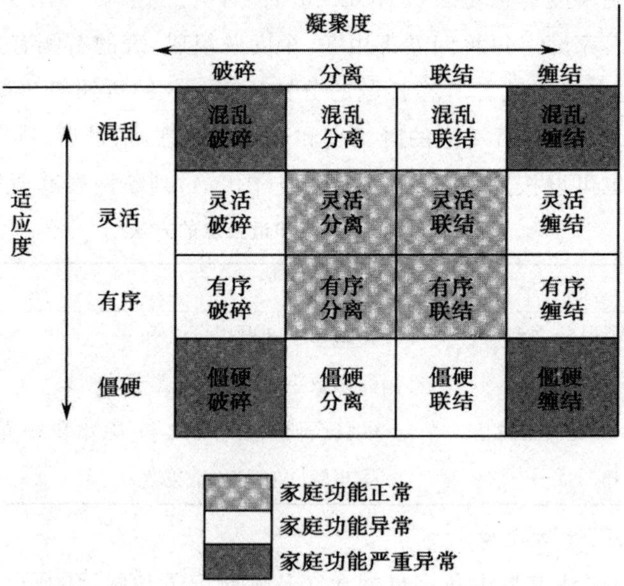

图 8-4　Circumplex 模型(将家庭分成 16 种类型)

第四节　以家庭为单位照顾的方式

全科医生在其医疗实践活动中，将全科医学的核心理论之一"以家庭为单位照顾"应用于个体患者和家庭的医疗照顾过程，在考虑和处理健康问题的全过程中始终考虑健康问题与家庭各因素间的相互作用关系及结果，积极动员和有效利用家庭资源，灵活运用家庭系统理论为个体和家庭健康问题的照顾服务。这是全科医生工作的重要特点之一。

进行以家庭为单位的照顾与进行个体化患者照顾一样，全科医生首先应与家庭建立一种合作和互相信任的关系，然后再根据访视患者和家庭的具体情况而选择相应的照顾方式。

一、与患者家庭建立关系

患者及家属与医生间的相互信任是建立有效的家庭与医生间关系的基础。如果在诊疗和照顾过程中，彼此间缺乏应有的信任，即使医生做出很多努力，也不会使患者对医生所提出的建议和疾病管理方法遵从与配合。

医生要与患者及家庭建立良好的信任关系，除了医生的人格魅力和职业技能可以令人信任，从而使很多家庭开始相信并可以把他们的问题，甚至是敏感的健康问题告诉医生外，此时还需要医生必须具有并保持对这种关系的敏感性，掌握良好的交流技巧，以鼓励这种信任的进一步发展，完善医生与家庭的关系。

全科医生在工作中应注意利用特定的场合和时机与家庭建立良好的关系。

当患者或家庭第一次接触全科医生或全科医疗服务时，全科医生可以借此机会在收集病史时以家庭为导向。

当家庭到全科医生这里来寻求医疗保健信息时，是与家庭成员沟通和建立彼此信任的良好时机。有资料显示：在妇女孕前和怀孕过程中，丈夫们更积极主动地寻求医疗保健信息，并更愿意回答医生提出的各种问题。

当家庭中有急性健康问题发生或出现临终疾病等医疗危机时，家庭成员常会出现焦虑，对问题的不确定性通常会促使家庭请求医疗帮助，并建立坚固的医生—家庭关系。

家庭访视过程，是观察家庭环境的好机会，也是采用好方式赢得家庭信任的机会。

在门诊接诊家庭成员的过程也可以建立信任关系。

此外，在建立医生-家庭关系过程中，应注意掌握建立这种的关系的策略与技巧。当全科医生或护士与家庭建立关系时，须考虑家庭的文化价值、健康观、家庭规范、家庭成员的角色、交流的技巧等。如在曾经的家庭访视中，你会感受到妈妈在家庭中的绝对领导的地位，家庭医生将通过妈妈与孩子沟通，以保证她在家庭活动中重要地位。与家庭中权利中心（当家人）的接触与合作是全科医生接触任何家庭系统，建立医生—家庭关系的有效途径。

在做家庭访视的开始或某特定时段，医生或护士应用有效的方法接触每一个家庭成员，以使他们感觉到她或他正在或将被理解、被接受和被喜爱。

二、以家庭为单位照顾提供照顾的水平

多数全科医生虽在其诊疗实践中考虑家庭这一重要的因素，但提供以家庭为单位的照顾的方式和水平却存在有很大不同。以家庭为单位照顾根据在服务中考虑家庭因素和对家庭干预的水平分为以下 5 个层级。

1.第一个层级

全科医生在为个人提供医疗保健服务时，给予家庭最起码的关心。

2.第二个层级

认识到了家庭是影响个人健康的重要因素，也是解决个人健康问题的重要场所和资源；在健康档案记录了利于诊断和治疗决定相关的家庭背景资料，并让家庭成员了解和参与健康问题的诊疗过程，指导家庭对患者的疾患做出适当的反应，帮助患者获得康复；初步评价家庭的功能，并能视情况做出适当的转会诊。

3.第三个层级

考虑到患者、家庭和医生本身的情感反应及其相互影响对诊疗过程的重要意义；与家庭一起讨论所面临的紧张事件和家庭成员对疾患的情感反应；给予家庭必要的支持和关怀；并帮助家庭寻求和利用有效的资源，以维持家庭的正常功能。

4.第四个层级

考虑到家庭系统理论、家庭动力学和家庭发展对诊断和治疗的重要性；全面评价家庭背景对健康和疾患的影响；评价家庭的功能状况；找出家庭危机的根源，与家庭一起讨论应付家庭危机的策略；帮助家庭成员改变角色行为、交往方式和有效利用家庭资源来应对危机事件，进行该层级水平的服务需要全科医生经历一定的专业训练。

5.第五个层级

即做家庭治疗。把家庭看成一个完整的系统，对有严重功能障碍、需要综合性治疗的家庭，运用家庭治疗的原理和方法，提供专业性的家庭治疗服务。要提供家庭治疗服务全科医生必须接受专门的训练。

目前，大多数全科医生在其服务中仅能够提供前四个层级的服务，只有少数全科医生能提供第五个层级的服务。在全科医学的专业训练项目中通常将第三、四个层级的服务技能纳入全科医生的训练范围。

三、以家庭为单位提供照顾的方式

1.一般性照顾

全科医生在对个体患者照顾的过程，除了向照顾对象提供常规的医疗咨询和治疗外，还要考虑家庭与家庭成员健康问题间相互作用和影响。在收集病史时考虑了家庭的因素，并收集与健康问题相关的家庭资料，在整个家庭的范围内，提供教育、咨询、治疗和预防服务。如在糖尿病的控制过程中，动员家庭成员给予患病成员支持，并参与其饮食、体育锻炼、药物使用等控

制计划等。

2.家庭咨询

家庭咨询的对象是整个家庭,而不是家庭中的某个或某些人。家庭咨询的内容是所有成员共同面临的家庭问题,如家庭遗传学咨询、婚姻咨询、患者病情难以控制、生病后情绪反应严重、感情危机、遭遇紧张事件、家庭关系问题等。当家庭出现功能障碍或处于危机状态时便需要全科医生提供必要的帮助,这种帮助可能多以家庭咨询的方式提供,经过家庭治疗专业训练的医生也可提供适当的家庭治疗。

3.家庭访视

在交通和通讯很不发达的时代,对患者进行家庭访视是许多国家全科医生日常工作的重要组成部分。后来,随着交通和电信业的发展以及基层医疗服务的可及性等变化,家庭访视频率开始下降,全科医生的工作转变为主要以门诊服务为主,根据患者与家庭及病情的需要安排适当的家庭访视、建立家庭病床。

家庭访视分类和家庭访视的适应证,简述如下。

根据家庭访视目的不同,可将家庭访视分为三个类别:①评估性家庭访视——目的是对照顾对象的家庭进行评估,通常是一次性的,常用于有家庭问题或心理问题的患者,以及年老体弱患者的家庭环境考察。②连续照顾性家庭访视——目的是为患者提供连续性的照顾,常定期进行,主要用于患有慢性病或行动受限的家庭病床患者,以及临终的患者。③急诊性家庭访视——目的是临时处理的患者或家庭的紧急情况,多为随机性的。

家庭访视的内容十分宽泛,其适应证包括:初次接诊的新患者、新生儿的家庭、行动不便者、不明原因不遵医嘱的患者、患多种慢性病的老人、有心理社会问题的患者、某些急症患者、临终的患者及其家庭、需要做家庭结构和功能评价者、需要实施家庭咨询与治疗者等。

4.家庭病床服务

在国外全科医疗服务中家庭病床服务是家庭访视的内容之一。在我国,家庭病床服务最早出现在 20 世纪 50 年代的天津,后来为了满足患者及家庭的医疗服务需求,而作为一种独立的医疗照顾模式在各级医院中以家庭病床科的形式开展服务。1984 年 9 月,由原卫生部召集,在天津召开了全国家庭病床工作经验交流会,总结了开展家庭病床工作的经验,并修改讨论的“家庭病床暂行工作条例”。条例明确提出:“家庭病床是医疗单位对适合在家庭条件下进行检查、治疗和护理的某些患者,在其家庭就地建立病床,并坚持普及与提高相结合、中西医结合,医疗、预防、保健、康复相结合的方针。”条例中还明确提出了家庭病床服务的任务和收治范围。多年来医疗服务机构一直遵循该条例的规定与要求。

由于家庭病床弥补了专业医疗机构病床的相对不足,降低了医疗费用,也避免了医院住院中的交叉感染,患者在其所熟悉的环境中接受治疗,能够得到更多的家庭支持,有利于患者的康复,在 20 世纪 90 年代初及以前的一段时间内,家庭病床的服务内容和工作模式深受患者和家属的欢迎。在各级医院均有家庭病床科,有专人负责地段和社区的家庭病床患者,并有定期的随访制度和特定病历记录格式与内容。

随着全科医学人才的不断培养和社区卫生服务队伍的不断壮大,社区卫生服务的可及性得到进一步发展,社区卫生服务中心坐落在居民的生活社区中,居民可以在短距离内得到有效的医疗保健服务。社区卫生服务可及性的增加,使得更多的老年人愿意到社区卫生服务机构中就诊,相应的专科和综合医院的家庭病床数开始减少。而高龄老人、行动不便或卧床者、临终患者,仍然愿意得到家庭病床的照顾,家庭病床因而作为社区卫生或全科医疗服务的重要形式之一延续下来。然而在全科医疗的家庭病床服务中,除了治疗生理疾病外,还强调提供以人为中心和以家庭为单位、以生物-心理-社会服务模式进行照顾。患者和家庭对全科医疗中家庭病床服务的要求也较其他专科医疗服务更加多而细致。

各地卫生行政部门对家庭病床服务给予了足够的重视,将家庭病床作为该地区社区卫生服务的重要组成部分,很多地区都规定了社区卫生服务中患者申请建立家庭病床的标准和收费标准。全科医疗服务中的家庭病床正在进一步走向规范。

为利于家庭病床服务的开展,现将建立家庭病床的适应证和家庭病床的管理框架简述如下。

(1)建立家庭病床的适应证:①出院后转回社区仍需治疗的患者,如急性脑血管病病情平稳需继续康复的患者,肿瘤术后或放、化疗需支持治疗的患者,高血压、糖尿病合并慢性并发症的患者,骨折术后及外伤、换药、拆线、康复、功能锻炼等。②慢性疾病需长期治疗的患者,如长期卧床患者。③临终期的患者:晚期肿瘤、植物状态、老年痴呆症等。④高龄行动不便老人的常规健康监测和家庭访视。

(2)家庭病床的管理:①家庭病床的建立:通常由患者家庭提出建立家庭病床的申请,由所在社区卫生服务中心或站的全科医生到患者家庭对患者进行初步的评估,然后确定是否给予其建立家庭病床。明确家庭病床管理的责任医师和上级医生。上级医生一般由年资较高或高级职称的全科医生担任。②制订详细的家庭病床管理方案:决定给患者建立家庭病床后,医生要全面评价患者的病情、家庭环境、家庭资源等情况,根据具体情况为患者制订详细的家庭病床管理方案,包括健康问题的治疗方案、查房的间期、患者在家庭中接受照顾的注意事项、家庭及时寻求医疗照顾和自行转诊指征、家庭成员在健康问题照顾中的责任和义务等。该计划在执行前应务必得到患者家庭成员的认同。③定期的查房和评估:根据所制订的家庭病床管理方案,对患者家庭进行规律的家庭访视、观察病情变化、组织积极的治疗和照顾,并根据病情变化和综合评估的结果适宜地调整管理方案。对于低年资医生负责管理的家庭病床,应考虑制订上级医生定期的查房制度。对于病情较重和病情变化不稳定的患者可以及时地转诊和请专科医生来会诊。④对家庭病床的综合评价:为提高家庭病床服务的质量,对家庭病床进行科学化的管理,探索家庭病床管理的有效模式,全科医生在管理家庭病床患者的过程中除了应注意过程性评价外,还应注意对家庭病床的服务效果进行综合性评价。一般说,家庭病床的综合评价分主观和客观评价,前者包括病床患者满意度、患者家属满意度、医护人员满意度、社区卫生服务团队的支持度等内容;后者包括家庭病床患者社会心理功能、生理功能以及经济学评价,此外还包括家庭病床的效果和效益评价。⑤签订必要的知情同意书:在家庭病床的管理中会存在各种潜在的医疗风险，全科医生在提供照顾的过程中尽量坚持有利的原则，趋利避害。在保护患者的同时，也应注意保护自己在医学伦理与法律上各种权利。在某些医疗操作执行前，须注意跟患者家庭中处于权利中心地位者交代医疗操作的潜在风险，并请其签订知情同意书，以减少或避免伦理纠纷。

5.沿家庭生活周期不同阶段进行的预防性照顾

全科医生可根据家庭所处生活周期的不同阶段，应用生物-心理-社会医学模式提供预防性照顾，帮助处于家庭生活周期不同阶段的家庭预测即将出现的特定问题、进行有针对性的健康问题筛检、积极地提供健康信息和咨询服务等。如对处于新婚期的家庭，全科医生应积极主动地提供以下咨询服务：夫妻彼此接受对方的文化、观念和亲属关系；适应新家庭的境况和创建双方接受的生活和交往模式；性生活知识和遗传性疾病的咨询与教育；家庭的建立和维护等。

在家庭生活周期中的任何时段内，都可能出现影响健康的问题，所以全科医生在看个体患者的同时，还应着眼于整个家庭，将家庭视为“患者个体”进行个体健康和家庭问题的预测和筛检，做好预防工作。

6.家庭治疗

家庭治疗包括了家庭咨询的所有内容，但比家庭咨询更广泛、更全面。治疗者通过采取有效的干预措施，影响家庭动力学的各个方面，从而使家庭建立新型的相互作用方式，改善家庭关系，最终维护家庭的整体功能。

全科医生要提供家庭治疗服务，必须接受专门的训练。

第九章　以社区为范围的健康照顾

第一节　社区的概念及其健康影响因素

一、社区的定义及其特点

德国学者 F.Tonnies 曾将社区定义为:“是以家庭为基础的历史共同体,是血缘共同体和地缘共同体的结合”。美国学者 Goeppinger 认为:“社区是以地域为基础的实体,由正式或非正式的组织、机构或群体等社会系统组成,彼此依赖,行使社会功能”。我国著名的社会学家费孝通对社区定义是:“若干社会群体(家庭、氏族)或社会组织(机关、团体)聚集在某一地域里所形成的一个生活上相互关联的大集体”。1978 年世界卫生组织在关于初级卫生保健国际会议报告中指出:“所谓社区是以某种经济的、文化的、种族的或某种社会的凝聚力,使人们生活在一起的一种社会组织。”一般而言,同时具备人口,地域,生活服务设施,特定的文化背景、生活方式和认同意识,一定的生活制度和管理机构,这五种要素即构成一个“社区”。在城市,社区可以界定为街道办事处、居委会管辖的社会区域;而在农村,社区可界定为乡(镇)、村。

社区的特点:社区是一个较松散的组织结构,一般而言,社区组织的活动并没有强迫性,但是具有内在关联性,生活在同一个社区的居民具有共同的生活环境,共同的社会经济文化,共同的社区组织,这些构成了社区共同的健康行为因素。

二、社区健康影响因素

(一)社区生活环境因素

一个社区拥有共同的生活环境,可以对居民的健康产生共同的影响。如水质的好坏、空气、土壤等是否被污染;是否发生放射性物质泄漏;是否邻近大型工厂、铁路、飞机场而受到噪声的影响,使听力问题、神经衰弱及心血管疾病高发;特殊地区是否因微量元素的缺乏而致病,或因特殊的地理环境而容易滋生寄生虫病和传染病等。

(二)社区社会经济文化因素

同一个社区的居民,往往有类似的经济文化水平,对他们的健康存在共同的影响因素。由于经济文化水平的相近,他们存在对健康相似的认知,并在日常生活交往中相互影响。某种共同的社会因素成为一种致病因子时,也会对社区居民产生共同的影响。例如:某个特殊职业单位职工及其家属聚集的社区,可能会高发职业相关性疾病;拥有特定风俗习惯的社区,会高发因不良习惯而引起的某种疾病。低经济文化发展地区，居民因缺乏健康意识和良好的卫生习惯而导致传染性疾病高发；高经济文化发展地区，因快节奏的生活方式和较大的工作压力及强度，精神紧张相关性疾病高发。如果一个社区内开设了“地下”不良网吧，会引诱该社区的青少年沉迷于黄色网站或网络暴力游戏，引发青少年的心理问题；而社区良好的文化氛围，会引导居民以健康的方式放松身心，丰富业余生活，以保持健康心态。同样，文化发展水平高的社区，居民因文化水平高，往往对自己的健康比较关注，易于接受全科医生的健康生活方式指导，对医生的建议依从性高；而居民文化水平普遍偏低的社区，居民对医生健康生活方式指导的接受程度相对偏低，居民的从医性较低。

（三）社区组织因素

社区组织是社区中的活跃力量，是联系社区居民的重要纽带。社区组织包括社区文化团体、城市社区居委会、社区积极分子队伍等。各种各样的文体社区组织活跃在社区的街头巷尾、文化广场、公园和活动中心，极大地丰富了社区的业余文化生活。对社区居民沟通交流、业余锻炼和健康生活方式的促进方面堪比全科医生对居民健康生活方式的宣教。

（四）社区人口因素

社区人口数量往往与人们的经济生活水平相关。人口密度高，往往代表着自然、生活环境好，经济水平高，这样地区的人们的健康水平也高。人口密度低，可能是因自然条件恶劣，经济落后，生活环境差引起，这样的地区往往因为缺乏教育和卫生资源，使居民健康受到影响，如边远的山区农村等。另一方面，人口质量和再生产的速度在某种程度上也决定着人们的生活水平和生活质量，影响着人们的健康。如人口过于稠密则会引起人口质量下降、生活空间拥挤、公共卫生设施不足、资源贫乏、人际关系紧张、家庭问题增多和卫生服务明显不足等问题，影响社区的健康状况。

三、社区卫生服务与社区健康影响因素的关系

社区卫生服务是指全科医生将卫生服务工作着眼于所服务的全社区。只有全面了解影响社区健康的因素，才能更好地维护和促进本社区的整体健康。

（一）对不良健康影响因素的干预与应对

（1）在能力范围内，解除或降低不良健康影响因素的作用。

（2）当本身能力不能解除或降低不良健康影响因素的作用时，充分了解本社区居民的疾病倾向性，做好对患者的早预防、早诊断、早治疗。

（二）充分利用社区健康促进因素

维护、促进社区整体的健康，全科医生团队的力量是相当有限的。成功的全科医生队伍会充分利用社区健康促进因素。如发现社区青少年频发心理健康问题与社区地下不良网吧有关，全科医生没有权利取缔地下网吧，但是可以反映给相关部门如社区居委会。全科医生指导健康生活方式，对于从不到社区中心或社区站看病的居民可能会鞭长莫及，但是可以通过社区积极分子，或社区业余文体组织帮助宣传。对于从医性不好，和对自己的健康不够关注的居

民，发动该居民周围的邻里帮助宣传、监督。全科医生团队如果能很好地利用社区健康促进因素，正确引领，将起到事半功倍的作用。

第二节　社区为导向的基层医疗

一、社区为导向的基层医疗的概念内涵

社区为导向的基层医疗(COPC)是指将个人为单位，治疗为目的的基层医疗与以社区为单位、重视预防保健的社区医疗两者有机结合的基层工作。

COPC 的概念于 20 世纪 70 年代初，由南非医生 KarkSL 首次提出。他和他的工作团队在南非和以色列应用流行病学、社会医学、心理学、临床医疗等方法进行社区卫生服务需求评估后，为当地社区提供综合性的预防、治疗和健康教育等服务，取得了良好效果。在他将这一工作及成果予以报道后，COPC 的概念、方法随之被引入美国、英国及其他国家，得到广泛认同。COPC 计划在许多国家的基层医疗单位得以实施。

COPC 是全科医学不同于其他专科专业的独特理念。即全科医生在重视社区居民个人医疗照顾的同时，更要关注社区全体居民的整体健康，以努力解决社区的主要健康问题为己任。例如，高血压的防治，就个体医疗照顾而言，要定期监测血压，嘱患者按时服药，并根据血压情况调整降压药的种类及剂量，同时对患者的饮食及生活方式进行健康指导，定期体检，预防心脑血管并发病。而对于社区医疗而言，则要通过分发健康处方等各种手段广泛宣传高血压的危害性，提供免费测量血压的方式进行人群血压的普查，及早发现高血压患者，广泛宣传健康生活方式，宣传低盐饮食、适量运动，重点关注高危人群等。

COPC 内涵的三个基本要素：一个基层医疗单位，一个社区内特定的人群，一个明确的解决社区主要健康问题的实施过程。

二、社区为导向的基层医疗的实施过程

该社区死亡率、患病率统计见表 9-1。

表 9-1　2003～2005 年××××社区居民死亡率(1/10 万)及死因顺位

疾病	2003 年	2004 年	2005 年	2006 年
心脑血管疾病	71.40(第二位)	160.70(第一位)	118.49(第一位)	33.86(第一位)
肿瘤	71.40(第二位)	53.57(第二位)	101.57(第二位)	8.46(第三位)
呼吸系统疾病	107.10(第一位)	30.61(第三位)	16.93(第三位)	25.39(第二位)
糖尿病	8.92(第四位)	7.65(第四位)	16.93(第四位)	0(第四位)

从以上数据可以看出，该社区已进入老龄化的社会，且弱势群体比例较大。经过走访调查，发现这些人或因经济困难，看病无法报销，所以有病不看；或因家中长期无子女予以经常性的照顾，又因为自身行动不便，就医性差，血压长期处于没有监测的状态，大部分人很少测量

血糖。

从四年总趋势看，心脑血管疾病死亡率呈先升高后下降趋势，但在近三年中一直高居首位。说明通过历年对心脑血管疾病的干预，效果比较显著，但是仍任重道远。糖尿病所致居民死亡率有升高趋势，需予以重视。而在分年龄段患病情况统计中，60 岁以上老人是患慢性病的主要人群，故应成为慢病干预的主要对象。

基于以上分析，应针对老年人及弱势群体制订社区慢性病干预计划，对行动不便的居民开展定期上门服务，监测血压、血糖，宣传健康生活方式。对弱势群体适当在经济上予以特殊照顾，给予他们更多的就医机会，提高他们的从医性。

结合以上案例，总结 COPC 的实施过程如下。

1.确定社区以及社区人群

COPC 实施的对象应该是全科医生所在团队服务的社区内人群整体，其中包括经常到社区站或社区中心看病的患者群，同时也包括不经常来看病，甚至从未看过病的人群。全科医生应该关注社区人群整体的健康问题，从而达到维护、提高社区整体健康水平的目标。

2.通过社区诊断，确定社区主要健康问题

运用流行病学、卫生统计学等方法，收集社区相关人口学资料，并统计患病率、发病率、死亡率、疾病顺位等情况，以及居民对常见疾病和相关健康生活方式的知、信、行等方面的信息，综合评价一个社区存在的主要健康问题。

3.确定需优先解决的健康问题并制订社区干预计划

在确定了社区主要健康问题的基础上，综合考虑社区内可利用的资源，确定在社区主要健康问题中，哪些问题是能够解决的，且成本效益比例合理，能够接受。将这些问题列为本社区需优先解决的健康问题，制订相应的干预计划。

社区干预计划应包括明确的目标、干预人群（如高血压患病及高危人群）、干预的时间、具体措施、负责人及具体实施团队、协助单位、监督及效果评估方案等。社区干预计划一定要有可行性，目标具体，易于操作，责任到人。

4.计划实施

应充分利用社区资源，调动社区居民的积极性，挖掘相关社区组织广泛参与。要做到这一点，必须注意进行广泛的宣传，与相关社区组织加强联系与沟通，动员社区组织积极配合。同时，也让实施目标人群充分认识到存在健康问题的危害性，和干预计划能达到的效果，树立信心，提高他们的从医性。

在计划实施过程中，发挥团队合作精神是十分必要的，团队合作不仅仅包括全科医生团队之间的合作，也包括医护之间，医务工作者与社会工作者、管理者之间，甚至包括医务工作者与社区业余文体组织和积极分子之间的密切合作。

计划实施过程中，应注意质量的监控，和定期的过程评价，发现问题及时调整实施方案，以保证干预计划实施的效果。

5.效果评价

项目评价是实施 COPC 的最后一步,根据项目确定的目标,对整个项目的各项活动的发展和实施、效率、效果、费用等进行分析比较,判断项目目标是否达到以及达到的程度,并据此决定是否需要进一步改进和调整项目的实施计划。COPC 的项目评价包括过程评价、效果评价和效应评价。

过程评价贯穿于整个项目的每一个阶段之中。其目的是通过监测和评价各阶段活动的进展情况和效果,进行信息反馈,及时了解项目进展,调整计划。

效果评价主要是评价干预计划是否达到预期目的,以评价近期效果为主,即项目执行后的直接效果。采用的评价指标如居民知、信、行等方面的改善,居民的满意度,计划实施的成本效益分析结果和效果分析结果。

效应评价是评价项目实施后的最终作用,即项目执行的长期效果,如患病率或健康状况的改变,人们的生命质量是否得到改进等。

对 COPC 项目来说,主要应强调过程评价和近期效果评价。评价应包括计划实施后正面和负面的影响,也应包括总体评价和分类别评价。

整个实施过程是一个周而复始的循环,通过不断循环往复,逐渐提高整个社区的健康水平(图 9-1)。

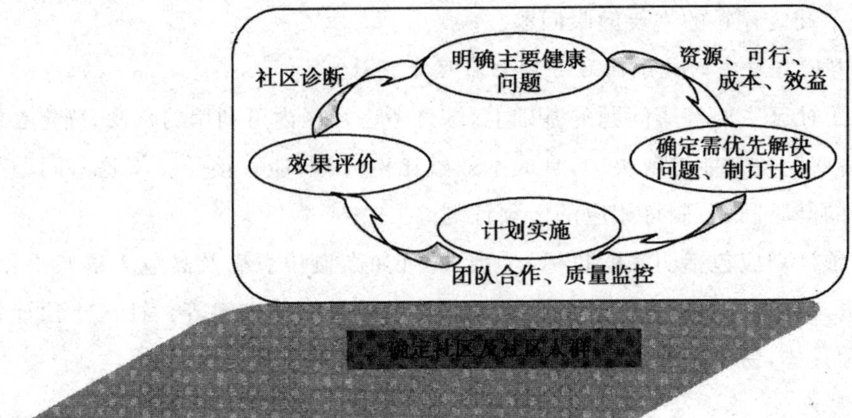

图 9-1　COPC 的实施过程

三、社区为导向的基层医疗的发展阶段

全科医疗由单纯的医疗服务发展到 COPC 模式,经历了一个渐进的发展过程,分为 5 个发展阶段。

0 级:无社区的概念,未开展 COPC,不了解所在社区的健康问题,只对就医的患者提供非连续性的照顾。

1 级:对所在社区的健康统计资料有所了解,但缺乏社区内个人健康问题的资料,根据医生个人的主观印象来确定健康问题的优先顺序及解决方案。

2 级：对所在社区的健康问题有进一步的了解，有间接调查得到的社区健康问题资料，具备制订计划和评价的能力。

3 级：通过社区调查或建立的个人健康档案资料，已掌握所服务社区 90％以上居民的个人健康状况，针对社区内的健康问题已采取对策，但缺乏有效的干预策略。

4 级：对社区内每一居民均建立个人健康档案、家庭健康档案，已采取有效的预防保健和疾病治疗措施，建立社区内健康问题资料的收集渠道和评价系统，具备解决社区健康问题的能力和协调管理社区资源的能力。

四、开展社区为导向的基层医疗的意义

COPC 管理模式，从社会医学的角度出发，在个人医疗工作的基础上，结合居民健康信息管理，确定本社区最突出的健康问题，有的放矢地着眼于社区整体进行预防工作。经常通过促进大规模人群健康行为、健康生活方式的手段，来达到提高社区整体健康水平的目的，即对高危人群“无病防病”，针对患者群“有病防残”。在 COPC 的实施过程中，全科医生扮演了医疗者、领导者、协调者、教育者、监督者、管理者等多种角色。

五、COPC 实施中困难与障碍

COPC 的实施需要团队合作，需要社区参与，充分体现了全科医疗的综合性和协调性的服务，是全科医生提供完整的社区健康照顾的重要手段。在 COPC 的实施过程中会出现许多困难和障碍，主要体现在以下几个方面：①经费补充困难；②对 COPC 的概念认识不清，全科医生提供 COPC 的服务能力不足；③相关机构、组织，如政府及行政管理部门、各级医疗卫生服务机构、社区管理部门、社区居民等因缺乏统一认识，相互之间协作精神差。

第三节　社区卫生诊断的基本内容与方法

一、社区诊断的概念

如前文所述，当需明确社区主要健康问题时需要用到社区诊断。所谓社区诊断，也称社区卫生需求评价，是社区卫生工作者运用社会学、人类学和流行病学的研究方法，收集社区卫生状况、社区居民健康状况、社区卫生资源、社区居民需求以及卫生服务提供与利用情况，发现存在的主要健康问题，确定需要优先解决的社区主要卫生问题的过程，为进一步制订社区卫生服务干预计划提供科学依据。

二、社区诊断的目的及意文

医生为患者个体提供医疗服务时，在医生开具处方、制订诊疗干预计划之前，必须充分了

解病情，做出诊断。相似于个体医疗服务，全科医生在为全社区提供医疗服务时，在做出社区干预计划之前，也需要充分了解全社区的健康状况、社区需求及可利用资源，做出需求评价，即社区诊断。

社区诊断的目的包括以下几方面：

(1)分析社区存在的主要卫生问题，并在掌握社区的家庭结构，生活周期及功能，社区居民对保健的知、信、行等方面信息的基础上，分析问题的原因及其影响因素。

(2)在分析出社区主要卫生问题的基础上，进一步明确社区居民的卫生服务需求与需要。

(3)结合分析社区可利用卫生资源及其他资源，综合考虑经济投入与卫生效益的性价比，确定社区需解决问题的优先权。

(4)为将要实施的社区卫生干预计划提供必要的具体信息资料。

三、社区诊断的基本内容

(一)社会学诊断

1.社区特点

①社区类型：居民社区、企业社区、城市社区、农村社区、生活社区、功能社区；②地形、地貌、地理位置；③自然资源；④风俗习惯；⑤宗教状况及其影响程度。

2.社区自然环境状况

如自来水普及率，周围环境的污染情况，家庭或工作地点的卫生状况，居住条件等。

3.社区人文社会环境状态

如教育水平、家庭结构分布、宗教信仰、传统社会风俗习惯、社区文化生活基本状况等。

4.社会经济状况

①人均收入和消费支出构成；②医疗费用支付方式和比例；③社区的社会、经济发展状况等。

5.可利用社区资源

包括公共设施，医疗机构(医院、卫生院、诊所)，防保机构(防疫站、保健院)，疗养院，福利机构，社区组织，人力资源(医生、护士、药剂师、营养师、社区志愿者、积极分子)，社区意识，社区行动能力等。

6.卫生服务需求与群众满意度

居民对卫生服务的需求与利用情况，如门诊与住院的需求及利用，就诊主要问题的构成与顺位等；卫生服务的及时性、可及性和群众的满意度。

(二)流行病学诊断

(1)社区人口学特征：包括人口数量、性别比、年龄组成、人口自然增长率等。

(2)传染病、慢性非传染性疾病、各类伤害的发病率，死亡率(新生儿死亡率、婴儿死亡率、孕产妇死亡率、年龄别死亡率)，死因构成和死因顺位等。

(3)居民疾病现患情况：人群慢性病现患率及其顺位；居民两周患病情况分析；年龄、性别不同病因住院率与平均住院天数；年龄、性别不同病因就诊率与日门诊量排序。

（三）行为诊断

（1）社区居民关于慢性病的知识、态度、行为现状。

（2）社区居民的健康影响因素：包括社区居民的不良行为，如吸烟、饮酒；生活方式，如不合理膳食结构、不参加体育锻炼；高危人群的主要危险因素，如超重、高血压、高血脂、生活与工作的紧张、性格特征及健康信念、就医习惯等。

四、社区诊断的方法与步骤

（一）社区诊断的准备

1.成立工作小组

社区诊断工作是需要团队合作的工作。在准备做社区诊断前需要先成立一个工作小组，指定主要负责人，同时明确小组成员及个人的分工。

2.提出工作方案

工作小组在开展社区诊断工作之前，应该集中讨论，首先明确此次社区诊断的目的、目标人群、内容、方法，提出一个切实可行的工作方案，并做好培训和相关准备工作。

（二）社区诊断的实施

1.收集资料

如同个体医疗时通过问诊、体格检查、辅助检查等手段收集资料一样，社区诊断的第一步也是收集各种有用的资料，根据社区诊断的目的不同主要包括以下几个方面的信息：

（1）社区健康状况资料：包括患病率、发病率、疾病别发病率、死亡率、死亡原因、死亡顺位、平均期望寿命等。

（2）卫生资源情况资料：包括卫生服务的覆盖率、公平性、可及性（医疗卫生机构的数量与分布、卫生技术人员的数量与结构）等。

（3）社区卫生服务利用情况：包括就诊人数、住院人数、住院率、平均住院日及影响门诊和住院利用的因素等。

（4）居民行为、生活方式资料：包括就医习惯、不良行为、生活方式、药物滥用、健康危险因素、健康意识、健康信念等。

（5）有关社区人口学信息：包括人口数、性别、年龄结构、职业分布、文化程度、重点人群和高危人群的特征等。

（6）社会和经济指标信息：包括经济收入、就业、生活环境与条件、业余文化生活等。

（7）社区背景信息：包括地理位置、自然资源、交通、风俗习惯、政府机构分布等。

收集资料的来源与方法：对于人口学统计资料、某些社区健康状况资料（死亡率、死亡原因、死亡顺位等）、社区经济指标、社区背景信息、卫生资源情况等，可利用公安部门、居委会、医疗机构现有的统计资料，或是参考定期普查资料；其他某些社区健康状况资料（患病率、发病率、疾病别发病率)，可利用现有的社区健康档案进行统计，如果全科医生现有完备的电子健康档案系统，且社区 COPC 已发展到第 4 级“为每一个居民都建立了健康档案”的程度，这部分资料较易获取；对于社区卫生服务利用情况，可充分利用日常就诊记录获取相关资料；对于有关居民行为、生活方式的资料，可采用专项调查的方法获得，研究方法可包括参与性观察、深入访谈、专题小组讨论、选题小组讨论等，也可采用问卷调查法。

2.分析社区主要健康问题，提出初步的卫生服务需求

在充分收集有关资料的基础上，分析本社区存在哪些健康问题，及其各自的重要程度。在此基础上，确定本社区的卫生服务需求是什么。

3.确定社区需解决健康问题的优先权

结合社区存在健康问题的急迫性，现有可利用资源的可及性，健康干预的投入与产出相比的效益性，确定本社区最优先需解决的健康问题。

4.提出社区健康干预方案

经过团队讨论，在充分考虑到可行性的基础上，制订出一个社区健康干预方案。

5.写出社区诊断报告

将收集的资料结果、对健康问题的分析、确定下来的需优先解决健康问题的结果，及讨论决定的社区健康干预方案撰写下来，即形成社区诊断报告。

第十章　以预防为导向的健康照顾

第一节　预防医学的概述

一、预防医学

（一）概念

预防医学是医学的一个分支。它以人群为主要研究对象，应用环境医学、生物医学、临床医学和社会医学等有关学科的理论，以及流行病学、卫生统计学、毒理学等原理和方法，研究自然环境和社会环境因素对健康的影响及其作用规律，并通过制订有效的疾病预防、控制措施，对影响健康的主要危险因素进行有效的干预，以达到预防疾病或伤害、保护及促进健康的一门综合性学科。

（二）特点

预防医学的工作对象包括个体和群体，主要关注健康人和无症状患者，采取积极的预防措施；研究方法上注重宏观与微观相结合，重点对人群健康和疾病与环境的关系研究；与临床医学相比，所采用的预防对策具有更大的人群健康效益；预防医学重视与临床医学的结合，将疾病预防的理念和措施整合于临床治疗过程中。

（三）预防医学的发展及观念转变

18 世纪初期世界范围内传染病流行，鼠疫、霍乱、天花等烈性传染病成为危害人群健康的主要疾病，预防医学的主要任务为寻找传染源、传染途径及易感人群，通过群众性卫生运动和卫生立法来控制疾病的流行。在战胜鼠疫、霍乱、天花等烈性传染病的过程中，人类逐步认识到隔离检疫、安全用水、垃圾粪便无害化处理、免疫接种等社会性预防措施效益远远高于个体预防，只有开展大规模的人群预防，提高人群的健康水平，才能有效减少或者消除传染病的发生。人类预防的概念从个体防病治病扩大到社会群体性预防，这种医学观念的明显转变称为第一次卫生革命。通过第一次卫生革命，预防医学形成较为完善的体系，大幅降低了当时严重威胁人类健康的各类传染病和寄生虫病的发病率和死亡率。

20 世纪 40 年代以来，由于大规模实施环境卫生措施以及开展人群预防接种，传染病的发病率和死亡率均有明显下降。随着城市化和工业技术的不断发展，人们的工作方式和生活方式发生了显著变化，心脑血管疾病、恶性肿瘤等慢性非传染性疾病发病率明显增加。另一方面，由于现代社会生活和工作压力增加，精神卫生及心理健康问题日益突出，各国疾病谱和死因谱均发生明显变化。研究发现，大多数慢性病的危险因素与个体的生活方式与行为因素密切相关。通过减少或去除相关危险因素，培养健康行为，可控制慢性病的发展。预防医学必须从以公共卫生人员为主体的预防发展为以临床医生为主体的预防，由单一的卫生部门、政府负责发展为个人负责的主动预防，从单一的群体预防发展为全社会的综合性预防。预防医学的这一重大转变称为第二次卫生革命，自此，预防医学进入了整体性预防阶段。

然而，预防医学的革命还任重而道远。我国重大疾病预防控制任务十分艰巨，据调查统计，目前我国传染病患病人数仍居高位，乙型肝炎病毒携带者高达 9300 万人，结核病年发患者数约 130 万，占全球年发患者数的 14％，位居全球第二位。在不少农村地区，地方病和寄生虫病、肠道传染病、微量营养素缺乏等仍未得到有效遏制。非典、人感染高致病性禽流感、人类免疫缺陷病等新发传染病的出现，又进一步加重我国疾病预防控制工作的难度。另一方面，高血压病、糖尿病、恶性肿瘤、心脑血管疾病等患者数也在不断增加，已成为威胁人民健康的主要病种，我国卫生工作面临慢性病和传染病发展的严峻形势。此外，目前全国有重性精神障碍者约 1600 万人，精神疾病在中国疾病总负担中排名居首位，约占疾病总负担的 20％，精神卫生问题成为我国的重大公共卫生问题。

在医疗卫生服务过程中，临床医务工作者实施预防与治疗一体化的综合性保健服务已成为当今医学服务的最佳模式，服务于社区的全科医生由于自身的优势，已成为社区预防的积极参与者、个体预防的主力军。临床预防与医疗保健一体化的发展趋势，要求医生尤其是全科医生诊治每一位患者时都必须体现预防观念，在临床诊治的同时对患者提供与健康相关的预防性保健措施。只有这样，才能满足社区居民的健康需求，在我国慢性病的预防控制中发挥更大作用。

二、三级预防

临床预防根据其内容和目的，可分为一级预防、二级预防和三级预防。

（一）一级预防

一级预防又称病因预防或发病前期预防，是指在疾病尚未发生时所采取的预防措施。一级预防的主要目的是消除疾病的危险因素，其主要措施包括根本性预防措施、针对个人和群体的预防措施、针对社会和环境的预防措施。

根本性预防措施是从全球性预防战略和各国政府政策与策略角度考虑，制订与实施针对经济、文化、卫生、法规等方面的措施。例如为了保障人民健康，我国先后颁布并实施《中华人民共和国传染病防治法》《中华人民共和国食品卫生法》等法规。

针对个人和群体的预防措施包括特异性措施和非特异性措施两方面。非特异性措施主要有婚姻与生育咨询、健康教育与健康促进等，而免疫接种则属于特异性措施。

针对社会和环境的预防措施包括通过各种法规、卫生标准及公共政策的制订，对水源、土壤、大气的环境保护采取措施，保障食品安全，创造和维护有利于个体健康的自然条件和社会条件，减少致病因素对人群健康的影响。

（二）二级预防

二级预防又称临床前期预防，即在疾病的临床前期，做好早期发现、早期诊断、早期治疗的“三早”预防，以阻止疾病的发展和恶化。

慢性病多为致病因素长期作用而发生，且其发展过程较长。因此，对于处于临床前期有可能逆转的疾病，早期发现尤为重要，例如子宫颈癌从原位癌发展到浸润癌的时间，可长达十几年，一般也要5～8年。宫颈癌越早诊断，治疗预后越好。再如对新人学的大学生进行X线胸片检查，进行结核病筛检，也属于二级预防。

早期发现疾病可通过普查、周期性健康检查、筛检、自我检查及高危人群重点项目检查等进行。实现早期诊断和早期治疗，需要全科医生将发现的患者有效地导入至专科医疗，并协助其他专科医生实现对患者的进一步诊断和治疗，如与患者和家属沟通，让其理解目前的病情及进一步检查诊断和治疗的目的、意义、方法等。

对于传染病，早发现和早诊断有助于患者得到及时隔离和治疗，防止和减少周围人被感染的可能性。传染病除做好早发现、早诊断和早治疗，还需做好疫情早报告及患者早隔离。传染病确定诊断（或疑似诊断）后，应按有关规定通过互联网向卫生防疫机构进行传染病报告，这也是二级预防的重要内容。

（三）三级预防

三级预防又称临床预防，是指在疾病的临床期对患者采取积极的对症治疗和康复治疗措施，及时有效防止病情恶化，预防并发症及残疾，最大限度地改善患者的生活质量，延长生存期，并降低病死率。

对不同类型的疾病，有着不同的三级预防策略。在三级预防策略中，一级预防最为重要。一级预防是积极、主动、经济、有效的预防措施。预防接种作为控制多种传染病的措施，已成为一级预防的成功典范。有些疾病病因明确，且为人为因素所致，如医源性疾病、职业因素所致疾病等，如能控制其发生，处理措施得当，一般能获得较好效果。但更多的疾病病因为多种因素影响，如能按其特点，通过筛查，及早诊断及治疗，则预后相对较好，如心脑血管疾病、代谢性疾病等，除了解其危险因素、致力于一级预防外，还应兼顾二级和三级预防。

三级预防措施的落实，可根据干预对象是个人还是群体，而分为临床预防服务和社区预防服务。临床预防服务是在临床场所，以个体为对象实施的个体预防干预措施，其预防服务实施的主体是临床医务人员。社区预防服务是以社区为范围，以群体为对象开展的预防工作，其预防服务实施的主体为公共卫生人员。在医疗卫生队伍中，临床医务人员占了大多数，他们是三级预防的主体力量。如何在临床医学生中开展以社区为导向的预防医学教育，提高医学生的预防保健能力，弥合临床医学与预防医学之间的“裂痕”，将是今后医学教育的主要任务。

三、临床预防及其特点

（一）概念与意义

临床预防又称个体预防，是指在临床条件下，由临床医务工作者（包括医生、护士等）向患者、无症状患者及健康人提供的融预防、医疗、保健、康复等为一体的综合性卫生服务。

临床预防主要针对慢性病防治过程中的缺陷与不足而提出。世界卫生组织（WHO）在《公共卫生的新挑战》中举了一个非常生动的"想想上游情景"的例子：医务工作者相当于一位站在急流边上的救护员，当看到沿河而下的落水者（患者）时，救护员就跳下去把他们救上来；接着，又有另一名落水者沿河出现了，救护者又一次跳下水救人。问题是，救护员整天忙于救护上游漂下的落水者，而没有时间走到上游去看看，为什么有那么多的人掉到水里去？针对这些原因，应该采取哪些措施？如果不到上游去解决落水者的根本问题，那么他们的救护工作将徒劳无功。预防医学专家经过研究，提出了临床预防的概念，它要求医生除了做好合格的"救护员"外，还要学会如何避免人们落水，即进行慢性病的病因预防。

全科医生在医疗服务过程中，应针对就医者存在的主要卫生问题开展健康咨询及教育，帮助就医者建立健康的生活方式，以有效减少和阻止疾病的发生；要利用就医者诊疗的机会，通过简便的检查，及时筛查出无症状患者，及时阻止慢性病的进程，进而提高慢性病的治疗效果。临床预防已成为一项基本的、必需的全科医疗卫生保健服务。

（二）内涵与特征

临床预防是在临床环境下一级预防和二级预防的结合。在具体的预防措施上，它强调纠正人们不良的生活习惯，推行临床与预防一体化的卫生服务。临床预防的特征是以临床医务工作者为主体，主要针对慢性病的临床个体化预防，强调患者、家庭和社会共同参与，注重一级预防与二级预防的紧密结合，并且是以个人主动负责为主的预防。临床预防与预防医学相比，更多采用临床医学的方法和手段，针对个体进行预防服务，很少使用群众性运动来达到目的。

（三）意义

1.提高临床疗效

慢性病如糖尿病、高血压等如不能早期发现或者积极治疗，晚期将会出现糖尿病肾病、高血压性心脏病等严重并发症，治疗效果差，费用高。但如能对糖尿病、高血压进行早期干预，不仅疗效显著，并发症少，生活质量亦较高。

2.合理降低医疗费用

慢性病晚期治疗费用最为昂贵，沉重的经济负担使家庭及社会不堪重负。开展临床预防服务可带来良好的成本-效益和成本-效果，可降低慢性病的医疗费用，减轻家庭和社会的经济负担。

3.提高人群生活质量和期望寿命

应用重点人群筛查的方法，在健康人群中发现无症状患者，对于降低发病率和病死率以及减少伤残率均有重要意义。例如，宫颈癌 0～1 期手术治疗的 5 年生存率达到 75%，而 4 期的 5 年生存率仅有 14%左右。通过临床预防手段可做到早发现、早诊断、早治疗，提高人群生活质量和期望寿命。

4.符合我国现行医疗体制改革要求

我国目前要全面推进医疗改革，完善医疗保障体制，解决“看病难、看病贵”的社会难题。临床预防服务强调改变人们的行为与习惯，早发现、早诊断及早治疗疾病，不仅能较好控制医疗费用，而且显著减少各种慢性病及其并发症的发生，与我国医疗体制改革要求一致。

（四）全科医生从事临床预防优势

1.能力优势

全科医生所接受的教育和训练，使得他们不但掌握临床医学知识与技能，同时具有预防保健知识与技能，如健康教育、行为干预、协助诊治以及康复治疗等，为开展临床一级、二级和三级预防奠定了良好的基础。

2.角色优势

对于患者与家庭而言，全科医生既是医生，又是健康监护人、教育者、咨询者和卫生服务协调者。全科医生的多重卫生服务角色，有利于他们为居民提供临床预防照顾。对于社区或社会而言，全科医生不仅是其中的成员，还是社区健康的组织与监测者，以及服务团队的管理者和社区卫生服务的中坚力量。全科医生在社区的特殊地位，有利于开展相关资源的协调工作，有效利用家庭资源、卫生资源和社会支持，保障患者得到更有效的诊疗和康复。

3.职责优势

全科医生为居民提供协调性照顾、综合性照顾、社区健康照顾、家庭健康照顾、临床预防照顾等，皆含有疾病的临床预防内容。所以，全科医疗的基本原则和全科医生的职责，也有利于他们开展临床预防服务。

4.关系优势

全科医生长期工作在社区基层医疗机构，与居民保持着密切的接触，熟悉社区环境和居民的生活习惯，有利于对患者、高危人群及其家庭开展深入的健康教育和行为干预。全科医生与患者及其家庭保持着良好的医患关系，有助于利用这种依从性高的朋友式医患关系，以及实施对高血压病、糖尿病、恶性肿瘤等的早发现、早诊断、早治疗和晚期患者的康复治疗。

（五）全科医生所需的预防医学服务知识和技能

为了有效开展临床预防服务，医务人员应掌握以下相应的临床预防知识和技能：①社区常见疾病的健康咨询和健康教育知识；②评价和鉴别个体疾病的危险因素；③应用生物医学、行为学和环境学的方法，为消除或减少疾病的危险因素进行干预；④对重要疾病筛查的知识及技能；⑤个性化疾病预防干预措施的制订与实施；⑥临床诊疗活动的组织与管理；⑦对社区及其他人群实施危险因素评价，并采取有效措施减少人群健康危险因素；⑧评估用于减少个人和社区危险因素技术的有效性。

（六）临床预防服务原则

1.重视危险因素的搜集

应在全面搜集个人信息、体检资料及实验室检验结果的基础上，进行危险因素的分析和评估。

2.强调患者的作用

医务人员应尊重患者的选择，鼓励医患双方共同参与决策，以作出最佳选择。在临床预防中，尤其在一级临床预防中，个人的作用是非常大的。医务人员应向患者提供与行为有关的危险因素信息，鼓励他们作出改变不良行为生活方式的具体建议和策略。

3.做好健康教育与健康咨询工

无症状的患者不会主动就医，应对他们采取积极的措施开展健康教育和咨询工作。研究表明，通过健康教育、咨询与指导，改变人们的不良行为生活方式，是最有效的预防干预手段。

4.选择合理有效的临床预防方法

应重点针对发病及伤残严重的主要疾病和与疾病密切相关的行为因素，如酗酒、吸烟、药物滥用、缺乏体育锻炼等进行一级预防干预。同时，加强疾病的早期筛查，根据个体不同性别、不同年龄和不同危险因素，选择合适的筛查方法，使其花费较少的资源获得较大的效果和效益。

5.临床预防不应局限于诊所和医院

患者就诊时可接受临床预防服务，健康人群也应接受定期的检查和筛查，后者的效果和效益可能会更好。

第二节　全科医疗中常见的临床预防服务

一、健康咨询

（一）概念

健康咨询是指通过收集求医者的健康危险因素，与求医者共同制订改变不健康行为的计划，督促求医者执行干预计划等，促使他们自觉采纳有益于健康的行为和生活方式，减轻或消除影响健康的危险因素，预防疾病、促进健康、提高生活质量。健康咨询是在临床场所，尤其是初级卫生保健场所帮助个体和家庭改变不良行为最常用的一种健康教育方式，是临床预防服务中最主要的内容。

（二）基本原则与要求

1.建立良好关系

取得咨询对象的信任，建立良好的合作关系，是完成咨询并取得良好效果的前提。

2.保护隐私

咨询者可能被告知许多个人的隐私问题，如不能做到保守秘密，不仅可能使咨询对象遭遇麻烦，而且会导致信任危机。因此，咨询者一定要替咨询对象严格保守秘密。

3.调动积极性

对咨询对象的感受表示理解，充分调动其自身积极性，鼓励其找出最适合自己的解决问题的办法。

4.尽量提供信息服务

努力让咨询对象明白行为因素与健康之间的关系，只有确定了它们之间的关系，才有可能采取相应的措施。

5.找出障碍

与咨询对象一起，分析所面临的主要障碍，并制订相应对策。

6.取得承诺

取得咨询对象对改变行为的承诺是非常重要的，受咨询对象一旦有了承诺，往往会尽力去履行其诺言。

7.选择性干预

造成一种不良行为的因素可能是多方面的，不能期望通过咨询控制所有的影响因素。咨询的关键是首先要搞清这些影响因素，然后选择主要的、干预有效的危险因素进行干预。

8.帮助制订改变行为的计划

列出较为周密的计划表，不但可为咨询对象提供活动指南，而且可及时地进行监督和评价。

9.综合干预

干预措施要因人而异，总体上应采取综合性干预措施，调动家庭、单位和社会等共同参与。

10.加强随访和监督，及时发现问题并采取相应措施。

（三）方法

健康咨询的方法可表述为“5A”模式。SA模式是医务人员在临床场所为患者提供健康咨询的五个基本的步骤。

1.评估

评估病情、技能、知识、自信心等。

2.劝告

提供有关健康危害的相关信息、行为改变的益处等。

3.共识

对个人健康目标的设定表示赞同，共同设定某个改善健康行为的目标。

4.协助

为患者找出行动可能遇到的障碍，帮助其确定正确的策略、技巧或方法等。

5.安排随访

明确随访的时间、方式和行动计划。

“5A”模式适用子几乎所有行为改变的健康咨询,但在进行不同行为改变的咨询时,其每个步骤的干预内容有所不同。由于人们的行为可处于行为改变的不同阶段,在实施“SA”模式时,可以从任何一个步骤开始(图 10-1)。

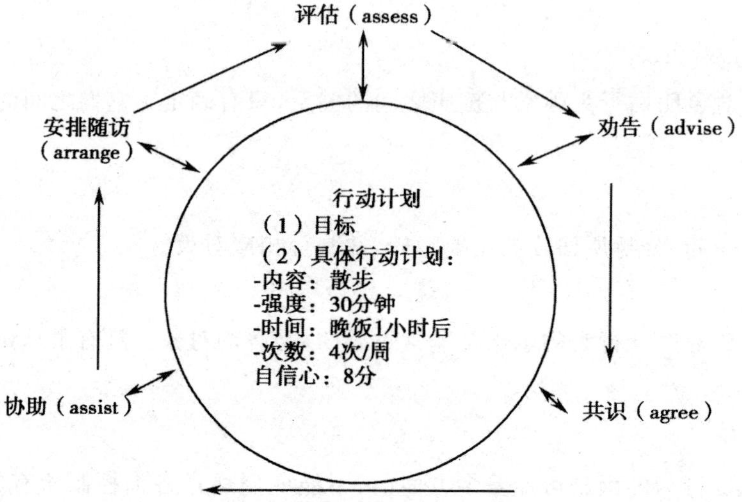

图 10-1 健康咨询的“5A”模式

二、病例发现

病例发现又称机会性筛查,是指在全科医疗应诊过程中,根据患者的特点,针对性运用体检或辅助检查,发现患者就诊直接原因以外的其他疾病。例如,一名 45 岁男性患者因咳嗽就诊,全科医生可根据其明显肥胖和高血压病家族史等特点,给予检查血压、血糖、血脂和肾功能以及进行心电图检查等。病例发现是全科医生在门诊中易于执行的早期诊断措施,对疾病的预防可收到事半功倍的效果。

2005 年全国子宫颈癌协作组对全国 14 家医院门诊宫颈癌机会性筛查结果进行分析,结果发现,对 202231 例患者进行机会性筛查,共检出宫颈癌前病变 5146 例(2.54%),宫颈癌 1134 例(0.56%),疾病检出率远高于同期人群普查结果,提示提高医疗卫生机构宫颈癌机会性筛查的质量与覆盖面,可大幅度提高我国宫颈癌筛查及早诊断和早治疗的覆盖率,最终达到降低宫颈癌发病率及死亡率的目的。

三、疾病筛查

(一)概念

疾病筛查是指运用简便、快速的体格检查、实验室或其他辅助检查方法,在健康人群中发现有健康缺陷的个体或未被识别的患者。筛查的目的是在危险人群中筛出疾病的早期患者,以便早期诊断，及时进行治疗。

（二）应用原则

①被筛查的疾病或缺陷是当地重大的卫生问题；②对被筛查的疾病有进一步确诊的方法和条件；③对发现并确诊的患者和高危人群有条件进行有效的干预和治疗，并有统一规定的治疗标准；④被筛查的疾病或某种危险因素有可供识别的早期症状和体征或检测指标；⑤筛查试验必须快速、简便、经济、安全、可靠、有效并易为群众接受；⑥有保证筛查计划顺利完成的人力、物力、财力和良好的社会环境条件；⑦有连续而完整的筛查计划，能按计划定期进行；⑧要通盘考虑整个筛查、诊断和治疗的成本及收益问题；⑨筛查计划应能为目标人群接受，有益无害，尊重个人的隐私权，制订好保密措施。

（三）部分筛查项目

1.高血压病筛查

高血压病是最常见的心血管疾病，不仅患病率高，而且可引起严重心、脑、肾等并发症，是心血管疾病和脑卒中的主要危险因素。

筛查方法：定期血压监测。在住所附近的社区卫生服务中心进行定期血压测量。在内科医生的诊疗室里，应常规测量血压。建议成年人既往舒张压在 85mmHg 以下者，每 2 年检查一次血压；舒张压在 85～89mmHg，每年检查一次；舒张压≥90mmHg 或收缩压≥140mmHg 则检查更应频繁，并及时就医。高血压患者要按照医嘱要求经常性测量血压。

2.血脂异常筛查

血脂异常通常指血浆中总胆固醇（TC）、甘油三酯（TG）和低密度脂蛋白（LDL）升高，高密度脂蛋白（HDL）降低等。高血脂是动脉粥样硬化和冠状动脉粥样硬化性心脏病（以下简称“冠心病”）的主要危险因素，而冠状动脉疾病引起的心肌梗死可以引起猝死。因此，预防和治疗高脂血症可预防或减少动脉粥样硬化的发生和发展，减少冠心病的发病率及死亡率。

对于 35 岁以上男性和 45 岁以上女性均应进行血脂检查。对于低于筛查年龄的 20～35 岁男性或 20～45 岁女性，如有冠心病家族史、糖尿病史、高血脂家族史等危险因素，也应进行筛查。

筛查间隔：一般每 5 年 1 次，对于已有血脂异常或接近异常的，应缩短筛查间隔时间。

3.宫颈癌筛查

建议一切有性生活的妇女每 1～3 年进行 1 次宫颈脱落细胞涂片检查（又称巴氏涂片），如果检查结果正常，可以到 65 岁停止检查。对于高危患者应每年检查 1 次。停止性生活后的绝经妇女出现阴道不规则出血，应请妇产科专家会诊并进行检查。

4.乳腺癌筛查

30 岁以上妇女应进行乳房自我检查，40 岁以上的妇女每年应接受 1 次乳房临床检查。有条件的 50～75 岁妇女每 1～2 年应进行 1 次乳腺 X 线摄影检查或 X 线摄影检查与每年 1 次临床检查相结合的筛查以及早发现乳腺癌。应注意 12 岁以前月经初潮者、30 岁以后初孕者、50 岁以后绝经者、肥胖者、患子宫内膜炎疾病及曾患卵巢疾病等高危人群。

5.结直肠癌筛查

建议所有 40 岁以上人群应每年进行 1 次肛门指检，以早期筛查结直肠癌。50 岁以上人群，特别是有家族性肠息肉史、家族性肿瘤史、溃疡史等高风险人群，除每年进行 1 次大便隐血检查外，还应每 3～5 年进行 1 次乙状结肠镜检查。

（四）异常筛查结果的处理

筛查结果异常通常都是临床医生首先发现的，筛查发现异常结果后作进一步检查，提出治疗方案及随访要求是筛查发挥作用的关键。有的病友接受了疾病筛查，却没有医生对其筛查结果进行解释或作相应处理，使筛查失去了意义。医生应对患者进行健康教育，对筛查结果进行解释，并对异常现象作出客观的医学评价。

1.进一步检查明确诊断

根据异常筛查结果，可采用影像学检查、实验室检查或其他诊断性操作来排除筛查结果是否为假阳性或者能确定疾病的诊断。在选择最佳检查方法时应考虑检查的有效性和准确性。

2.治疗和教育干预

根据筛查异常结果，可能发现医学治疗及教育干预的指征，这时，对患者及家属进行适当的教育和沟通，确保其充分理解治疗的必要性和重要性，进而选择恰当的治疗方案进行治疗。

3.申请会诊、转诊或专家咨询

遇到异常筛查结果难于解释或解决时，可以有以下几种解决方法：①转诊至上级医疗机构进一步检查、诊断与治疗；②向有关专家咨询，听取专家意见后作出明确诊断和拟定治疗方案，或作进一步筛查试验；③申请或邀请有关专家会诊作出诊断、治疗或进一步检查的决定。

4.随访

患者接受筛查发现轻微异常或接受诊断性治疗后，应继续监测，为患者安排随访，进一步观察其变化，以明确诊断。此外，随访也是监测疾病早期并发症的主要方法。

5.健康教育

针对筛查发现的异常情况，开展临床预防。积极宣传或印发常见疾病筛查方面的知识手册或资料，让人们知晓疾病筛查的必要性和重要性，以达到人人享有卫生保健的目标。

四、周期性健康检查

（一）概念

周期性健康检查是指根据个体所处生命周期的健康特点和易患疾病谱，选择检查项目，实施全面的健康检查，其目的是早期发现个体所患疾病，并对其健康状况进行全面评价，为进一步诊治和制订预防保健方案提供依据。

全科医生在社区卫生服务中，应当根据国家公共卫生服务规范规定的体检项目，结合居民生命同期的特殊情况和卫生保健需求，实施周期性健康检查，以早期发现疾病，提高健康保障水平。

在制订体检计划时，年龄是需要考虑的重要危险因素之一。在高危人群中，各年龄段主要疾病的发病率和死亡率明显不同，预防方法的效果也不一样。因此，针对各年龄组提出的临床预防措施，仅适用于该年龄组内部分特殊人群，不可能适用于整个人群。在临床预防过程中，应严格选择合适的对象，针对性开展临床预防，提高预防的效果并节省费用。

周期性健康检查与疾病筛查有一定区别。前者的对象是处于生命周期某阶段的个体或群体，早期发现个体所处生命周期的常见疾病，检查项目比较多；而后者是具有某种疾病的高危人群，只针对某种疾病，检查项目一般较少。

周期性健康检查也不同于既往的年度或因某种需要而进行的体检。它的检查项目充分考虑了不同年龄、不同性别对卫生保健的不同需求，注重根据证据来选择检查项目，同时考虑成本.效益。周期性健康检查的对象为无症状的个体，其着眼点为一、二级预防，其目的是确定疾病的危险因素，或早期发现疾病，为就医者制订终身的预防保健计划。周期性健康检查较普通体检更具有针对性和科学性，使医疗保健服务的质量与效率得以提高，卫生资源得到更充分的利用，符合成本-效益原则。例如，在周期性健康检查时发现血压增高，应进一步检查以明确诊断，确诊后给予综合性降压治疗；在发现血脂异常时，应建议控制饮食量，并调整食物结构、增加运动等。

（二）内容

我国卫生部疾病控制司根据我国的现状和条件，提出周期性健康检查方案和采用的检查技术应围绕“疾病鉴别”与“健康鉴别”两方面科学选用。以下为卫生部疾病控制司的推荐方案。

1.0～6 岁

7 年中进行先天性疾病、口腔卫生、视（听）力检查，用学龄前儿童询问表测试智力、身长、头围和体重，测定血红蛋白浓度，进行遗传性疾病、血液系统疾病等检查。

2.5～15 岁

每 3～5 年中进行口腔卫生，视（听）力检查，测量身长、体重、头围、胸围、臀围，测定血红蛋白浓度，进行寄生虫检查。

3.10～14 岁

5 年中进行第一次心电图检查、血压测量、空腹血糖和血脂测定，同时进行体重、身高、腰围、臀围测量。

4.妊娠期

进行一次空腹血糖测定，根据结果进行健康评价。

5.20～34 岁

每 5 年中进行一次心电图检查、血压测量、空腹血糖和血脂测定，身高、体重、腰围、臀围测量，脱落细胞检查。

6.30～34 岁

女性 5 年中进行一次红外线乳腺检查，有乳腺癌家族史者以后每 3 年进行一次复查，其他对象每 5 年复查一次。

7.35～44 岁

10 年中进行一次 X 线胸部摄片；每 5 年做一次心电图检查，身高、体重、腰围、臀围测量、血压测量、空腹血糖和血脂测定，脱落细胞检查。糖尿病、高血压、吸烟者、肥胖患者、慢性支气管炎患者、有慢性病家族史者和检查结果异常者，根据检查结果进行健康评价，并决定复检时间。

8.40～49 岁

每 5 年男女均作一次粪便隐血试验，男性对象进行一次前列腺 B 超检查，女性进行一次妇科病理检查。同时进行心理精神疾病和骨关节疾病的检查。对检查结果异常者和有恶性肿瘤家族史者，应根据结果进行健康评价。

9.50～65 岁

重点做好 35～44 岁、40～49 岁列举对象的 5 年规范复检工作。检查的重点是恶性肿瘤、心脑血管疾病和内分泌与代谢病。尤其应重视健康危险因素评价和制订健康维护计划，并督促实施。

10.60～80 岁

除重点做好 35～44 岁、40～49 岁列举对象的 5 年规范复检工作和 50～65 岁中规定的三大类疾病外，还需要注意慢性病毒感染、慢性感染性疾病、退行性疾病检查，加强骨关节疾病、心理精神疾病和运动平衡能力的检查，重视健康危险因素评价和制订健康维护计划，并督促实施。

（三）注意事项

全科医生在开展周期性健康检查时，应注意以下事项：

（1）任何周期性健康检查表中的项目都不是绝对的，使用时，全科医生可根据居民的具体情况与特点，特别是危险因素，增加或减少检查项目。

（2）在为个人设计周期性健康检查计划时，应注意以下问题：①危害本地区居民健康的主要疾病有哪些，其可预防的程度如何；②在无症状人群中，按照现有的检测手段和技术，这些疾病可否早期检测出来，其早期预防和治疗的效果如何；③这些疾病好发于哪些高危人群；④对于各性别组、年龄组的人群，其检查方法、内容和时间间隔如何确定；⑤检查对象有无必要进行某项筛查或采取某种预防措施。

五、免疫接种

（一）概念

免疫接种又称预防接种，是指采用人工方法将抗原或抗体注入机体内，使机体通过人工主动免疫或人工被动免疫的方法获得对某些疾病的特异性抵抗力，从而保护易感人群，预防疾病的发生。

（二）种类

1.基础免疫

又称计划免疫，由国家统一规定对婴幼儿和儿童实施的免疫，是免疫预防的重要组成部分。常规的基础免疫可预防破伤风、白喉、脊髓灰质炎、百日咳等传染病。

计划免疫是根据某些传染病的疫情监测结果与人群免疫水平分析，按照科学的免疫程序，有计划地使用疫苗对特定人群进行预防接种，以提高人群的免疫水平，达到控制并最终消灭该传染病的目的。预防接种和计划免疫的实质都是通过人工免疫手段预防与控制传染病，但计划免疫比预防接种更进一步，其具有明确的、针对性很强的免疫规划、疾病监测和免疫状况分析等措施。可以说，预防接种是计划免疫工作的重要手段，而计划免疫则是预防接种的进一步完善和发展。

2.按需免疫

即在某种传染病流行的特殊地区或特殊人群进行的免疫接种。如对经常外出的人员进行甲肝疫苗接种；对医务人员特别是经常接触血液样品的医务人员进行乙型肝炎疫苗接种等。目前，我国这类生物制品主要有流脑疫苗、乙脑疫苗、狂犬病疫苗、破伤风疫苗、甲型肝炎疫苗、霍乱疫苗、伤寒疫苗等。

自从我国对儿童开展计划免疫工作以来，许多危及儿童生命健康的传染病如脊髓灰质炎、麻疹、白喉的发病率显著下降。但同时发现，新发传染病如 SARS、禽流感等也不断出现，某些常见的传染病如结核在成人中的发病率逐年增高。因此，成年人也应根据自身情况进行相关免疫接种，以阻断和预防传染病的发生。

（三）实施方式

根据接种时间以及适用情况不同，预防接种的组织实施方式可分为：

1.定期接种

按一定的时间间隔对固定区域人群按国家规定的基础免疫程序进行规定的生物制品接种，是免疫接种的常规方式。如对记录在册的儿童进行计划免疫工作。

2.应急接种

是指某些传染病已发生流行时，对传染区域尚未发病的人群进行针对性的疫苗接种。该制品要求能在接种后很快产生免疫力，同时对潜伏期患者无危险性。可用于应急接种的生物制品有脊髓灰质炎疫苗、白喉疫苗和丙种球蛋白等。

3.暴露后接种

即在明确暴露于某传染病后采用的应急措施，可通过免疫接种加以预防。例如，日常生活中被狂犬或疑似狂犬咬伤后注射狂犬病疫苗可预防狂犬病的发生；卡介苗可预防结核病；乙型肝炎疫苗注射可有效阻断乙型肝炎的母婴垂直传播。

（四）要求

我国 2011 年颁布的《国家基本公共卫生服务规范》对预防接种工作有明确的要求与规定。

1.接种前的工作

接种工作人员在对儿童接种前应查验儿童预防接种证（卡、簿）或电子档案，核对受种者姓名、性别、出生日期和接种记录，确定本次受种对象、接种疫苗的品种。询问受种者的健康状况以及是否有接种禁忌等，告知受种者或其监护人所接种疫苗的品种、作用、禁忌、不良反应和注意事项，可采用书面和(或)口头告知的形式，并如实记录告知与询问的情况。

2.接种时的工作

接种工作人员在接种操作时应再次查验核对受种者姓名、预防接种证、接种凭证和本次接种的疫苗品种，核对无误后严格按照《预防接种工作规范》规定的接种月(年)龄、接种部位、接种途径、安全注射等要求予以接种。

3.接种后的工作

告知儿童监护人，受种者在接种后应在留观室观察30分钟。接种后及时在预防接种证(卡、簿)上记录，与儿童监护人预约下次接种疫苗的种类、时间及地点。有条件的地区录入计算机并进行网络报告。

(五)疫苗免疫程序

免疫程序是指需要接种疫苗的种类及接种的先后次序，包括免疫起始月龄、各疫苗接种的次数、时间间隔、加强免疫以及联合免疫等。免疫程序的制订综合考虑了疫苗的性能、疾病的流行特征、实施条件以及经济状况等因素。

(六)社区卫生服务机构在免疫接种工作中的主要职责

社区卫生服务机构是开展免疫接种的主要场所，其主要职责有：①负责辖区适龄儿童预防接种登记、管理、统计分析和上报；②开展适龄儿童预防接种和补种；③协助开展应急接种及强化免疫；④开展成人免疫接种工作；⑤及时向上级疾病预防控制机构报告预防接种中发生的疑似异常反应情况，并协助调查处理；⑥协助疾病预防控制机构开展各项调查、检测及统计、报告工作。

六、化学预防

(一)概念

化学预防是指对无症状的人使用药物、营养素(包括矿物质)、生物制剂或其他天然物质作为一级、二级预防措施，以提高人群抵抗疾病的能力，从而降低疾病危险，防止疾病的发生。

对已出现症状的患者，给予服用药物来治疗疾病不属于化学预防；但对于有既往病史的人使用预防性化学物质预防疾病复发，则属于化学预防。

(二)几种常用的方法

1.阿司匹林预防冠心病

冠心病是大多数国家死因谱的第一位，对冠心病的预防及控制措施主要有：一是针对其常见危险因素如高血压、高脂血症以及吸烟等进行一级预防，二是开展阿司匹林对冠心病的化学预防。已有研究表明，阿司匹林可抑制血小板形成动脉粥样斑块，从而降低心肌梗死和缺血性脑卒中的发生率。

阿司匹林化学预防的适用对象主要有：40岁以上男性，绝经期女性，不足上述年龄但有冠心病危险因素者，如高血压、糖尿病、吸烟、冠状动脉疾病早期发病家族史者。

阿司匹林常见的不良反应有：腹痛、烧灼感、恶心、便秘等。此外，阿司匹林能降低血小板活性，故可能增加胃肠道出血及颅内出血的危险性。为减少大剂量阿司匹林的副作用，最好采用低剂量疗法，通常每天 75～100mg 的剂量即可达到预防效果。是否接受阿司匹林化学预防也应遵守参与者共同决策的原则，让患者明白如果他们是冠心病或血栓栓塞的高危人群，阿司匹林对其健康有益。多饮水、多食用偏碱性食物、选用肠溶衣片剂，饭后服及加服西咪替丁等 H_2 阻滞剂等，能缓解阿司匹林引起的胃肠不适，减少胃肠道出血的风险。

2.雌激素替代疗法预防骨质疏松症

多用于绝经后妇女骨质疏松的预防治疗，可保存骨质、改善脂蛋白，降低冠状动脉疾病的发生率，降低骨质疏松性骨折的发病率，但同时其可能导致阴道出血，增加乳腺癌及子宫内膜癌发病率。

最常用的雌激素替代疗法有持续联合治疗（雌激素及孕激素同时使用，每天 1 次）或持续序列治疗（雌激素每次月经周期连服 25 天，在服用 10～13 天后加服孕激素，直至雌激素用药 25 天止）。常见药物副作用有恶心、头痛、体重增加、出血、乳房触痛等。

参考文献

[1]杨涛.精编神经外科诊疗基础与技巧[M].长春:吉林科学技术出版社,2018.
[2]李海鹏.现代外科疾病诊断及处理[M].北京:科学技术文献出版社,2018.
[3]张节伟.实用临床普通外科疾病诊断与治疗[M].长春:吉林科学技术出版社,2019.
[4]焦建国.临床外科疾病诊疗精粹[M].北京:科学技术文献出版社,2018.
[5]刘建刚.普外科疾病诊疗与手术学[M].长春:吉林科学技术出版社,2018.
[6]卞志远.现代普通外科疾病规范化治疗[M].长春:吉林科学技术出版社,2018.
[7]于海涛.普外科临床精要[M].武汉:湖北科学技术出版社,2018.
[8]刘鹏.血管外科疾病的诊断与治疗[M].长春:吉林科学技术出版社,2018.
[9]田洪民.临床外科诊疗精粹[M].北京:科学技术文献出版社,2018.
[10]王连武.外科疾病临床诊疗策略[M].北京:科学技术文献出版社,2018.
[11]郭良文.临床常见神经外科疾病学[M].汕头:汕头大学出版社,2019.
[12]王志广.普通外科疾病临床诊疗新思维[M].长春:吉林科学技术出版社,2020.
[13]吕民,刘乃杰,陈琪.现代外科疾病手术学[M].南昌:江西科学技术出版社,2018.
[14]万德森.临床肿瘤学[M].北京:科学出版社,2016.
[15]李荣祥,张志伟.腹部外科手术技巧[M].北京:人民卫生出版社,2015.
[16]祝善珠,潘志刚.全科医学高级教程[M].北京:中华医学电子音像出版社,2018.
[17]祝善珠.全科医学概论[M].4 版.北京:人民卫生出版社,2013.
[18]路孝琴.全科医学概论[M].北京:中国医药科技出版社,2016.
[19]王家骥.全科医学基础[M].北京:科学出版社,2018.
[20]全国卫生专业技术资格考试用书[M].全科医学.北京:人民卫生出版社,2017.
[21]梁万年,路孝琴.全科医学[M].北京:人民卫生出版社出版,2018.
[22]王静,任菁菁.全科医学导入式诊疗思维[M].北京:人民卫生出版社,2018.
[23]迟春花.全科医学诊断精要[M].北京:北京大学医学出版社,2017.
[24]于晓松,季国忠.全科医学[M].北京:人民卫生出版社,2016.
[25]林斌松.全科医学导论[M].北京:北京大学医学出版社,2016.
[26]李健.全科医学基本原理[M].北京:人民卫生出版社,2017.
[27]杨惠民,余小萍.全科医学[M].北京:人民卫生出版社,2015.